아유르베다 입문

저자 박종운은
고정적인 상象보다는 변화인 행行을 중심으로 하는 오행한의학을 고집하고 치료보다는 예방이, 인위보다는 자연적인 것이 더 중요하다고 여기는 사람이다. 경희대학교 한의학과를 졸업하였고, 1997년 경희대학교 대학원에서 한의학과 박사학위를 받았다. 대한한의학원전의사학회 감사, 한방 피부미용학회 감사, 대한 한방해외의료봉사단 기획이사, 원광대학교 동양학대학원 동양학과 요가전공 외래교수를 역임했으며, 현재 한국아유르베다학회 회장, 원광디지털대학 한방건강학과 겸임교수와 경희으뜸한의원 원장으로 있다.
저서에 『아유르베다』(2002. 일중사)가 있다.

아유르베다 입문

초판 발행   2008년 11월 25일

지은이   박종운
펴낸이   이연창
편 집   김 명
펴낸곳   도서출판 지영사
         서울특별시 종로구 명륜동 1가 75-1
         전화 02-747-6333 팩스 02-747-6335
         이메일 vvj747@chol.com
         등록 1992년 1월 28일 제1-1299호

값 20,000원

아유르베다
Ayurveda 입문

박종운

몸과 마음을 다스리는 인도 전통의학의 세계

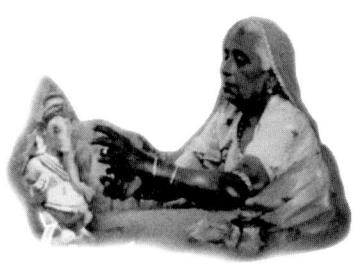

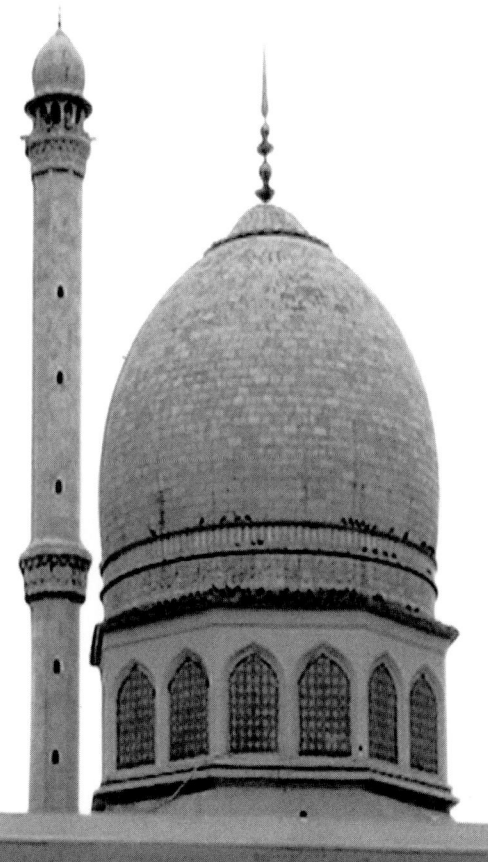

지영사

■ 머리말

　의학은 인체의 구조와 기능, 건강과 질병의 여러 현상을 연구하며, 건강의 유지와 질병의 예방 및 치료 등에 관한 기술을 발전시키는 학문이다. 지역이나 시대를 막론하고 의학은 인간에 있어서 중요한 관심사였고, 또 나름대로 자체적인 학문체계를 발전시켜 왔다. 그러나 계통성과 확실한 근거에 입각한 의학은 보편화, 대중화에 성공하여 발전되어 왔고, 그렇지 못한 의학은 결국 소멸의 길을 걷게 되었다.
　현재 전세계에 걸쳐 크게 유행되는 의학은 한국과 중국을 중심으로 발전을 거듭해온 동양 의학과 고대 로마시대 이후로 유럽과 미국을 중심으로 발전해 온 서양 의학이 있다. 그 외 각 민족이나 지역의 특성에 따라 자체적으로 발전해온 여러 민족의학이 있다.
　동양 의학과 서양 의학은 지리적 구분뿐만 아니라 사고의 차이로 인해 서로 상당히 다른 학문적 특성을 보여 준다. 동양 의학의 사고방식은 전체 속의 개체를 파악하는 방법을 이용한다. 예를 들면 정상正常이란 개념은 전체적 조화 속에서 그 개체의 특성이 고려된 것을 말한다. 그러나 서양 의학의 사고방식은 개체성을 보편화시키고 그것을 몇 가지 범주로 구분하려는 경향을 가지고 있다. 예컨대, 서양에 있어서 정상이라는 개념은 다수인에게 얻은 공통적인 것을 가리킨다.

동양에서 사실을 이해하는 열쇠는 수용과 관찰과 체험이지만, 서양에서는 의문과 분석과 논리적 추론이다. 서양인들은 일반적으로 객관성을 신뢰하지만 동양인들은 주관성에 더 큰 비중을 둔다. 나아가 동양의 과학은 주관성과 객관성의 분리를 초월하라고 가르친다.

현대의 서양 의학에서 어떠한 개념들은 그 현상의 배후에 깔린 원인이 충분히 납득되지 않은 채 그냥 통용되고 있다. 동물적 실험이나 부분적인 임상실험을 통해 얻어지는 몇몇 단편적인 수치를 바탕으로 인체의 모든 면을 설명하는 것은 불가능하다. 그렇지만 의학자들은 그것을 인정하는 전제하에서 생명을 다루게 되고, 그 과정에서 생길 수 있는 여러 가지 부작용에 대해서는 보다 더 구체적이고 명확한 인식이 필요하게 된다. 또 현대에는 개념의 미세화 경향으로 인해 서양 의학 자체에서도 혼란과 모순에 직면하는 경우가 늘어나고 있다. 그러한 문제 해결 방법의 하나로 동양의 사고 관념이나 과학에 대한 연구가 활발히 진행되고 있다. 그런 작업의 일환으로 인간을 우주와의 상호관계 속에서 보는 과학이며, 다양한 요인들이 총체적으로 설명되어 있는 과학인 동양 의학을 연구하는 풍조가 각광을 받고 있다.

기원 전 2500년부터 200년 사이에 인도의 인더스 강 계곡에서 하나의 문명이 번성했다. 인더스 문명이라 불리는 이 문명은 도시에 기반을 두고 있었는데 도시주민들은 질병에 대해 많은 사실을 알고 있었던 것 같다. 그리고 고고학자들에 따르면 도시에는 의사인 성직자들이 있었으며, 그들은 병을 치료하기 위해 주문을 외우고 약초와 향료를 사용했다.

이러한 초기 의학(베다의학이라고 함)은 마술적이면서 또한 경험적이었다. 기원 전 6세기 무렵 베다의학은 『아유르베다』(생명학)라는 의학경전으로 체계화 되었다. 이러한 고대인도문명의 의학은 풍부한 산스크리트Sanskrit 문헌에 의해 알 수 있다.

아유르베다 의학은 그리스에서 발달한 그리스 의학과도 근사한 점이 많다. 그 이론적 기초는 신체의 기본요소, 즉 체액이라는 비경험적인 것에 두어 그것의 균형이 깨질 때 병이 난다는 생각이다. 그리고 그리스 의학에서처럼 외과와 같은 일부 분야에는 고도로 발달하여 주변의 여러 국가에 전파되기도 했다.

인도에서 가장 오랫동안 실행되어 왔던 아유르베다 의학은 11세기경의 이슬람의 침입에 의해 고유의 이론이 그리스 의학과 인도 의학의 혼합형인 우나니Unani의학의 영향을 많이 받았다. 그러나 오히려 많은 부분이 새로운 의학에 흡수되어 발전하고 널리 보급되기도 하였다. 아유르베다 이론은 주로 필사본에 의해 전승되어 저자가 구체적으로 밝혀지지 않거나 시대가 혼동된 경우도 적지 않았다.

17세기에 시작된 영국의 인도지배는 인도의 고유 정신과 문화에 대해 많은 변화를 초래하였다. 결국 인도의 고대의학은 소수의 사람들에 의해 구전되거나 부분적으로 계승되었을 뿐 국민의 건강을 책임지는 제도권의 의학은 되지 못하였다. 몇몇 의학적 지식은 서양 의학에 흡수되어 더욱 발전하기도 했지만 대부분의 의학이론이나 지식은 서양 일변도의 문예사조에 휩쓸려 퇴색하게 되었다.

20세기에 들어 민족주의의 영향으로 그동안 방치되었거나 일부만 전승되어 오던 인도 의학은 부흥기를 맞이하게 되었다. 질병의 치료에 있어 이론적으로나 실제 임상적으로 많은 한계를 느끼고 있는 서양 의학자들의 관심이 더욱 동양 의학에 집중되는 것을 계기로 현재는 여러 국가에서 인도 의학에 대한 폭넓은 연구가 진행되고 있다. 현재 우리나라에서도 일본이나 영어권에서 출간된 단행본들의 번역을 통해 부분적으로나마 인도 의학이 소개되고 있다. 또한 인도의 요가와 명상·마사지·향기요법aroma therapy 등이 자주 소개되고 있다.

아유르베다의 정확한 기원을 확실하게 알기는 어렵다. 대략 기원전 6000년 무렵의 고대 인도문헌과 아유르베다 학자들의 추측에 따르면 인도 의학은 다음과 같이 크게 세 시대로 구별할 수 있다.

기원전 약 1500년까지의 베다전시대Pre-Vedic Period와 기원전 1500년부터 기원전 800년까지 계속된 베다Vedic Period시대, 그리고 기원전 800년부터 기원후 1000년까지의 브라만시대Brahmanic Period가 있다. 기원후 1000년 이후에는 인도의 대부분이 이슬람Islam의 지배에 예속되어 그들의 의학인 우나니 의학이 널리 이용되었다.

고대 인도 의학에 관한 기록은, 인도 사람들이 성스럽게 생각하는 4권의 산스크리트어 책자인 『베다Veda(聖典)』에서 유래한다. 초기의 아유르베다 의학의 개론서인 삼히타Samhita(本集)는 파니니Panini에 의해 규정된 문법체계가 쓰이지 않은 기술용례가 자주 보인다. 파니니시대를 골드 스튜에버Gold Stueber 같은 역사학자는 기원전 7세기로 보는데 그렇다면 초기 삼히타의 저자나 저술연대는 파니니시대보다는 앞서게 된다.

저자는 한의학자이지만 오래된 인도 전통의학 아유르베다 연구가 우리에게 유익하다고 생각하고 그 동안 연구를 계속해 왔다.

아직 초보적인 수준이지만 이러한 연구를 통해서 질병을 퇴치하려고 하는 인류의 오랜 꿈이 이루어지는데 조금이나마 도움이 되었으면 한다.

끝으로 예전보다 보완된 책이 나오는데 도움을 주신 많은 분들께 감사드린다. 특히 사진자료를 주신 요가문화협회 정강주 회장님과 회원들, 흔쾌히 출판을 맡으신 도서출판 지영사의 이연창 사장님과 편집담당자들, 그리고 항상 아유르베다의 연구와 발전에 노력하는 한국아유르베다학회 회원들께 고마움을 전한다.

2008. 3. 박종운

■ 차례

머리말 | 4

1장 인도 의학의 형성 | 11
    베다 이전시대 | 13
    베다시대 | 14
    브라만시대 | 18
    브라만시대 이후의 아유르베다 | 23

2장 아유르베다 의학의 체계 | 31
    해부학 | 34
        • 인체의 구성 | 34   • 마르마 | 39   • 일곱 개의 다투 | 51
        • 혈관 | 78   • 스로타 | 79
    생리학 __ 89
        • 구나 | 89   • 다섯 가지 요소 | 103   • 세 개의 도샤 | 106
        • 다섯 가지 감각기능 | 116   • 프라나·오자스·테자스 | 117   • 말라 | 126
        • 아그니 | 129   • 아마 | 135   • 프라크루티 | 138
        • 라사·비랴·비파카·프라바바 | 141
    병리학 | 166
        • 질병의 세 가지 원인 | 166   • 건강과 질병의 관계 | 171
        • 질병 발현의 여섯 가지 단계 | 172   • 질병의 세 가지 과정 | 176

- 세 도사의 질병 | 177

진단학 | 181
- 망진 | 182 · 절진 | 186 · 문진 | 193 · 예후 | 196

치법 | 200
- 치료의 종류 | 202
  도샤에 대한 일반적인 치료 | 의사의 세 가지 유형
- 치료의 방법 | 207
  명상 | 단식 | 요가 | 호흡법 | 마사지 | 항기요법 | 판차 카르마 |
  기름요법 | 발한요법 | 온법 | 완화요법 | 식이요법 | 약초요법 |
  보석 · 색채 · 만트라요법

3장 섭생 | 277

4장 회춘 | 287

*부록 | 295

1장 인도 의학의 형성

베다 이전시대

Pre-Vedic Period, 기원전 1500년 이전

　베다 이전시대는 종교적인 문헌인 『베다』가 성립되기 이전을 말한다. 종교가 인도인들의 일상생활에 중요한 부분이 된 이래로 인도인들은 그들의 숭배에 있어 자신들에게 도움이 될 만한 천문학・수학・기하학・해부학・의학 등의 학문들을 발전시켰다. 아울러 세계에서 가장 훌륭한 고전어 중 하나라고 평가받고 있는 산스크리트어를 발명했다.

　고대 인도 의학의 체계는 모든 학문의 원천인 우주의 주재자 브라마 Brahma(범천梵天)로부터 유래되었다고 하는데, 브라마는 이 지식을 닥샤 프라자파티 Daksha Prajapati와 아시윈 Ashwin 쌍둥이 형제를 통해 인드라 Indra에게 전했다.

2 베다시대

Veda Period(기원전 1500년~기원전 800년)

인도사상에 관한 최초의 출처는 하나의 작품이 아닌 전체 문헌을 의미한다고 전해지는 『베다』이다. 이 문헌은 일반적으로 「찬가집讚歌集(Mantras)」과 「제의서祭儀書(Brahmanas)」의 두 부분으로 구성되어 있다. 초기『우파니샤드Upanishad』중 몇 가지는 후자에 속하지만 인도사상사에서 그들이 차지하는 커다란 중요성 때문에『베다』의 한 독립된 부분으로 인정되고 있다.

『베다』는 고대 인도의 종교 문헌으로, 원래는 '지식'을 뜻하며, 특히 종교적인 지식, 나아가서 그러한 종교적인 지식을 수록한 브라만교의 성전을 가리키게 되었다. 예로부터 인도인의 생활을 규제한 것은 민족이나 국가·법률·도덕이 아니라, 종교에 기반을 둔 철학적인 사변思辨이었으며, 그 바탕에는 시종 절대 권위로서의『베다』가 존재하고 있었다. 따라서 그 모든 것의 원천인『베다』를 빼놓고는 인도의 역사도 문화도 생활도 이해할 수가 없으며, 논할 수조차 없는 것이다.

『베다』는 본문에 해당하는 부문과 부속 문헌으로 되어 있는 방대한 문학으로, 하늘의 계시로 씌어진 것이라 하여 슈루티(天啓)라고도 한다. 본문에 해당하는 삼히타Samhita는 네 삼히타로 나뉜다.

① 가장 중심이 되는 『리그베다Rig-Veda』(찬가讚歌)는 신들을 제사장祭祀場으로 초빙하여 그를 찬양할 때에 신을 찬송하는 제관祭官인 권청승려勸請僧侶 호트리Hotr가 부르는 노래를 모아 놓은 것으로 『베다』 중에는 가장 오래된 것이다. 자연신을 찬미하며 아울러 가족의 번영을 기원한 종교적 서정시·찬가를 10권 1천28수로 집대성한 『리그베다』는 요가, 명상, 호흡, 아유르베다와 같은 베다과학이 모두 속해 있었다. 보다 이전시대의 내용도 포함되어 있지만 대부분의 학자들은 기원전 1천500년경의 것이라고 추측한다.

② 제관이 부르는 노래를 모은 『사마베다Sama-Veda』(가사歌詞)는 『리그베다』의 노래 구절을 일정한 선율로 노래하는 가영歌詠을 담당하는 우드 가트리Ud-Gatr 제관의 노래를 모은 것으로 『리그베다』보다는 더욱 음악적이다. 자각自覺에 대한 환희와 기원이 강하며, 『리그베다』가 스텝을 밟는 정도라면, 『사마베다』는 춤에 해당하고, 『리그베다』가 단순히 말을 하는 것이라면 『사마베다』는 뜻을 아는 것에 해당한다.

③ 공양·희생·제사를 위한 『야주르베다Yajur-Veda』(제사祭祀)는 제사의 실제에 있어서 공물을 바치는 여러 가지 일을 담당하는 행제승려行祭僧侶 아드바류Adhvaryu 제관이 행하는 일을 모은 것이다. 이 『베다』는 마음을 정화하고 의식을 깨우기 위한 많은 요가 의식이나 제물에 대해 언급하고 있으며, 의식의 목적은 내 안에 있는 우주를 형상화하여 나와 우주가 하나 되게 하는 것에 있다.

위의 세 가지 『베다』를 근본으로 절대적인 권위를 부여하다가 뒤에 와서 본래와는 달리 재화를 없애고 복락이나 이익을 신으로부터 받거나 적을 굴복시키는 신비스런 방법으로써 주법呪法을 행하게 되었는데 이 주법을 중시하면서 이들을 모아 베다문헌에 첨가한 것이 『아타르바베다Atharva-Veda』이다. 이것은 제식의 전반을 관장하는 기도祈禱 제관인 브라만Brahman의 소관이다. 이 『베다』는 네 『베다』 중 마지막으로 신에게 바치는 찬가나 주문이 실려 있고, 악이나 불행, 적, 질병 등을 없애는 호흡법이 있다. 다른 『베다』와는 달리 성직자들이 사용한 마법적 기호들도 포함되어 있다.

이러한 『베다』의 부속 문헌으로는 ① 네 『베다』의 「삼히타」에 수록된 찬가・주사呪詞 등의 적용법과, 그 기원・목적・뜻 등을 설명한 『브라마나Brahmana』(범서梵書・제의서祭儀書), ② 『브라마나』의 마지막 부분을 보완한 것으로, 특히 숲속에서 몰래 전수되어 온 것이라는 『아라니아카Aranyaka』(삼림서森林書), ③ 네 『베다』와 『브라마나』에 의거해서 궁극적으로 우주의 최고 원리를 탐구하여 절대자인 브라만과 개인의 주체인 아트만(我)의 일치를 설파하고, 범아일여梵我一如의 사상을 기초로 윤회・해탈 그리고 종교적・철학적 문제를 탐구한 『우파니샤드Upanisad』(오의서奧義書)가 있다.

또 넓은 뜻으로는 『베다』에 위에서 언급한 슈루티 외에, 「스므리티(聖典)」도 포함된다. 「스므리티」는 '성현에 의해 입에서 입으로 전해진 지식'이란 뜻으로, 『베다』 성전의 보조 문헌으로서 의식・음운・문법・어원・운율・천문의 여섯 부문으로 구성되었으며, 기억하기 좋게 간략한 문장으로 쓰여 있다. 그 외에 서사시나 법전을 포함시키는 경우도 있다.

『베다』의 문헌은 약 1천 년의 세월에 걸쳐 이루어졌다. 그 중 가장 오래된 『리그베다』는 기원전 1천500년에서 1천 년 전후의 수백 년 간에, 나머지 문헌도 그 주요 부분이 기원전 500년경에는 이미 성립된 것으로 보인다. 즉 위로는 인더스 문명 이후에, 아래로는 붓다 탄생 이전에 성립된 것으로 추정되고 있다.

『베다』시대 의학은 주로 『리그베다』와 『아타르바베다』의 두 문헌에 의하여 고찰할 수 있는데 아유르베다는 『아타르바베다』의 한 부분으로 『아타르바베다』에는 여덟 개의 아유르베다 분파가 설명되어 있다. 『베다』시대의 의술은 신비하고, 요법은 전기는 기도, 후기는 마법魔法을 주로 하였다. 또 질병 치료법으로 원인인 죄악을 치료하는 의식으로 고해와 주술·주문 및 찬가 등을 썼으며, 악마를 격퇴하기 위해 약 100개의 찬가가 질병을 치료하기 위해 불려졌다. 찬가는 아유르베다의 기초를 형성하는 중요한 줄기였다.

또 『리그베다』에서는 의안, 의족 등에 관한 기록을 볼 수 있으며 『아타르바베다』에는 현재에도 사용하고 있는 내과·외과·안과 등의 병증을 다수 열거하였는데 그 중에서 타크만Takman이라는 병명이 자주 나온다. 이 병은 악성열병 특히 말라리아를 가리킨 것이라고 알려져 있다.

그러나 『베다』시대에는 아유르베다의 기본 원칙에 대한 지식들이 문서로 기록되지 않았고, 아유르베다의 성장과 발전은 브라만시대에 주로 이루어졌다.

3 브라만시대

Brahmanic Period(기원전 800년~기원후 1000년경)

　　브라만시대의 의사들은 사제司祭와 전사戰士들보다 낮은 신분에 있는 제3위의 계급에 속해 있었다. 그들은 보다 낮은 카스트 출신의 조수들을 부렸다. 그들은 특히 제후와 상층계급에 봉사했다. 의사들의 교육은 사제 학교에서 실시되지 않고 도제제도徒弟制度에 의해 이루어졌으며 주로 합리적인 관점에 근거를 두었다. 의사의 교육은 주도면밀하게 이루어졌다. 수업에는 이론과 실제 및 의학(내과학)과 외과학적 지식을 균등하게 교육하는 데 중점을 두었다. 의사를 지망한 사람들은 많은 교육용 모형을 가지고 연습했고, 수업연한을 마친 자는 히포크라테스의 선서와 비슷한 엄숙한 선서의식을 통해 의사직에 취임하였다. 이것은 인도 의학과 그리스 의학 간의 많은 상응점 가운데 하나이다. 브라만 의학의 3대 고전으로는 『차라카Charaka』·『수스루타Sushruta』·『바그바타Vagbhata』 등을 들 수 있으며, 이 서적들은 경우에 따라서는 『베다』 자료에 기초를 둔 것 같다.

브라만시대 의학의 최초 문헌은 『아유르베다Ayurveda』인데 이것은 생명학生命學이란 뜻이다. 이 시대 의학의 대표서로는 유명한 아트레야Atreya · 수스루타Susruta · 차라카Charaka · 바그바타Bagbhata의 저술이 있다.

이 시대는 여러 세기에 걸쳐 여러 명의 현자들이 아유르베다에 대해 많은 저서를 낸 것이 특징이다. 단반타리Dhanvantari와 바랏와자Bharadwaja는 인드라Indra로부터 '삶의 지식'을 받았고, 기원전 약 9세기에는 아유르베다의 외과와 내과 분야가 독립적으로 발전하게 되었다. 의학학교Atreya Sampradaya를 세운 아트레야Atrya의 여섯 제자, 즉 크샤르파니Ksharpani · 파라샤라Parashara · 하리타Harita · 자투카르나Jatukarna · 벨라Bhela 그리고 아그니베샤Agnivesha는 그들 자신의 『개론서Samhita』를 썼다. 그 중에서 아그니베샤의 『개론서』는 아유르베다의 『개론서』로 중요한 역할을 하였다. 4만 6천500개의 절로 이루어진 『아트레야 개론서』는 현존하는 의학책 중 가장 오래된 것으로 알려져 있는데 이 저서들은 800년 뒤에 내과의사인 차라카Charaka에 의해 교정 · 편집되고 보충되었다.

브라마가 나눈 아유르베다의 8개 영역

① 카야치키차Kayachikitsa	내과학
② 샬라카Shalakya	머리와 목의 해부학 · 안과학 · 이비인후과학
③ 샬랴Shalya	외과학
④ 비샤가르바이로디카 탄트라Vishagarvairodhika Tantra	독물학毒物學
⑤ 부타비댜Bhootavidya	정신과학
⑥ 카우마르브루탸Kaumarbhrutya	소아과학
⑦ 라사야나 탄트라Rasayana Tantra	양생학 또는 회춘학
⑧ 바지카라나 탄트라Vajikarana Tantra	출산학

그리고 외과 의학학교에서는 역시 문하생들을 많이 배출하였다. 아우파데나바Aupadhenava · 바이타라나Vaitarana · 푸쉬칼라바타Pushkalavata · 고푸라라크쉬타Gopurarakshita 그리고 수스루타Susruta이다. 『수스루타 개론서』는 단반타리와 니미Nimi에 의해 전해진 지식에 기초하여 수스루타가 썼다. 인드라는 브라만시대 초기에 니미와 단반타리에게 이런 지식들을 가르쳤다고 전해진다. 니미는 눈·귀·코·인후와 머리에 관한 외과수술Shalakyatantra을 특수화시켜 수스루타에게 전했다. 그런 그의 지식을 수스루타가 눈의 해부구조와 진화를 체계적이고 열정적으로 기술하였다. 수스루타의 안과적 연구는 그의 우타라 탄트라Uttara Tantra에 실려 있는데 쌍거풀, 안구의 결막·공막·각막·포도막삭·수정체·망막·초자체에 관한 질병을 설명하고 있다. 또 포도막염과 녹내장과 같은 여러 가지 안질환에 대해 예측한 그는 코 성형수술 기술을 진일보시켰다.

바그바타의 『개론서』인 『아쉬탄가리가야Ashtangarhigaya』는 독자적인 저작은 아니지만 내과학을 자세히 다룬 『차라카』와 외과학의 『수스루타』를 결합시킨 최고의 편집물로 여겨진다.

브라만시대가 아유르베다의 성장에 중요한 역할을 할 수 있었던 것은 두 개의 훌륭한 대학이 있었기 때문이었다. 그곳에서는 천문학·수학·철학 그리고 의학 등을 가르쳤다. 그 중 한 대학은 동쪽 강가Ganga 강의 베나레스Benares에 위치하였고, 그 대학 의학부분의 책임자는 수스루타였다. 다른 대학은 젤룸Jhelum 강 서쪽 탁샤실라Takshashila에 있었다. 그곳의 의학부분은 후에 아트레야에 의해 학문이 전수된 차라카가 책임을 맡았다.

차라카와 수스루타 『개론서』에 따르면 아유르베다를 만들고 그것을 8개의 영역으로 나눈 사람은 브라마였다.

아유르베다의 개론서들은 건강유지를 위한 지침, 질병의 치료 그리고 좋은 건강을 통한 생명유지 등에 대해 서술되어 있다. 그리고 그 내용들은 여러 개로 나뉘어져 논문집 형태로 정리되었다. 예를 들면 『차라카 개론서』는 8부분으로 나뉘어져 있고 각 부분은 스타나Sthana로 명명되어 있다.

아유르베다 관련 도서의 내용

- 수트라스타나 Sutrasthana — 아유르베다의 기원, 일반 원칙과 철학
- 샤리라스타나 Sharirasthana — 해부학과 발생학
- 인드리야스타나 Indriyasthana — 예후
- 비마나스타나 Vimanasthana — 투약에 영향을 미치는 인자에 대해 거론
- 니다나스타나 Nidanasthana — 질병의 원인
- 치키차스타나 Chikitsasthana — 진단과 처치
- 칼파스타나 Kalpasthana — 약학
- 싯디스타나 Siddhisthana — 질병의 치료

아유르베다의 발달 연대표

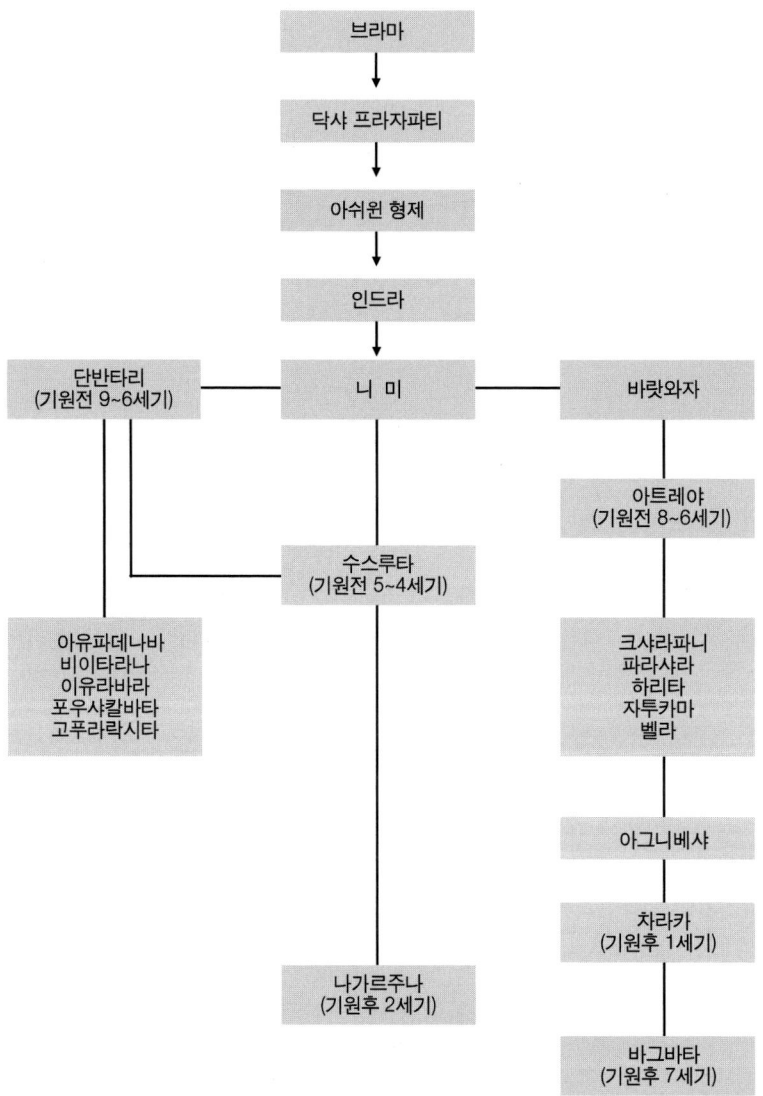

4 브라만시대 이후의 아유르베다

　기원전 6세기경에 탁샤실라(또는 탁실라; 지금의 파키스탄 로알핀디 근처)에 대학이 설립되었다. 이 대학은 현재와 같이 캠퍼스가 있는 대학이 아니라 학자와 그들의 제자가 모여서 의견을 교환하고 학술토론을 하는 장소였다. 이 대학의 설립자는 지바카Jivaka였는데, 그는 마가다Magadha 나라의 빔비사라 왕의 어의로서 붓다와 그 제자들의 건강을 책임지는 임무를 맡았다.
　아유르베다 의학은 붓다시대에 이미 정책적으로 많은 발전을 이루었다. 이 시대는 왕의 건강이 곧 나라의 건강으로 여겨져서 흔히 발생하는 전쟁 중의 부상이나 왕 또는 왕족의 건강·임신·출산 등이 의학의 중요한 관심사였다. 그렇기 때문에 의학은 국가의 장려를 받았다. 붓다도 모든 생물을 아낀다는 취지에서 이론적인 면과 실제적인 면에서 의학의 연구를 장려하였고, 그 자신의 건강에 대하여 지바카에게 많은 도움을 받았다.

기원전 326년에 북인도를 침범한 알렉산더 대왕은 이미 그리스 의학에 소개되어 있던 인도 의학을 높게 평가하여 인도의 의사를 수행원으로 고용하였고, 독극물의 치료에 관해 연구하도록 특별히 명령하기도 하였다.

기원전 3세기 북인도를 지배한 아쇼카 왕은 불교에 귀의하여 붓다의 가르침에 따라 모든 생명을 존중하였는데, 그 결과로 아유르베다는 더욱 발전하였다. 그리고 대외적으로 스리랑카에 사절을 보내 그들의 사상과 학문과 의학을 전달했는데, 스리랑카에는 아직도 초기불교와 의학이 남아 있다.

포교단에 의해 옮겨져 중앙아시아에서 발견된 4세기경에 보우어Bower의 기록에 의하면, 종교의 전파와 함께 아유르베다도 주변 여러 지역에 퍼졌는데, 많은 약물의 소개와 마늘의 뛰어난 효능에 대한 설명이 있었다.

그 후 굽타왕조와 마우리 왕조시대에는 봉급이나 녹을 받는 고용된 의사가 있었으며, 약초 재배와 병원과 요양소를 세웠다. 또 왕의 허가 없이 의료행위를 하는 무면허업자는 처벌되었다. 이 시기에 세 개의 잘 알려진 의학서적이 등장했다. 7세기경의 『아쉬탕가 상그라아Ashtanga Sangraha』와 8세기경의 『아쉬탕가 호르다야Ashtanga Hrdaya』 그리고 『마다바 니다나Madhava Nidana』가 그것이다. 앞의 두 책은 비록 시기적으로는 1세기 가량 차이가 나지만, 모두 차라카와 수스루타의 저술내용을 포함하고 있고, 덧붙여 새로운 질병과 치료법을 첨가하였다. 『마다바 니다나』는 진단에 대한 저술서였다.

여러 학문에 대해서도 배움을 장려한 불교의 영향으로 이 시기에는 불교를 가르치는 진정한 의미의 대학이 설립되었다. 이곳에서는 베다학과 역사 · 지리 · 산스크리트 문학 · 시학詩學 · 천문학 · 수학 · 법률 · 철학 등의 여러 학문과 의학을 가르쳤다. 이 중 가장 유명한 대학은 비하르Bihar에 있던 날란다Nalanda대학으로 4세기부터 12세기까지 융성했다. 여러 곳에서 모여든 학생들은 합격률 20퍼센트라는 엄격한 시험 후 입학하였다. 모든 분야의 교육을 자유스럽게 받았으며, 졸업 후 학교에 남아 교육에 종사할 수도 있었다. 학생 중에는 7세기경 인도에 여행 온 중국의 여행자도 있었다. 전성기에는 학생수 1만 여 명에 교수도 1천500여 명이나 되었다.

10세기에서 12세기에 걸친 인도 문화의 황금기는 회교의 침입으로 종말을 맞았다. 불교는 의미 없이 신성시 되어온 베다종교를 대체하여 발전하였다. 힌두교는 한편으로는 불교의 사찰이나 수도원에 대항하여 폭력적 저항을 하였고, 다른 한편으로는 그들 자신의 종교 부흥을 위해 노력하였다. 그러나 회교도들은 모든 수도원과 대학을 파괴하였고 도서관을 불태웠다. 그리하여 8세기에 처음으로 아유르베다가 전파된 네팔과 티베트로 많은 학자와 서적들이 옮겨갔다. 현재 약간의 아유르베다 의학서들이 티베트어로 옮겨져 보존되어 있다.

인도 문화의 격변과 회교 의학인 우나니 티비아Unani Tibbia의 도입에도 불구하고 아유르베다 의학은 살아남았다. '그리스의'란 뜻의 우나니는 일찍이 북인도를 지배한 페르시아의 사사니왕조Sassanian Dynasty 때 페르시아어로 옮겨진 아유르베다 교재를 통해 고대의 인도 의학과 그리스 의학을 접목시켜 아랍 의사들이 만들어낸 의학이었다. 그렇기 때문에 아유르베다에 대한 회교 정복자들의 견해는 우나니에 대한 지지와 마찬가지로 우호적이었으며, 13~14세기경에는 새로운 증상과 치료가 첨가된 『샤랑가다라 삼히타Sharangadhara Samhita』라는 새로운 저서가 나오기도 하였다. 또 16세기에는 무굴제국의 위대한 황제 악바르Akbar의 명에 따라 모든 인도 의학의 지식을 정리하기도 했다.

유럽에서는 인도의 향료로 음식을 저장하거나, 부패된 음식의 맛 또는 냄새를 가리는데 사용해왔는데, 16~17세기경에 동쪽으로 교역로가 확보됨으로써 더욱 더 인도에 대한 관심이 높아졌다. 예를 들어 세이크 딘 모하메드라는 인도의 마사지사는 18세기 말에서 19세기 초까지 유럽의 휴양지에서 '뛰어난 샴푸의사'로 알려졌다. 그의 마사지는 '인도식 생체욕生體浴과 샴푸예술'이라 칭해졌는데, 그 이유는 인도어의 마사지란 말인 참파나Champana가 영어로 옮겨질 때 샴푸Shampoo로 표기되었기 때문이었다.

1835년 이전에는 서양의사와 인도의사들은 서로 의학적 지식을 교류하였으나 그 뒤부터는 서양 의학이 정통의학이라고 인식하고 동양 의학체계를 무시하였다. 남아있는 전통의학은 후대에 가르쳐줄 기회가 없었고, 스승들은 제자 없이 죽어갔다. 방대한 토착의학 전문지식이 그 후 수십 년 내에 소멸되었다. 그렇지만 이와 같은 불리한 상황에서도 아유르베다 의학은 전체적으로 현대 의학에 많은 공헌을 했다. 19세기에, 손상된 코와 귀의 수술치료에 대한 세부사항들이 수스루타의 논문에서 독일어로 번역되었다. 피부이식으로써 현대 의학교과서에도 실려 있는 이 수술은 성형외과를 독립된 전문과목으로 발전하게 하였고, 오늘날 전세계 성형외과 의사들은 수스루타가 성형외과술의 원조라고 생각한다. 19세기 후반까지도 인도에서는 아유르베다 의사들이 백내장과 방광결석에 대한 피부이식과 수술들을 실행해 왔다.

아유르베다의 역사에 대해 글을 쓰는 많은 작가들은 고전시대 이후의 아유르베다 수술의 명백한 하락을 비판했고, 신체에 대한 외과적 치료를 회피하는 것 때문에 불교도들과 그들의 비폭력 사상을 비판했다.

20세기 초에 발생한 인도의 민족주의는 전통적인 인도의 문화와 과학에 대해 다시 자각하게 되었다. 그에 따라 아유르베다는 점차 중흥기를 맞게 되었다. 오늘날 인도에는 여섯 종류의 의학체계가 공식적으로 인정되고 있는데, 대중요법(현대의 화학요법)·동종요법·자연요법·우나니·시다Siddha(서인도의 타밀지방에서 시행되는 아유르베다의 한 종류)·요가 등이다. 이 의료체계는 환자에 대해 서로 협조적으로 시행되고 있다.

아유르베다 발전에 따른 주요 연대표

연도 (기원후)	아유르베다에서의 작품	동시대의 중요한 사건
100	• 아그니베샤 삼히타Agnivesha Samhita의 개정: 차라카	카니쉬카의 인도 지배 디오스코리디즈-약물학의 개설
200	• 수스루타 삼히타Susruta Samhita의 개정: 나가르주나	사트바하나의 인도 지배 갈렌
400	• 중국어로 아유르베다 책을 번역	인도의 굽타 왕조 산스크리트가 최고조에 달함
700	• 아쉬탕가상그라하Ashtangasangraha와 아쉬탕가히리다야Ashtanga-hridaya: 바그바타 날란다에 중국인 순례자들이 의학을 공부하기 위해 방문	북인도에서의 하샤 왕국. 남인도에서의 찰루캬 왕조
800	• 마다바 니다나Madhava Nidana: 페르시아어와 아랍어로 아유르베다를 번역	콜라왕국
1000	• 시다요가상그라하Siddhayogasangraha: 브린다	대수학의 도입
1100	• 치키차 사라상그라하Chikitsa Sarasangraha: 아트레야와 단반타리의 학교에서 치료이론을 편집함: 챠크라파니다타	가쯔니의 아랍족이 푼잡지역에 침입
1200	• 수스루타 삼히타Sushruta Samhita에 대한 주석: 달란(이용 가능한 유일한 주석)	델리 술탄의 설립
1300	• 단반타리 니간투Dhanvantari Nighantu: 아유르베다의 약물학. 치료에서 수은함유가 시작됨	
1400	• 샤랑가다라 삼히타Sharangadhara Samhita: 샤랑가다라 • 라센드라사라상그라하Rasendrasarasangraha: 고팔라크리샤나 • 라센드라친타마니Rasendrachintamani: 둔두칸타	무갈족의 인도 침입

1500	• 라사라트나카라Rasaratnakara: 니트야나타 • 라사코우무디Rasakoumudi: 마다바 • 라사프라디파: 치료제로 쓰기 위한 광물질의 제조를 기술함	르네상스의 시작(코페르니쿠스)
1600	• 바바 프라카샤Bhava prakasha: 바바 미슈라 • 피란가로가Phirangaroga의 기술과 치료: 아유르베다 원전에서 최초의 성병들	• 인도의 무갈 지배 • 서구에서의 르네상스 연금술에서 의약으로 흐르는 화학의 강조 • 인체 해부학의 연구가 시작됨
1700	• 치키차라트나발리Chikitsaratnavali: 카비찬드라 • 아유르베다 프라카샤Ayurveda Prakasha: 마드하바우파드야야	• 무갈지배 • 의학에서 순환이론에 대한 논증방법의 시작(데카르트·하비)
1800	• 바이샤자라트나발리Bhaishajaratnavali: 고빈다다사 -신장과 뇌 질환의 치료를 위한 단체	• 무갈 제국의 쇠퇴 • 인도에 서구의 영향이 시작 • 의학에서 병리해부학의 시작 • 진화론(다윈)
1800~ 1830	• 최초의 산스크리트어로 된 아유르베다 사전바이댜야카 샤브다신두Vaidyakashabdasindhu: 우메샤찬드라 굽타 • 아리아족의 의학적 과학에 대한 역사탐구의 시작: 바가 와트 신지 마하라자	• 동종요법의 시작 • 화학과 물리학의 중대 발전(하네만·라플라스)
1830~ 1860		• 인도에서 정치적 안정 • 마취가스의 발견 • 경험적 방법론의 시작
1860~ 1870	• 아유르베다 약 제조의 시작 -잔두 제약학: 잔두 비트랄지 바트 -라사샬라 아우샤다슈라마: 지바라마 칼리다스 -아유르베다슈라마: 강가다라샤스트리 구네	• 영국의 인도 지배 • 질병의 원인으로 세균론 • 파스퇴르 소독법의 인식

1870~ 1900	• 지역적인 언어로 아유르베다를 보급하려는 노력 　-벵갈지역에서 아유르베다 잡지 출간: 강가 프라사드 센 　-마라시에서 차라카 삼히타를 번역: 샹카 다지 샤스트리 파데 • 아유르베다를 위한 모임 형성 　-인도의 아유르베다회: 샹카르 다지샤스트리 파데 　-아유르베다 대학: 강가다라 샤스트리 구네 • 아유르베다의 홍보를 위한 월간지 발간: 　-비샤그 빌라 BhishagVilasa 　-강가다라 샤스트리 구네	• 염색법의 발달 • 미세기관의 인식 • 예방접종의 소개 • 방사능의 발견

2장

아유르베다 의학의 체계

아유르베다Ayurveda는 우주와 인간을 상호 연관지어서 고찰하는 종교의식에서 유래된 의학체계이며, 인도에서 시작되었지만 인도를 비롯한 여러 국가에서 폭 넓게 응용되고 있다. '아유르베다'는 '생활의 과학'이라는 뜻의 산스크리트어이다. 아유Ayu는 '삶' 또는 '일상생활'을 의미하며, 베다Veda는 '앎' 또는 '지식'이라는 뜻이다.

아유르베다에서는 인간을 소우주로 본다. 소우주인 인간은 대우주, 즉 외부적인 우주의 힘에 의해 생겨난 자식이다. 따라서 대우주로부터 결코 분리되어 존재할 수 없다. 그래서 아유르베다에서는 건강과 질병의 문제도 우주와 인간의 상호관계 속에서 고찰하고 우주의 변화에 적절히 대응하는 것이 건전한 삶을 이루는 방법이라 여긴다.

아유르베다의 가르침에 따르면, 모든 인간은 네 가지 생물적 또는 영적인 본능을 가진다. 그것은 종교적 본능·경제적 본능·생식적 본능 그리고 자유를 향한 본능이다. 이러한 본능들을 충족시키기 위해서는 기본적으로 균형 있는 건강이 필요하다. 아유르베다는 건강한 사람은 건강을 계속 유지하도록 도와주며 병든 사람은 건강을 회복할 수 있도록 도와준다. 아유르베다는 체내의 각 에너지들의 균형을 중시한다. 각자의 특성에 맞는 나름대로의 적합한 방법을 통해 균형을 유지함으로써 건강을 지켜야 한다고 강조한다. 아유르베다의 가르침은 인간의 건강과 행복한 삶 그리고 참된 자신의 가치를 갖기 위해 이루어졌고, 그렇기 때문에 의학적이면서도 철학적인 요소도 있다.

아유르베다의 가르침을 연구하면 어느 누구나 스스로를 치유할 수 있는 실질적인 지식을 얻게 될 것이며, 체내의 모든 에너지간의 균형을 유지하면 육체적인 쇠약이나 질병에 대해 효과적으로 대처할 수 있다. 모든 인간은 스스로 자신의 질병을 치유할 수 있는 능력을 갖고 있다는 사실은 아유르베다에 있어서 가장 기본적인 전제다.

3천 여 년 전에 기술된 생활과학인 아유르베다는 의학의 실천을 자세히 묘사했다. 의사는 치료법을 정하기 전에 몇 개의 기본요소로 진단을 한다. 아유르베다의 목적은 현대의학과 마찬가지로 인생의 질을 향상시키고 인간의 건강한 생활을 보다 더 확충시키는 데에 있다.

아유르베다는 기본적으로 날카로운 통찰력이 있는 관찰과 사색적인 추론을 통해 종합한 몇 개의 가설로 구성된다. 하지만 현대의 모든 개념들은 단지 엄격한 과학적 실험으로 입증된 관찰에만 의존하는 경향이 있다. 이러한 현대의 연구나 증명방법만으로 아유르베다의 개념을 이해하려면 어려움에 직면하게 된다.

아유르베다는 성스러운 과학으로 질병의 치료법을 제외하고는 인간의 적정함을 유지하고 증진시키는 것을 강조한다. 아유르베다는 건강이란 '건전한 몸과 감각 그리고 마음'

이라고 정의한다. 그래서 몸Sharira · 정신Manas · 영혼Atma은 건강을 유지하는데 중요한 '생의 삼각대'이다.

아유르베다는 단지 약만을 쓰는 과학이 아니다. 일상의 규칙성과 계절적 식이요법과 적절한 예방요법으로 육체적 · 정신적 건강을 얻는다고 강조한다.

아유르베다 · 요가 그리고 탄트라는 인도에서 수십 세기 동안 시행되어 온 삶의 지침들이다. 그것들은 모두 베다와 우파니샤드의 경전에 언급되어 있다. 요가는 신성神性, 즉 진리와의 결합을 가르치며, 탄트라는 진리와의 궁극적인 결합을 가능케 하는 에너지조절에 대한 방법을 제시한다. 여기에 비해 아유르베다는 요가와 탄트라를 잘 수행하도록 건강을 지키는 생활의 과학이라고 볼 수 있다.

이 세 가지 가르침의 목적은 인간으로 하여금 활력을 얻고 수명을 연장하게 한다. 결국 깨달음에 이르도록 하려는 데 있다. 요가와 탄트라의 목적은 인간을 자유롭게 하는데 있다. 그러나 소수의 뛰어난 사람들만이 이 방법들을 통해서 궁극적인 목표에 도달할 수 있다. 반면에 아유르베다에서 추구하는 건강과 장수는 어느 누구나 가능하다.

인간의 영적 진화에 있어서 아유르베다는 그 기초이고, 요가는 그 몸이며, 탄트라는 그 머리라고 할 수 있다. 따라서 요가와 탄트라의 수행을 제대로 하기 위해서는 우선 아유르베다를 이해할 필요가 있다. 이처럼 아유르베다와 요가와 탄트라는 삶에 있어서 상호의존적인 삼위일체의 관계를 이루고 있다. 그러므로 세 가지 중 어느 하나가 빠져서도 안 된다. 육체와 마음과 의식의 건강은 일상생활 속에서 어떻게 이 세 가지를 잘 이해하고 실행하느냐에 달려 있다.

실제 아유르베다는 앞으로 설명하려는 것처럼 세분화된 의학분야가 있는 것은 아니다. 그러나 현대의 의학교육은 이와 같이 세분화되는 것이 보편적이므로 저자가 임의로 편을 나누었다.

1 해부학

인체의 구성

아유르베다는 우주와 인간에 대한 명확하고 자세한 관찰을 통해 이루어진 학문적 특성을 갖는다. 그러한 바탕이지만 지리적인 특성으로 인해 끊임없는 전쟁으로 쌓인 많은 경험은 다른 분야보다도 특히 외과학 분야에서 괄목할 만한 업적을 이루기도 했다. 서양 의학이 본격적으로 발달하기 시작한 18세기에 인도 의학이 영어나 독일어로 번역되는 과정에서 아유르베다의 의학적 지식이 현대의 외과학 발달에 부분적으로 많은 기여를 했다. 특히 성형외과학에서 그 경향이 두드러졌다.

고대에 인도에서 정확한 외과학 지식을 갖고자 하는 사람은 몸의 모든 부분을 관찰했다. 관찰은 권위 있는 교재의 학습과 병행되었는데, 주로 시신의 해부를 통해 이루어졌다. 해부용 시신은 다음과 같은 방법으로 선택하고 처리하였다.

해부를 하기 위해서는 손상이 없고 중독이나 만성 질병에 의해 사망하지 않았고, 100세 이하이며 장내의 내용물을 제거한 해부용 시신을 선택한다. 시신을 풀Grass로 감싸서 천천히 흐르는 강물의 어두운 부분에 우리 속에 넣어서 담가 둔다. 7일 밤이 지나서 시신을 솔로 문지르면 해부에 적절하게 부패가 된다. 이렇게 하면 매우 작은 영혼을 제외하고는 인체의 내외부를 모두 관찰할 수 있다고 했다.

아유르베다에서는 인체를 여섯 부분, 즉 사지와 몸체 그리고 머리로 이루어졌다고 보았다. 기관은 코와 같이 하나인 것과 눈과 같이 짝인 것이 있다. 다음은 아유르베다에서 구분한 인체의 구성 요소들이다.

인체의 구성 요소들

피부	7겹	체액	3종류
내막	7개	배설물	3종류
주 조직	7개	고형기관	간·비장·폐·신 등
정맥	700개	속이 빈 기관	7종류(바타·피타·카파와 혈액·위장·장·방광 등의 기관), 여성에 있어서는 8번째인 자궁도 있다.
급소	107곳		
동맥	24개		

1 | 근육

500개가 있다. 사지에 각 100개씩, 체간에 66개, 머리와 목에 34개가 있다. 여성의 경우 20개가 더 있는데 가슴에 5개씩 10개, 질Vagina에 4개(내부에 2개, 입구에 2개), 자궁 입구에 3개, 정액과 난자를 만나게 하는 근육 3개가 그

것이다.

2 인대

900개가 있다. 사지에 각 150개, 체간에 230개, 머리와 목에 70개가 있다. 인대는 4가지 형태가 있는데 모든 사지와 관절에 있는 가지형과 건(腱)을 싸고 있는 원형, 위와 방광의 출구에 있는 관통형, 등의 편평형 등이다.
모든 관절은 인대에 의해 지지되므로 인대의 손상은 뼈의 손상보다도 움직임에 더욱 장애를 주게 된다.

3 뼈

300개이다. 사지에 120개, 체간에 117개, 목 위로 63개이다. 각 발가락에 3개씩 15개와 발과 발목에 10개, 뒤꿈치에 1개, 종아리에 2개, 그리고 무릎과 허벅지에 1개씩이다. 팔도 같은 배열이다.
체간의 117개의 뼈를 보면 골반엔 5개, 옆구리에 각각 36개씩 72개, 등에 30개, 가슴에 8개, 견갑골에 2개가 있다.
목 위의 63개는 목에 9개, 기관(氣管)에 4개, 턱에 2개, 치아 32개, 코에 3개, 구개(口蓋)에 1개, 뺨에 각 1개씩 2개와 측두(側頭)에 각 1개씩 2개, 귀에 각 1개씩 2개와 두개골에 6개가 있다.
뼈는 인체의 구조를 형성하고 살(肉)은 뼈에 부착되어 있다. 뼈의 형태는 편평한 것(골반)·연골(귀)·띠모양(가슴)·관모양(팔·다리) 그리고 치아의 다섯 형태로 이루어져 있다.

4 관절

210개이다. 관절은 사지와 하악골처럼 움직일 수 있는 것과 움직일 수 없는 것 두 종류가 있다. 사지에 68개, 체간에 59개, 목 윗부분에 83개이다.

각 다리에는 17개의 관절이 있는데 엄지발가락에 2개, 나머지 발가락은 3개로 총 12개, 무릎과 발목, 엉덩이에 각 1개씩이다. 팔도 다리와 같다.

체간에는 엉덩이 주위에 3개, 척추에 24개, 척추의 측면에 24개 그리고 가슴에 8개가 있다.

목 윗부분은 목에 8개, 인후에 3개, 기관에 18개, 치근齒根에 32개, 후골喉骨(Adam's Apple)과 코에 각각 1개, 안검에 2개, 양 뺨에 각 1개씩, 두 귀에 각 1개씩, 측두에 각 1개, 턱에 2개, 눈썹 위에 각 1개씩 2개, 측두 위에 각 1개, 두개골에 5개, 이마에 1개가 있다.

5 규竅

9개로 귀, 눈, 코에 각 2개씩과 입, 요도구, 항문에 각 1개가 있다. 여성은 3개가 더 있는데 유방에 2개와 생리를 위한 질구 1개가 있다.

관절의 8가지 형태

① 접번蝶番관절: 무릎
② 공ball과 홈socket으로 이루어진 관절: 둔부, 견부
③ 연골로 연결된 관절: 골반
④ 활차滑叉관절: 목
⑤ 톱니모양의 관절: 두개골
⑥ 접번/활차관절: 하악골
⑦ 고리형 관절: 인후, 기관
⑧ 조개모양 관절: 귀

6 건腱

16개의 무리로 발·손·목·등에 있다.

7 그물막

손목과 발목을 싸고 있다.

8 브러쉬모양의 체모

6개로 손과 발에 각각 2개 그리고 목과 음부에 1개씩 있다.

9 근육다발

4개로 척추 양측으로 얕은 곳과 깊은 곳에 2개씩 있다.

10 접합선

7개로 두개골에 5개가 있고 혀 밑과 음경 밑에 각 1개씩 있다.

11 뼈의 접합

14개로 사지와 두개골 그리고 선골仙骨에 있다.

12 골단 骨端

14개이다.

13 수액의 통로

20개로 남자의 정자 통로와 여자의 난자 통로에 2개씩 있다. 그리고 소변 등과 같은 통로 18개가 있다.

14 장관

2개로 소장과 대장이 있다.

마르마 Marma Point, Marmasthan(급소)

특별히 건강을 잃는 생활방식을 택하지 않는 한 인간은 살아가면서 크고 작은 변화에 노출되더라도 선척적인 체질이 바뀌지 않는다. 아유르베다는 생활의 변화에 관련되고 개성을 유지하는 인자로 기억이라고 번역되는 스므리티를 인정한다. 또 우리 몸의 생기인 프라나가 흐르는 데 있어 어떠한 방해도 받지 않아야 건강하다고 한다. 만약 자세가 나쁘거나 생각에 너무 깊이 빠져 우리 몸에 쥐가 나거나 정서적으로 분노가 생긴다면 이것은 프라나의 흐름이 막힌 것이다.

인체에는 과학적 장비로 측정할 수 없는 107개의 마르마가 있는데 이것들의 균형이 깨지면 건강을 잃게 되어 질병이 발생한다. 마르마가 최초에 기재된 것은 『아타르바베다』다. 마르마에 대한 지식은 전쟁 중 적을 살상하고 아군을 지키려는 목적에서 처음으로 이용하게 되었다. 그 후 외과의사의 과정에 필수가 되었다. 왜냐하면 이러한 곳을 손상시키면 죽음이나 영속적 기능장애를 초래하였기 때문이었다. 마르마는 근육·정맥·인대·뼈·관절 등이 결합하여 생긴 급소로서 마사지 기술이 발달함에 따라 마르마포인트를 통해 내부 장기를 자극하여 치료의 목적을 달성할 수 있을 만큼 발전하게 되었다.

마르마는 생체 구조물 바로 아래의 한 지점이다. 마르마는 신경·혈관·뼈·근육·인대·관절 등이 두 개 또는 그 이상으로 중복되는 지점에 있다. 이들 중 몇몇은 한의학의 침자리(경혈)와 일치하고 다른 것들도 아주 근접한다. 외상에 의하거나 대사불균형 등으로 마르마에 손상이 심하면 치명적인 결과를 가져올 수 있다. 마르마는 기원장소나 구성하고 있는 조직, 장해를 당했을 때의 효과 등으로 분류되며 앙잘리Anjali라 불리는 단위장單位長(손가락 너비로 표현됨)으로 위치나 크기가 설명되어 있다. 또 마르마는 피부표면에 존재하는데 의식과 밀접하게 결합되어 있다고 아유르베다는 설명한다. 그래서 명상과 같은 정신적 작용에 의해서 마르마는 활성화된다.

수스루타는 근육·혈관·인대·신경·뼈·관절 등의 구조물과 국소적 위치·각도·상처의 결과 등에 기초를 두어 107마르마를 분류했다. 이곳이 손상되면 바타를 악화시켜 영양을 공급하는 관이 막힌다. 통증·절룩거림·실혈失血·호흡곤란·졸도 등이 발생하고 심한 경우 사망에까지 이르게 된다.

107곳의 마르마는 사지의 각각에 11곳씩 44곳에 있다. 가슴과 복부에 12곳이 있고, 등에 14곳, 머리와 목에 37곳이 있다. 이들 중 11곳은 근육에, 41곳은 혈관에 있다. 그리고 27곳은 인대에 있으며 8곳은 뼈에, 20곳은 관절에 분포한다.

19곳을 다칠 경우에는 즉사하게 된다. 33곳은 시간이 조금 지나면 곧 사망하게 된다. 3곳은 화살이나 총탄과 같은 이물질에 손상 받는 경우 그것을 제거하면 사망하게 된다. 44곳은 후유증이 남아 무력하게 되고, 8곳은 통증을 일으킨다. 따라서 외과의사는 이물질에 따른 손상이 있을 경우 그것을 제거하는 데에도 상당한 주의를 기울여야 한다.

마르마의 크기는 부위에 따라 달라서 심장이나 목 부분과 같이 손바닥만한 것도 있고 그보다 작은 것도 있다. 하지만 대개는 손가락 두께의 절반 정도이다.

비록 마르마의 지식을 실제 적용하는 것이 현대의 인도에서는 대부분 사라졌지만 케랄라Kerala의 남쪽주에서는 칼라리파야타Kalarippayatta로 알려진 무술에 남아 있다. 필립 자릴리Professor Phillip Zarrilli 교수에 의하면 A.D 12세기경부터 전해오는 최근 형태의 칼라리파야타는 하타Hatha요가와 비슷하게 우선적으로 육체 운동을 통해 육체의 조절뿐 아니라 내적으로 좀 더 미묘한 측면을 발견하도록 한다. 따라서 칼라리파야타는 다누르 베다Dhanur Veda(전쟁학)·아유르베다·전통요법 등과 관련된다. 칼라리파야타의 대가들은 군사훈련에 있어서 160~220개의 마르마를 찾아낸다. 107개의 마르마는 치료에 이용한다. 칼라리파야타에서는 인체를 세 가지 물체가 복잡하게 얽혀 짜여진 것으로 본다. 즉 변화가 많은 액체(조직과 노폐물 포함), 비교적 변화가 적은 근육·뼈·마르마포인트 그리고 나디Nadi와 챠크라를 가진 미묘한 물체 등이다. 이들 물체들은 분리된 것이 아니지만 하나의 구조물 안에서 그들의 독특한 기능을 하기 때문에 그렇게 취급한다.

칼라리파야타에 의하면, 마르마가 손상되면 그 지점과 연관된 나디가 차단되어 프라나(활력)의 흐름과 바타(프라나의 노폐물)의 흐름을 차단한다. 1인

마르마의 구조에 의한 분류

수스루타Susruta에 의한 분류	근육Mamsa Marman	11
	혈맥Sira Marman	41
	인대Snayu Marman	27
	관절Sandhi Marman	20
	골Asthi Marman	8
	합 계	107
바그바타Vagbhata 의한 분류	근육	11
	혈맥	37
	인대	23
	관절	20
	골	8
	혈관Dhamani Marman	8
	합 계	107

마르마의 손상에 따른 분류

마르마가 손상되면 나타나는 증상에 의한 분류	개수
즉사하는 곳	19
곧 사망	33
화살이나 총탄에 맞으면 사망	3
통증이 심한 장소	8
지속적인 기능장애의 장소	44
합 계	107

☞바타 · 피타 · 카파의 의미는
① 바타Vata: 풍 · 에너지 생명 · 움직임과 표현을 전해준다. 생물학적으로 공기기질
② 피타Pitta: 화. 열과 빛을 창조하며 이를 통하여 소화하고 변형되게 된다.
③ 카파Kapha: 수. 다른 두 힘인 바타와 피타를 살아 있는 조직으로 담고 성장시킨다.

치 정도의 조직 침투로도 치명적인 손상을 입는다. 이런 손상 후 인체의 반대편 쪽에서 마르마를 때리거나 손바닥으로 쳐서 프라나를 움직이게 하면 도움이 된다. 이러한 행위는 일정시간 안에 해야 하며, 곧바로 손상에 의한 도샤의 불균형을 치료해야만 한다. 챠크라와 비슷하게 마르마는 항상 존재하지 않는다는 점에서 실질적인 구조물이 아니다.

한편 마르마는 의식과 육체가 활발히 교류하고 있는 '포인트'로서 정유 Essential Oil나 기름을 바르는 등의 작업을 통해 의식의 변화를 유도하여 생체의 균형을 맞추는 마르마요법이 행해진다. 이 요법은 바타·피타·카파의 힘을 조절하는데 많이 이용되는데, 특히 바타를 조정하는 효능이 탁월한 것으로 알려져 있다. 여러 곳의 마르마 중 한의학 경혈로는 인당혈印堂穴에 해당하는 스타파니 마르마Sthapani Marma와 전중혈膻中穴에 해당하는 흐르다야 마르마Hrdaya Marma · 신궐혈神闕穴 부위에 해당하는 바스티 마르마Basti Marma는 마르마요법이나 정유 마사지에 있어서 특히 중요한 곳이다.

적절한 손동작 요법이나 정유 마사지는 도샤에 적합하도록 행해진다. 자릴리Zarrilli 교수는 마르마는 몸에 프라나가 있음으로써 존재한다고 강조한다. 즉 시체에는 마르마가 없다. 그리고 어떤 마르마는 프라나가 실질적으로 움직일 때만 활성화된다. 죽음이나 마르마의 손상장애는 마르마가 공격받았을 때만 발생한다. 인체의 마르마를 통한 프라나의 이동은 음력 날짜에 의해 조절된다.

도샤유형에 따라 추천되는 정유

① 바타: 안정 작용이 있는 정유 7개(올리브·아몬드·아믈라·발라·맥아·캐스터)
② 피타: 차게 하는 작용이 있는 정유(코코넛·샌달우드·호박씨·아몬드·해바라기)
③ 카파: 따뜻하게 하는 작용이 있는 정유(깨·이꽃·겨자·옥수수)

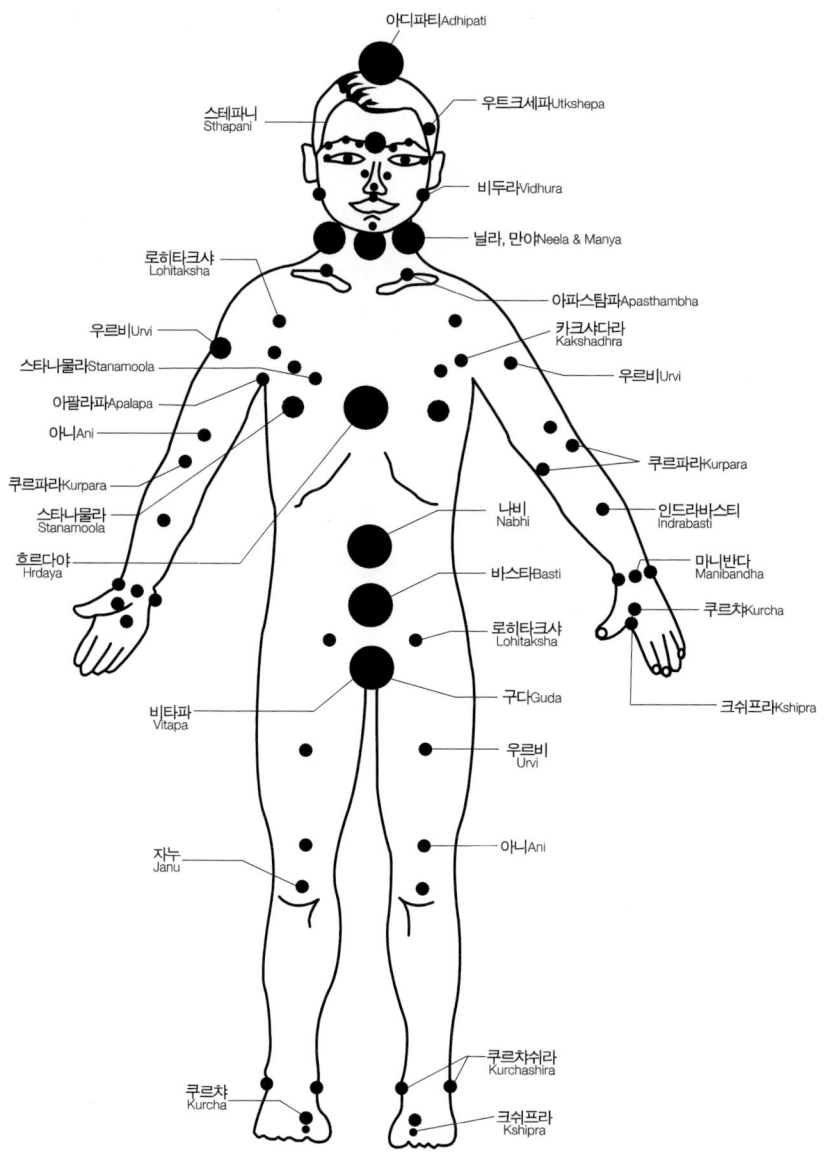

[그림 1] 마르마포인트의 위치(전면)
(중요도에 따라 크기가 다르다)

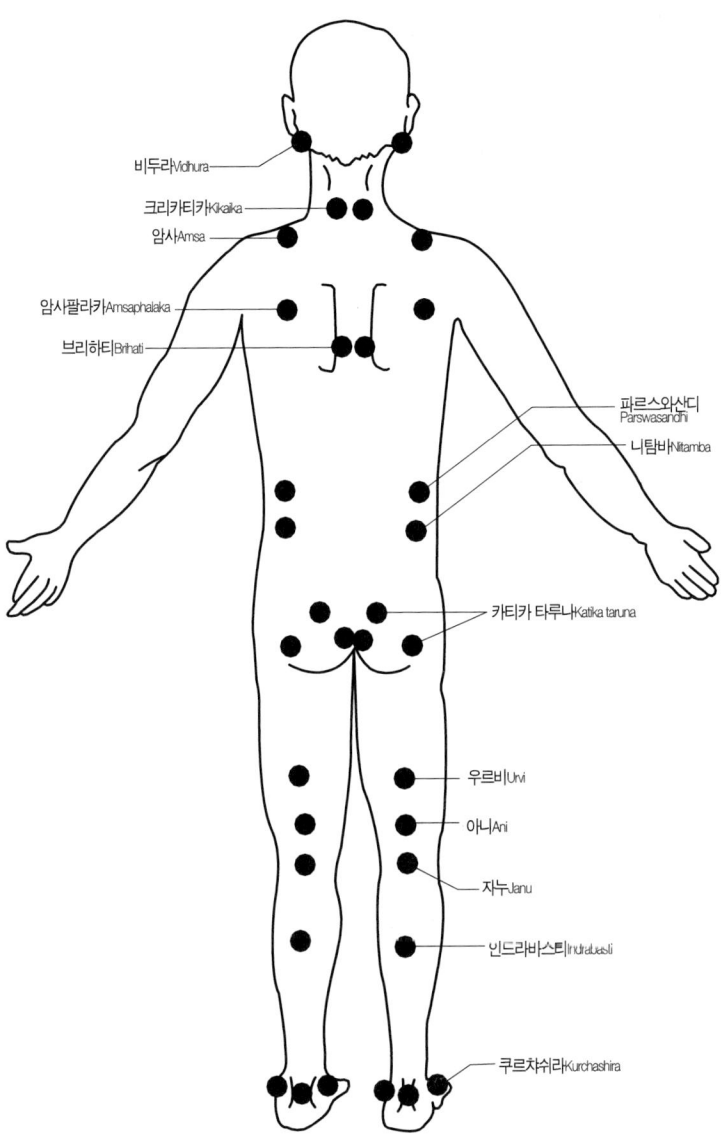

[그림 2] 마르마포인트의 위치(후면)

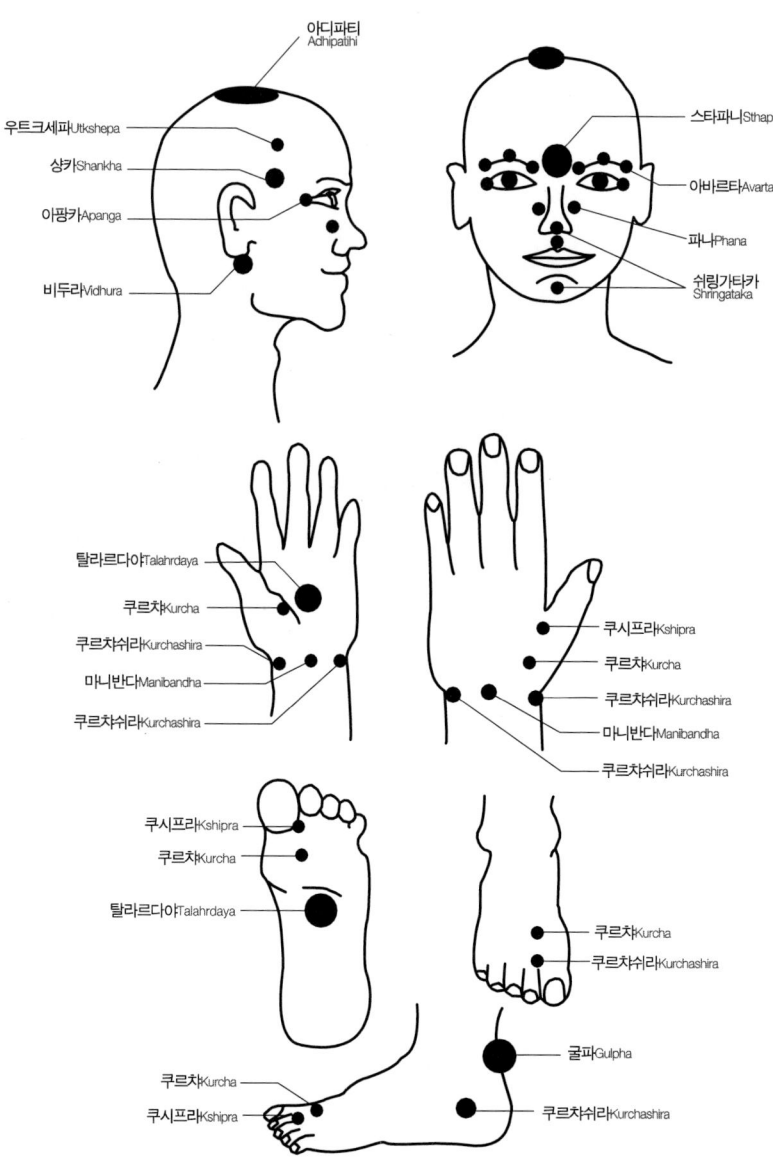

[그림 3] 마르마포인트의 위치(부분)

● 마르마포인트의 위치와 기능

두부

명칭과 장소	크기수	위치	구성성분	장애일 때의 증상	효능	각 부위와 유사한 한의학의 경혈
탈라르다야	1/2A.4	양 손바닥과 발바닥의 중앙	근육	서서히 사망	폐를 자극	노궁(심포), 방노궁(기), 족심(기)
크시프라	1/2A.4	양 손발에서 손가락과 발가락 사이의 중앙	건	서서히 사망	심장을 자극	팔사(기), 팔풍(기)
쿠르챠	4A.4	양 손과 발 1,2지간으로 손가락과 발가락의 근원	건	영속적인 기능 장애, 통증과 떨림	발바닥은 아로차카 피타를 컨트롤	합곡(대장), 함곡(위)
쿠르챠쉬라	1A.4	발목 관절의 바로 아래(굴파 마르마의 아래)	건	통증		구허(담), 조해(신)
마니반다	2A.2	양 손의 손바닥 시작부위	관절	통증		대릉(심포), 양지(삼초)
굴파	2A.2	발목 뒷쪽	관절	통증		곤륜(방광)
인드라바스티	1/2A.4	손목 발목의 위쪽(팔과 종아리의 중앙)	근육	빈혈, 서서히 사망	소화의 불(아그니)이 소장을 자극	공최(폐), 승산(방광)
쿠르파라	3A.2	팔꿈치 관절	관절	영속적인 기능 장애	간장과 비장을 자극	척택(폐), 곡택(심포)
자누	3A.2	슬관절	관절	영속적인 기능 장애	간장과 비장을 자극	학정(기)
아니	1/2A.4	손가락 위와 대퇴부 쿠르파라와 자누의 3A. 상방	건	영속적인 기능 장애, 대퇴부의 종창		양구(위), 수오리(대장), 주골(대장)
우르비 Urvi	1A.4	상완과 대퇴부의 중앙	혈관	영속적인 기능장애, 대퇴근육의 위축 빈혈	우다 카바하·스로타를 자극	기문(비), 천부(폐)
로히타크샤	1/2A.4	팔과 다리의 시작점	혈관	영속적인 기능장애, 실혈에 의한 마비		충문(비), 중부(폐)
카크샤다라	1A.2	전완과 로히타크샤에서 1/2A. 상방	인대	영속적인 기능 장애		주영(비)
비타파	1A.2	전복벽 로히타크샤의 2A. 아래, 음낭의 근원		영속적인 기능장애, 임포텐스		중극(임) 횡골(신)

수족

명칭과 장소	크기 수	위치	구성 성분	장애일 때의 증상	효능	각 부위와 유사한 한의학의 경혈
탈라르다야	1/2A. 4	양 손바닥과 발바닥의 중앙	근육	서서히 사망	폐를 자극	노궁(심포), 방노궁(기), 족심(기)
크쉬프라	1/2A. 4	양 손발에서 손가락과 발가락 사이의 중앙	건	서서히 사망	심장을 자극	팔사(기), 팔풍(기)
쿠르챠	4A. 4	양 손과 발 1,2지간으로 손과 발가락의 근원	건	영속적인 기능 장애 통증과 떨림	발바닥의 것은 아로차카 피타를 컨트롤	합곡(대장), 함곡(위)
쿠르챠쉬라	1A. 4	발목 관절의 바로 아래(굴파 마르마의 아래)	건	통증		구허(담), 조해(신)
마니반다	2A. 2	양 손의 손바닥 시작 부위	관절	통증		대릉(심포), 양지(삼초)
굴파	2A. 2	발목 뒷쪽	관절	통증		곤륜(방광)
인드라바스티	1/2A. 4	손목 발목의 위쪽(팔과 종아리의 중앙)	근육	빈혈, 서서히 사망	소화의 불(아그니)과 소장을 자극	공최(폐), 승산(방광)
쿠르파라	3A. 2	팔꿈치 관절	관절	영속적인 기능 장애	간장과 비장을 자극	척택(폐), 곡택(심포)
자누	3A. 2	슬관절	관절	영속적인 기능 장애	간장과 비장을 자극	학정(기)
아니	1/2A. 4	손가락 위와 대퇴부 쿠르파라와 자누의 3A. 상방	건	영속적인 기능 장애, 대퇴부의 종창		양구(위), 수오리(대장), 주골(대장)
우르비	1A. 4	상완과 대퇴부의 중앙	혈관	영속적인 기능장애, 대퇴근육의 위축 빈혈	우다 카바하·스로타를 자극	기문(비), 천부(폐)
로히타크샤	1/2A. 4	팔과 다리의 시작점	혈관	영속적인 기능장애, 실혈에 의한 마비		충문(비), 중부(폐)
카크샤다라	1A. 2	전완과 로히타크샤에서 1/2A. 상방	인대	영속적인 기능 장애		주영(비)
비타파	1A. 2	전복벽 로히타크샤의 2A. 아래, 음낭의 근원		영속적인 기능장애, 임포텐스		중극(임) 횡골(신)

복부

명칭과 장소	크기 수	위치	구성 성분	장애일 때의 증상	효능	각 부위와 유사한 한의학의 경혈
구다 Guda	4A.1	항문주위	근육	급사	사하스라라 · 챠크라의 제어 비뇨생식기계 자극	주(임), 제항(임), 열결(폐), 치근(임), 승항(임), 석문(임), 관원(임), 중극(임), 신궐(임)
바스티 Basti	4A.1	치골결합과 배꼽의 중앙부 바스티마르마	인대	급사	카파의 컨트롤	
나비 Nabhi	4A.1	배꼽주위	인대	급사	소장과 파챠카 · 피타의 컨트롤	

흉부

명칭과 장소	크기 수	위치	구성 성분	장애일 때의 증상	효능	각 부위와 유사한 한의학의 경혈
흐르다야 Hrdaya	4A.1	흉골의 중앙 가슴마르마	혈관	급사	사다카 피타, 비야나 · 바유의 컨트롤	전중(임)
스타나물라 Stanamoola	2A.2	유방의 아래	혈관	서서히 사망		천지(심포)
스타나로히타드 Stanarohita-d	1/2A.2	흉부에서 스타나물라의 2A. 상방	근육	서서히 사망		천계(비)
아파스탐바 Apas thambha	1/2A.2	유방과 쇄골의 중앙	혈관	서서히 사망		옥예(위)
아팔라파 Apalapa	1/2A.2	흉부 스타나로히타드의 측면	혈관	서서히 사망		극천(심), 첩근(담)

경부

명칭과 장소	크기 수	위치	구성 성분	장애일 때의 증상	효능	각 부위와 유사한 한의학의 경혈
만야 Manya	4A. 2	앞목	혈관	영속적인 기능장애	혈액순환의 컨트롤	인영(위), 수돌(위), 부돌(대장)
닐라 Neela	4A. 2	앞목	혈관	영속적인 기능장애		
시라 마트루카 Sira Matruka	4A. 8	앞목	혈관	급사		?
크리카티카 Krikatica	1/2A. 2	앞목	관절	영속적인 기능장애		대서(방광)

등 背

명칭과 장소	크기 수	위치	구성 성분	장애일 때의 증상	효능	각 부위와 유사한 한의학의 경혈
카티카 타루나 Katika taruna	1/2A. 2	둔부의 중앙	골	서서히 사망	지방조직의 제어	환도(담), 질변(방광), 포고(방광)
쿠쿤다라 Kukundara	1/2A. 2	등에서 좌우의 장골극	관절	영속적 기능장애	아쥬나·챠크라의 제어	소장수(방광), 고황(방광)
니탐바 Nitamba	1/2A. 2	배부 쿠쿤다라 상 외측	골	서서히 사망		지실(방광)
파르스와산디 Par swasandhi	1/2A. 2	배부 니탐바의 2A. 위	혈관	서서히 사망		경문(담)
브리하티 Brihati	1/2A. 2	견갑골 상단부터 2A. 아래에서 견골측	혈관	서서히 사망	비슈다·챠크라의 제어	고황(방광)
암사팔라카 Amsa phalaka	1/2A. 2	견갑골에서 브리하티상부	골	영속적인 기능장애, 어깨 근육의 위축	아나하타·챠크라의 제어	천종(소장)
암사 Amsa	1/2A. 2	암사팔라카 보다1/ 2A. 상부에서 어깨와 앞목의 중간	인대	영속적 기능장애, 견관절의 경직	마뉴프라·챠크라의 제어	견정(담)

일곱 개의 다투(기본조직)

다투dhatu는 인체를 구성하는 기본조직으로 '전일적 의미의 인체를 구성하는 것'이란 문자적 의미가 있다. 다dha는 잡거나holding, 자리하거나placing, 포함하거나containing, 앞서는 물질이 된다는causing 의미다. 다투는 음식에서 파생된 영양물질을 바탕으로 단계적으로 물질들을 만들어 견고하게 서로 붙잡고 있는 조직이다.

다투는 라사rasa · 락타rakta · 맘사mamsa · 메다meda · 아스티asthi · 마짜majja · 수크라sukra(아르타바artava)의 7개가 있다. 라사는 혈장이나 혈청으로 예시되는 생체의 수분이고, 락타는 붉은색, 적혈구나 수분으로 된 조직 또는 혈액이다. 서양 의학에는 혈액 속에 혈장이 포함되나 아유르베다에서는 적혈구를 의미한다. 맘사는 근육조직, 메다는 지방조직으로 지방이나 지질, 아스티는 뼈나 연골, 마짜는 골수 · 신경조직 · 결합조직, 수크라는 남성 생식기계, 아르타바는 여성 생식기계를 포함한다.

음식을 먹으면 중심 소화력인 자타라 아그니jathara agni와 간에 있는 부타bhuta 아그니에 의해 위 · 소장 · 대장에서 소화작용이 이루어진다. 소화된 것은 체내에 흡수되어 혈액에 의해 다투에 도달하게 된다. 그리고 다투의 인자들에 의해 다투의 첫 단계(라사)에서 끝 단계(수크라 또는 아타르바)까지 각 다투가 이루어지도록 흡수되어 필요물질을 만들거나 조직을 형성한다.

조직의 자양은 각각의 다투에서 연속적으로 진행된다. 다투에서 자양을 맡는 다투 아그니는 그 역할을 충분히 시행하려면 화력이 강해야 한다. 다투가 받는 영양물질은 두 가지이다. 하나는 해당 조직으로 이미 완성된 것이고, 다른 하나는 미성숙된 것으로 다음 단계의 조직을 만들기 위한 원시 영양물질이다. 이것을 달리 표현하면 아스타이Asthayi와 스타이Sthayi다. 아스타이는 안정되지 않은, 미성숙된 과정이 끝나지 않았다는 뜻이다. 그리고 스타이는 안정적이고 성숙되며 과정이 끝났다는 뜻이다. 아스타이는 몸을 따라 순환하고 있는데 반하여 스타이는 해당 다투의 자리에 확고히 자리잡은 형태를 띠고 있다. 아스타이는 포카샤Poshaka라고도 하는데 완성된 조직을 자양하는 공급자란 뜻이다. 스타이는 포쉬야Poshya라 하는데 자양이 끝났다는 뜻이다.

다투 다라 칼라Dhara Kala는 다투를 지탱하는 막구조물이다. 다라는 지탱한다는 의미이고, 칼라는 막구조물을 말한다. 칼라에 있는 변화 에너지를 공급하는 다투 아그니는 과정이 끝나지 않은 원시 다투를 성숙된 다투로 만들어준다. 때문에 칼라를 다투의 어머니라고 한다. 그러므로 라사 다투에는 라사 다라 칼라와 라사 다투 아그니가 있고, 락카 다투에는 락타 다라 칼라와 락타 다투 아그니가 있다. 나머지 다투도 마찬가지여서 각각의 다라 칼라와 다투 아그니를 갖고 있다. 각 다투에 있는 칼라에는 다투 오자스·다투 테자스·다투 프라나가 있어서 칼라의 기능을 유지하게 한다.

다투의 미성숙 상태인 아스타이는 칼라에 위치하여 다투 아그니·다투

다투의 부산물

모든 미성숙 다투에서 성숙 다투로 바뀌는 과정에서 세 가지 부산물Byproduct이 생긴다. 첫째는 순수 에센스라는 의미의 사라Sara로 순수하고, 안정적이며, 완성된 조직이다.
나머지 두 개는 고급 부산물인 우파다투Upadhatu와 저급 부산물인 말라Mala다. 말라는 키타Kitta라고도 하는데 저급이란 뜻이다. 서양에서는 말라를 단순히 노폐물로 번역하지만 자양을 위해서는 적절한 배설이 꼭 필요하므로 단순히 불순물이란 의미보다는 훨씬 중요하다.
라사 다투를 예로 들면 사라는 순수한 성숙 라사이고, 고급 부산물은 피부의 최표층·유즙분비·생리 등에 해당하고, 저급 부산물은 포카샤 카파Poshaka Kapha(점액)이다. 포카샤는 자양한다는 뜻으로 포카샤 카파는 모든 카파시스템을 자양한다.
모든 다투는 이와 같이 세 가지 부산물을 가지고 있다.

오자스·다투 테자스·다투 프라나와 함께 성숙된 다투인 스타이Sthayi가 되도록 한다.

동맥 끝에서는 아하라 라사Ahara Rasa라는 소화된 물질이 순환된다. 아하라는 음식, 라사는 맛이나 즙 또는 에센스라는 뜻이다. 이것은 다음 단계 아그니 다투의 전구물질로 밀크모양이란 뜻의 카일Chyle이라고도 불린다. 알카리성 물질로 임파관을 통해 혈류에 들어가는 이것은 자타라 아그니와 부타 아그니에 의해 만들어지는데 모든 다투를 자양하는 전구물질이다.

자양 전구물질(아하라 라사)은 5일 이내에 성숙된 라사 다투와 두 번째 단계인 미성숙 락타가 된다. 그리고 라사는 미성숙 락타에서 성숙 락타가 되면서 만들어진다. 라사는 락타와, 이어서 만들어지는 모든 다투를 자양한다. 아하라 라사에서 성숙된 락타 다투가 만들어지는 데는 10일 걸린다. 7개의 다투는 각 단계마다 5일간의 자양기간이 더해져서 음식물에서 마지막 다투가 만들어지기까지 총 35일이 걸린다.

다투의 양적 변화는 다투 아그니뿐만 아니라 다투 자체에도 자양에 영향을 끼친다. 다투 아그니가 느려지면 다투가 너무 많이 만들어져 양이 늘어나는데 이것이 다투 브루디고, 반대로 아그니가 높아져 다투의 생성이 준 것이 다투 크라사다. 양의 변화로 인한 두 가지 상태는 모두 질적인 변화를 초래할 수 있다. 그러나 질의 변화는 반드시 양의 변화를 동반하

다투의 질병

도사가 다투에 침범한 도사에 의하여 질적으로나 양적으로 다투에 변화가 초래할 때 발생한다. 다투의 질적인 변화를 다투 두스티Dhatu Dushti(변성)라 하는데 미성숙 다투나 성숙 다투 모두 영향을 받는다. 미성숙 다투는 급성으로 변화되고, 성숙 다투는 만성적인 변화를 띤다.
다투의 질병은 악화된 도사가 구나의 변성을 일으켜서 생긴다. 예를 들면 건조하고 가볍고 거친 성질의 바타가, 기름지고 무겁고 부드러운 라사 다투에 들어가면, 바타의 영향으로 건조하고 거친 피부·수척·어지럼증과 같은 증상이 발생한다.

지 않는데 이것은 아그니의 다양성 때문이다.

미성숙 다투의 변화상태에서는 급성질환이 되기 때문에 바타·피타·카파의 불균형만 잡아주면 된다. 그러나 성숙 다투의 경우 이미 완성된 조직에 변화가 일어나므로 만성적인 질환이 오랫동안 유지되기 쉽다. 두 경우 모두 과다한 도샤를 조절해야 한다. 만성적인 질환에 효과적인 판차 카르마 치료법은 과도한 도샤를 제거하고 다투 아그니를 점화시켜 성숙 다투나 미성숙 다투를 개선시킨다.

일곱 개의 다투는 다음과 같다.

1 | 라사 다투

라사 다투는 아메바로부터 사람에 이르기까지 모든 동물에 있어서 맨 처음 생성되는 중요한 액체로, 플라즈마(원형질)에 해당한다. 음식물이 소화되어 인체의 구성물질이 되는 과정에는 물리적·생화학적 작용이 필요하다. 그 소화과정 중에서 제일 먼저 발생하는 음식물도 아니고 인체의 구성물질도 아닌 중간단계의 상태를 아하라 라사Ahara Rasa라고 한다. 아하라 라사는 라사 다투의 미성숙 상태인데 음식을 섭취한 뒤 12시간 내에 만들어진다. 라사의 중요한 화인 라사 아그니는 아하라 라사를 성숙된 라사와 미성숙 락타로 만든다. 음식의 플라즈마에서 이 단계까지는 5일이 걸린다.

라사 다투에는 5개 기본요소인 지·수·화·풍·공과 6개의 맛인 단맛·신맛·짠맛·쓴맛·매운맛·떫은맛이 있지만 그중 주된 것은 수이

> **구나**Gunas
> 본성은 세 가지 특질인 사트바Sattva · 라자스Rajas · 타미스Tamas 로 구성되어 있는데 산스크리트어로 이를 구나라고 부른다.

며 단맛과 짠맛이다(나머지는 보조적인 맛이다). 또 사트바·라자스·타마스의 세 구나도 있다. 이와 같은 기본요소와 맛과 구나는 라사 아그니에 의해 자양된다.

라사 다투에는 적혈구인 뜨거운 분자와 백혈구인 찬 분자가 있어 플라즈마에 쌓여 자양된다. 플라즈마는 혈청이나 임파액도 포함한다.

라사 다투에는 8개의 중요한 성질이 있는데 카파와 비슷하게 액체성·기름기·매끄러움·차가움·무거움·부드러움·느림·탁한 성질이다. 라사 다투는 위(胃)의 클레다카 카파와 혼합되어 있고, 비야나 바유, 소장의 파차카 피타도 있다. 비야나 바유로 인해 활발한 운동성이 있고, 파차카 피타로 인해 황색을 띤다. 또 파차카 피타의 아그니가 미성숙 라사를 성숙된 라사로 만들어준다.

라사 다투의 고급 등급인 라사 사라는 명료한 인식·신뢰·사랑·믿음을 담당한다.

라사의 다른 의미로 음악의 멜로디가 있다. 음악이 흐를 때 라사 다투가 음악에 맞춰 춤을 추면 우리의 몸은 자동으로 움직여진다. 라사 다투가 최고급 상태일 때 삶에 음악과 향기가 나온다.

라사는 수은이란 뜻도 있다. 최고급 수은은 시바신의 정자로 이해된다.

일곱 개의 다투

① 라사 다투 Rasa dhatu ──────────── 혈장 또는 원형질
② 락타 다투 Rakta dhatu ──────────── 혈액인자의 형성
③ 맘사 다투 Mamsa dhatu ──────────── 근육조직
④ 메다 다투 Meda dhatu ──────────── 지방조직
⑤ 아스 티다투 Asthi dhatu ──────────── 뼈와 신경조직
⑥ 마짜 다투 Majja dhatu ──────────── 골수조직
⑦ 수크라 다투 Sukra dhatu ──────────── 생식조직

수은은 가장 무거운 중금속으로 장수를 보장한다고 한다. 서양에서는 수은을 독성이 강한 중금속으로 이해하고, 중독이 되었을 때 이가 검게 된다든지, 출혈이나 골수의 병변이 생기고 죽을 수도 있다고 설명한다. 그러나 인도의 연금술에서는 양생에 사용하는 정화된 독성Amrita(과즙이란 뜻)으로서 오랫동안 이용해 왔다.

라사 다투는 영양물질로도 인식되어 왔다. 옛 성현들은 몸에는 보통 9앙잘리(약 5.6리터) 분량의 라사가 있는데, 식이나 물의 섭취, 몸무게나 부피에 따라 양이 바뀔 수 있고, 라사의 많고 적음에 따라 질병과 같은 문제점이 생긴다고 보았다.

① 라사 다투의 부산물

라사 다투의 고급 부산물은 피부의 가장 바깥층을 이루고, 유즙 분비나 생리로 나온다. 출산을 하면 3~4일 후에 유즙이 나오는데 이때 라사 다투가 유즙을 증가시킨다.

라사 다투의 저급 부산물로는 포샤카 카파인 말라Mala가 있다.

라사 다투가 완전히 성숙되고 고급 부산물이 나오면 부드럽고 건강하며 아름다운 피부를 갖게 된다. 머리카락은 부드러우면서 주름지고, 피부는 좋은 색감에 사마귀나 흠이 없다. 라사 사라의 사람은 힘이 좋고, 열정적이며 심오한 신뢰를 갖는다.

근심·공포·신경과민·불안과 같은 부정적 감정이 라사 다투에 흐르면, 도샤의 성질을 변형시켜 불균형을 일으키고 화학적 변화를 가져온다.

예를 들면 바타에 대해 공포는 더욱 차고 건조하게 만들고, 근심은 더욱 활동력 있게 한다. 반면에 외로움은 지나치게 명료하게 하고 공허감을 너무 많이 향상시킨다.

피타에 대해서는 분노는 덥고 예리한 성질, 증오는 쓴맛의 성질을 증가시키고 질투심을 더하게 한다. 카파에 대해서는 집착은 엄격함과 윤기 있는 성질을 강화시킨다. 슬픔은 단맛과 짠맛을 증가시킨다. 소유욕은 우울에 이르게 하는 무거움의 구나를 갖는다. 우리가 신뢰하면 라사 다투에서도 신뢰가 증가하고, 의심하면 라사 다투에서도 의심이 증가한다.

② 라사 다투의 병변

맛을 덜 느끼거나 다르게 느끼게 되면 라사 다투의 병변이 있는 것이다. 신념이나 명료함의 부족·메스꺼움도 균형이 깨진 라사 다투의 증상이다.

라사 다투의 증가(11앙잘리 이상)로 인해 나타나는 과도한 침의 분비나 무거운 몸·마비·전신의 통증·부종은 라사와 관련 있는 카파의 증상이다. 빈혈은 락타 다투와 관련이 있지만 락타 다투의 이상이 생기기 전에 자주 얼굴이 창백해지면 라사 다투가 증가한 것이다. 손발이나 몸이 부어서 반지나 옷이 끼면 라사 다투가 늘어난 것이다.

성적 능력이 떨어지는 것도 라사 다투의 이상 때문인데, 라사 다투는 남성의 생식 조직인 수크라 다투를 자양하기 때문이다. 수크라 다투의 이상으로 발기 부전이나 조루·성욕 저하도 올 수 있다.

라사 다투가 줄면 바타 증상이 나타난다. 피부에 주름이 생기고 마르며, 체중이 줄어들어 늙어 보인다. 손발이 차고 생기가 없으며 의욕도 줄어든다. 여성의 경우 유방이 줄거나 자라지 않고, 생리도 줄거나 중지된다. 만성피로가 오며, 탈수·피부 건조·빈혈이 생길 수 있다.

라사 다투에 질적인 변화가 오면 심한 탈수와 갈증·입술이나 피부의 건조·어지럼증이 생긴다. 큰 소리를 싫어하기도 한다.

바타와 피타 때로는 카파까지 아마와 함께 라타 다투에 침범하면 열이 발생한다. 카파로 인한 열은 콧물이 흐르고, 추워하며 기침을 한다. 바타의 열은 변비·전율·전신의 통증·불면·근심 등이 발생하게 한다. 피타의 열로는 고열·편두통·메스꺼움·소장의 과민증상이 생긴다.

라사 다투를 건강하게 유지하기 위해서는 물을 자주 마시고 다른 음료를 멀리해야 한다. 하루에 5~7컵의 물을 매일 마시는 것이 좋다. 체질이나 환경 그리고 활동력이나 직업, 날씨와 기후에 따라 마시는 양은 변할 수 있다. 카파 체질의 경우는 하루 4~5컵, 피타는 5~7컵, 바타는 6~8컵이 좋다.

차가운 물은 라사 다투의 질을 변화시키는 원인이다. 찬 것은 스로타의 흐름을 느리게 하고, 아그니를 약화시키며, 위와 장의 아그니를 약화시켜 아마를 생기게 하므로 좋지 않다.

2 락타 다투

각 다투는 그들만의 아그니를 갖고 있는데 라사 아그니는 라사 다투가 몸의 두 번째 기본조직인 락타 다투로 변화되는데 관여한다. 락타 다투는 라사 다투와 함께 작용하지만 별도의 체계를 갖고 있다. 아하라 라사로부터 5일 후 만들어진 성숙된 라사 다투와 미성숙 락타 다투가 5일이 지나면 성숙된 락타 다투가 이루어진다. 락타 다투의 우세한 요소는 화이다.

락타 다투는 심장과 혈관 안에 있는 혈액이다. 영양공급을 통해 인체 내외의 흐름을 원활하게 해준다. 여기에는 위장관에서 만들어진 영양소와 폐의 프라나, 심장에서 체세포로 가는 비야나 바유가 관계된다. 체세포에서 만들어진 노폐물은 아파나 바유의 작용으로 배설기관에 보내진다.

서양 의학에서 적혈구와 혈장을 합쳐 혈액으로 간주하는 관점과는 달리 아유르베다에서는 혈장을 라사, 적혈구는 락타로 나눈다. 라사와 락타 다투는 마짜 다투와 관련 있는 내분비 호르몬의 작용에 의해 생긴다. 체질에 따라 라사 다투와 락타 다투에 의해 공급되는 수분의 양이나 상태는 달라지는데, 근육이나 몸의 모든 활동성 기관에 열을 공급하는 역할로도 사용된다.

라사 다투가 몸에 영양물질을 공급하는 것이라면, 락타 다투는 모든 세포가 제 기능을 발휘하기 위한 생기를 공급하는 것이다. 여기에는 프라나 바유와 비야나 바유가 란자카 피타와 함께 작용한다.

모든 세포의 생명력은 프라나의 힘을 얻은 적혈구에 의해 유지된다. 아유르베다에 의하면 산소는 프라나의 음식과 같다. 그러나 산소가 프라나 자체는 아니다. 이미 죽은 생명체에 산소를 공급한다고 다시 살아나는 것이 아니듯이 프라나가 산소를 사용하기는 하지만 산소 자체는 아닌 것이다. 모든 세포의 구성요소들인 세포막·세포막의 구멍·물·공기·음식물의 입자는 테자스의 도움을 받은 프라나에 의해 형성된다.

락타 다투는 건강한 사람의 경우 라사 다투에서 9앙잘리가 유래되어 대략 5리터 정도 되는 8앙잘리 정도의 분량이 된다.

미성숙 락타 다투는 비야나 바유에 의해 골수로 옮겨지고 간에서 재생된 철분과 합쳐져 새로운 적혈구가 된다. 이 과정은 락타 마그니와 부타 아그니 그리고 마짜 다투 아그니가 함께 작용한다.

① 락타 다투의 부산물

락타 다투의 고급 부산물은 혈관을 의미하는 시라Sira와 햄스트링 근육과 같은 힘줄이나 작은 인대들인 칸다라Kandara이다. 저급 부산물은 온몸의 피타를 자양하는 포샤카 피타Poshaka Pitta(담즙)다. 담즙은 생기를 일으키는 역할을 하는데, 대변에 섞여 장으로 들어가면 장도 강건해지고 윤택해진다.

락타 다투는 라사 다투가 6가지 맛을 모두 갖춘데 반해 뜨겁고, 시고, 약간 매운맛을 가졌다. 그중 신맛이 두드러진데 헤모글로빈으로 인한 금

속성 맛 때문이다.

락타 다투는 에너지·온기·색·생명력을 몸에 제공한다. 또 프라나의 영향으로 말단 동맥까지 신선한 혈액이 제공되어 건강하게 오래 살 수 있도록 한다. 락타의 우수한 입자는 뇌에 들어가 이해력을 돕고 생물학적 힘을 강화시키는 것을 돕는다. 이 입자는 오자스를 통해 강한 면역력을 만든다.

② 락타 다투의 병변

락타 다투는 맵거나 향신료 많은 음식·알코올·담배·너무 신맛이나 짠맛·기름진 음식·너무 뜨거운 햇볕이나 더위에 손상을 받는다. 분노·혐오·질투·날카롭고 불 같은 성격도 락타 다투에는 좋지 않다.

락타 다투가 증가하면 출혈이 생기기 쉽다. 높은 고도나 건조한 기후에도 비강 점막이 손상되어 출혈이 발생할 수 있다. 이것은 바타 때문이다. 그러나 그 외 이유로 출혈이 일어나는 것은 피타 때문이다. 모든 감염질환은 피타의 증가로 인해 발생한다.

락타 다투가 감소하면 안면창백·호흡곤란·심박세동·수족궐랭·부종·피부건조·감기 등이 발생할 수 있다. 이중 부종은 락타의 감소로 인한 카파의 증가가 원인이다. 피부질환은 락타가 감소하고 바타가 증가되기 때문이다.

아유르베다의 중요 치료법 중 하나인 사혈요법(락타 목샤)은 이미 단반타리 시대에도 사용되었다. 이것은 락타를 증가시킬 뿐만 아니라 질적 변화에도 많은 효과를 준다.

3 맘사 다투

미성숙된 맘사Mamsa 다투에서 만들어지는 맘사 다투는 아하라 라사로부터 15일 후에 만들어진다. 맘사 다투의 주된 요소 지는 몸의 근육조직에 해당하며 육체적 힘을 쓰거나 내부 장기를 보호하는 작용을 한다. 근육은 체중의 거의 반을 차지하는데 지와 수의 요소가 결합된 것이다. 화의 요소도 있지만 지와 수의 비중(90%)보다 크지 않다(10%).

맘사 다투는 무겁고 신축력이 있는데, 견고하고 밀도가 높으면서 부피가 큰 성질은 모두 카파 도샤에서 유래한 것이다. 근육의 운동은 이완과 수축의 조화 속에서 이루어진다. 맘사 다투는 근육의 조화를 이루어내는 능력이 있다. 근육은 잘 발달된 체형이나 풍부한 감정을 표현해준다.

맘사 다투는 정력·야망·용기를 준다. 또 뼈를 지탱하고 장기를 보호하며, 관절을 움직이게 하고 신경이나 혈관을 보호한다. 맘사 다투는 소변·땀·임파액·혈액과 같은 수액의 순환에 영향을 준다. 근육이 많이 움직이면 움직일수록 순환력은 증진되기 때문이다.

라사와 락타는 중력에 의해 아래로만 작용하지만 맘사는 근력을 써서 중력에 순응하기도 하고 반대로 작용하기도 한다.

근육은 운동근·평활근·심장근으로 나눌 수 있다. 평활근은 부드러운 근육(무르두 맘사Murdu Mamsa)으로 위장관·호흡관·배뇨관·생식관·자궁·질·음경에 있다. 또 담관·방광·횡경막에도 있는데 비야나 바유와 클레다카 카파에 의해 관리되며 자율신경계와 중추신경계의 지배를 받는다.

심장근(흐루드Hrud 맘사)은 전기적 자극에 의해 움직이는 근섬유로 되어 있다. 프라나 바유·비야나 바유·아발람바카 카파의 관리를 받는다.

운동근(맘사, 스나유Snayu, 칸다라Kandara라고 함)은 중추신경계의 지배를 받는데 프라나 바유·아파나 바유·비야나 바유·타르파카 카파의 관리를 받는다. 운동근의 근막을 맘사 다라 칼라Dhara Kala라고 하는데, 이 칼라에는 타르파카 카파와 아파나 바유에 의해 만들어진 굵은 근육의 강력한 힘줄도 포함된다. 운동근의 섬유는 신경과도 연계되어 있어서 신경근 결합을 이룬다.

이곳은 타르파카 카파·프라나 바유·사다카 피타가 많은데 사다카 피타는 근육의 수축을 자극하는 신경전달계로 존재하고, 아파나 바유와 사다카 피타는 신경근결합을 유지하도록 하는 근육의 힘을 공급한다. 신경근결합은 비야나 바유의 반사 신경지역의 지배 아래 있는데 타르파카 카파에 의해 영양공급을 받는다.

① 맘사 다투의 부산물

맘사 다투의 고급 부산물은 피부와 피하지방이다. 아유르베다에 의하면 피부는 모두 7개 층이 있어서 제일 바깥층부터 안쪽까지 7개의 다투가 순서대로 관여한다. 예를 들면 제1층은 라사 다투, 제2층은 락타 다투, 제3층은 맘사 다투 등등이다. 그러나 제일 바깥층을 제외한 나머지 6개 층의 피부는 모두 맘사의 고급 부산물로 본다.

맘사 다투의 저급 부산물은 코딱지·귀지·피지·치석·때가 있다. 저급 부산물을 말하는 카말라Khamala는 공간을 의미하는 카Kha와 불결함을 뜻하는 말라가 합쳐진 것으로 맘사 다투 아그니가 낮아지면 생긴다.

맘사 사라는 최고급의 다투 생성물이 있는 사람은 좋은 혈색과 체격·근육질을 갖는다. 그리고 에너지·정력·힘·용기·확신·결단력·사랑·열정·자애와 같은 정신적 특징도 있다.

라사나 락타 다투와는 달리 맘사 다투는 정상적이든 병적이든 음식의 섭취나 운동 그리고 치료법 유무 등에 따라 근육의 무게나 부피가 달라지므로 예로부터 맘사의 분량을 앙잘리의 단위로 측정하지 않았다.

② 맘사 다투의 병변

맘사 다투는 움직이는 것에 비해 지나치게 음식물을 많이 섭취하거나 적게 움직이며 많이 자는 경우에 증가한다. 또 카파를 증가시키는 치즈·요구르트·우유·고기·기름진 음식을 많이 먹는 경우도 증가한다. 이럴 경우 근육의 비대·늘어짐·종양·유방의 처짐·혀나 뺨·입술의 비대 등이 발생할 수 있다.

맘사 다투의 증가와 반대로 활동량에 비해 지나치게 적게 먹거나 안 먹는 경우, 심한 정신적 스트레스나 간 질환·결핵·티프스 질환·외상·수면부족·심한 다이어트나 단식을 할 경우 맘사 다투가 줄어든다. 이럴 경우 근육의 위축·강직·근력 저하나 상실·피로·관절의 탈구·경련 등의 증상이 발생할 수 있다.

맘사의 기능 중 가장 중요한 것은 감싼다는 것이다. 이것은 붙잡는다는 뜻도 동반한다. 욕심이 동반된 현실적인 기대감이나 목표가 없는 명상은 몸과 마음을 이완시키고 즐겁게 해준다. 정신활동을 하거나 근육 운동을 할 때 비록 몸과 마음은 움직여도 높은 수준으로 맘사 다투가 기능을 발휘하면 이완과 편안함이 오는데 이것은 기대나 목적에 의존하지 않는 명상을 통해서 얻을 수 있는 것과 같은 것이다.

4 메다 다투

메다 다투는 지방조직이다. 수와 지의 요소가 두드러진 것으로 부드럽고 윤택한 특성이 있다. 세포막을 구성하고 연료가 된다.

메다 다투는 피하지방의 형태로 피부 아래에 위치하여 체온을 유지시켜 준다. 맘사 다투와도 밀접한 관련이 있어서 맘사의 고급 부산물이 피하지방이 된다. 메다는 복망Omentum과 심장의 표면·관절·피부 아래에 많이 분포되어 있다.

① 메다 다투의 부산물

음식물 섭취로부터 20일 후에 만들어지는 메다 다투에는 클레다카 카파가 두드러진다. 메다 다투는 정력을 제공하고 사랑과 열정을 만든다.

고급 부산물로 납작한 근육·힘줄·인대 등이 만들어지고, 저급 부산물로는 땀이 만들어진다.

체격에 따라 다르지만 대략 1.2리터 분량이 있는데 천천히 변화하는 성질이 있다. 이것은 카파의 성질과 같다. 그러므로 카파를 증가시키는 음식을 섭취하면 메다 다투도 늘어난다. 음식 섭취 후에도 체중이 늘지 않는 것은 소화력의 중심인 자타라 아그니가 건강하기 때문이다. 자타라 아그니가 건강하지 않을 때는 음식 섭취 후에 체중이 증가하는 변화가 있다.

음식과 사랑은 서로 관련이 있다. 음식이 몸의 음식이라면, 사랑은 정신의 음식이다. 사랑을 할 땐 식욕이 줄고, 음식을 먹지 않아도 아름답고 건강해 보인다. 그러나 사랑을 잃고 나면 음식을 통해 사랑을 대체하려는 경향이 있어 과식으로 비만해진다. 비만이 정신적인 문제에 기인하는 근거가 여기에 있다. 아유르베다에 따르면 지방조직은 여성적이고, 여성에게 더 축적되는 경향이 있다.

메다 다투의 최고의 품질(메다 사라)을 유지하는 사람은 부드러운 눈과 모발과 유쾌한 목소리를 갖는다. 훌륭한 성악가는 메다 사라 상태이다. 피부는 부드럽고 윤택하며 광채가 난다. 관절은 부드럽게 움직이고 소리가 나거나 아프지 않다. 인내력과 정력·생기·장수를 가져온다. 이런 사람에게는 관절염이나 골다공증이 없다.

② 메다 다투의 병변

지나친 설탕 흡수와 소금·찬 음료수·고기·기름지거나 튀긴 음식의 섭취, 오래 앉아 작업하는 일, 쉽게 풀리지 않는 정서적 앙금, 스테로이드 등이 메다 다투의 질병을 가져온다. 알코올이나 마약·담배도 메다 다투를 증가시키고, 수술 후에도 늘어나는 경향이 있다. 설탕이나 알코올은 구성 요소가 지와 수로 메다와 같다. 이것이 약하게 된 부타 아그니의 작용으로 축적되어 메다 다투가 증가한다.

메다 다투의 증가는 비만·권태·관절통·신진대사의 저하·지나친 땀 흘림·지방종·고혈압·담석증·당뇨병 등을 일으킨다.

메다 다투의 감소는 주로 지나친 아그니의 작용으로 지방조직이 너무 소모되어 발생하는데 피부의 건조·관절의 이상·수척·퇴행성 뼈 질환·갑상선 항진증·골다공증·비장의 비대 등이 발생할 수 있다. 또 쉬거나 건조한 목소리·불면·생리불순도 올 수 있고, 불안이나 공포·근심과 같은 정서적 장애도 나타날 수 있다.

몸의 일부는 비만인데 일부는 수척해지는 경우도 있을 수 있다. 예를 들어 프라나 바유가 왕성하고, 아파나 바유가 쇠약하면 프라나 바유의 작용으로 너무 많은 메다가 소모된 가슴부위는 마른다. 반면 아파나 바유의 작용이 모자란 허벅지는 살이 찐다. 반대의 경우도 물론 가능하다. 이와 같은 비만 부위의 차이는 메다 조직의 위치 이상 때문이지만 육체적이거나 정서적인 원인으로도 발생할 수 있다. 예를 들어 바타 정신인 슬픈 감정을 가슴에 오래 갖고 있으면 그 부위에서 메다 조직의 대사가 일어나기 어려워 아래로 내려간다. 결국 두툼한 허벅지가 발생하는데 이 경우는 정서가 원인이 된 위치 이상이다.

메다 조직의 질적인 변화는 비장의 종대腫大에서 온다. 비장이 커지면 아그니는 약해지고, 결국 메다 조직의 질이 변화되면서 간도 커진다. 간의 손상은 지방조직의 대사 장애를 초래하여 간에 축석뇌게 된다.

정서적으로 받는 상처나 슬픔은 메다 다투의 질을 낮게 만들지만, 기쁨이나 환희는 높게 만들므로 정서의 함양은 비만을 관리하는데 중요한 역할을 한다.

5 아스티 다투

아스티 다투는 우리 몸에서 가장 밀도가 높은 뼈 조직이다. 지와 풍과 수의 요소로 구성된다. 그 중 지가 가장 많다(80%). 풍이 그 다음(15%)이며 나머지가 수(5%)이다. 풍의 요소 때문에 뼈에는 구멍이 있다.

아스티 다투는 내부에서 지탱하는 역할이 주된 기능이다. 머리 · 얼굴 · 흉강 · 갈비뼈 · 코와 같은 여러 형태로 만들어져 뇌 · 눈 · 귀 · 혀 · 심장 · 폐와 같은 중요한 장기와 난소 · 난관 · 자궁 · 결장 · 전립선과 같은 기관을 보호한다. 아스티 다투는 두개강 · 흉강 · 골반강과 같은 공간을 만든다. 공간을 이루는 뼈들은 힘줄이나 근육이 뼈에 부착되어 지지해준다.

아스티 다투는 비소 · 수은 · 납과 같은 독성 있는 중금속을 손톱 · 모발 등을 통해 배설하는 기능을 한다. 또 간접적으로 칼슘 · 마그네슘 · 나트륨 · 칼륨과 같은 전해질의 몸 속 평형을 유지한다.

아스티 다투는 소리의 파동을 만들어 들을 수 있게 한다. 우리는 공기의 진동과 뼈의 진동을 통해 소리를 들을 수 있다. 걷거나 뛰는 동작은 아스티 다투가 관절을 통해 발휘하는 것이다. 또 마짜 조직인 골수에서 혈액세포(적혈구)를 만들도록 하는 것도 아스티 다투의 기능이다.

결장에 있는 푸리샤 다라 칼라Purisha Dhara Kala에서 흡수된 미네랄은 아스티 다라 칼라(골막)에서 골막에 풍부한 임파성 조직과 특별한 혈장과 어우러져 메다 조직에서 유래된 미성숙 아스티 조직을 성숙 아스티 조직으로 바꾼다. 이 시간이 25일 걸리므로 뼈가 부러졌을 때 치유기간으로 최소 25일을 예상하는 것이다.

① 아스티 다투의 부산물

아스티 다투의 고급 부산물은 치아다. 모발Kesha과 손톱Nakha은 저급 부산물이다. 모발과 손톱에는 신경이 없어서 통증을 느끼지 못하지만 뿌리에는 마짜 다투가 있어서 우리가 손톱을 뿌리째 뽑을 경우에는 통증을 느끼게 된다. 손톱이 쉽게 부서지면 아스티 다투가 약한 것이고, 강하면 아스티 다투도 강한 것이다. 그러나 2차 성징으로 발육되는 치모·수염·겨드랑이 털과 같은 수크라 다투와 아르타바 다투와 관련된 모발은 고급 부산물에 해당한다. 왜냐하면 이것들은 아스티 다투와 직접 관련이 없는 특별한 모발이기 때문이다.

아유르베다의 가르침에 의하면 아스티 다투는 라사·락타·맘사·메다 다투의 결정체다. 카파 체질은 훨씬 훌륭한 아스티 다투를 갖고 있는데 지와 수 같은 구성요소 때문이다. 이러한 이유로 X-레이상 대퇴골이 크면 카파 체질이고 중간 크기이면 피타 체질이며 작으면 바타 체질로 보기도 한다.

아유르베다에 따르면 아스티 다투는 의식의 결정체다. 아스티 다투의 뼈 속에는 우리의 의식 기록들이 간직되어 있다. 뼈 조직은 단단하고 결합 조직과 군건히 연계되어 있어서 해결되지 않고 결정화 된 감정이 아스티 다투의 원형질 속에 축적되어 있다. 이런 감정은 갑상선이나 부갑상선의 기능에 영향을 끼친다.

② 아스티 다투의 병변

아스티 다투는 뼈의 형성이나 건강에 필요한 미네랄의 부족에서 병변이 온다. 정신적·육체적 손상도 갑상선이나 부갑상선 기능 부조와 마찬가지로 아스티 다투의 질적 변화를 가져온다.

아스티 아그니의 증가는 아스티 다투의 감소를 일으켜 손톱에 흰 점이 생기거나 부서지기 쉽게 한다. 잘 부서지는 손톱은 아스티 다투가 부족함을 알리는 지표다. 유치를 늦게 가는 아이도 아스티 다투가 부족한 것이

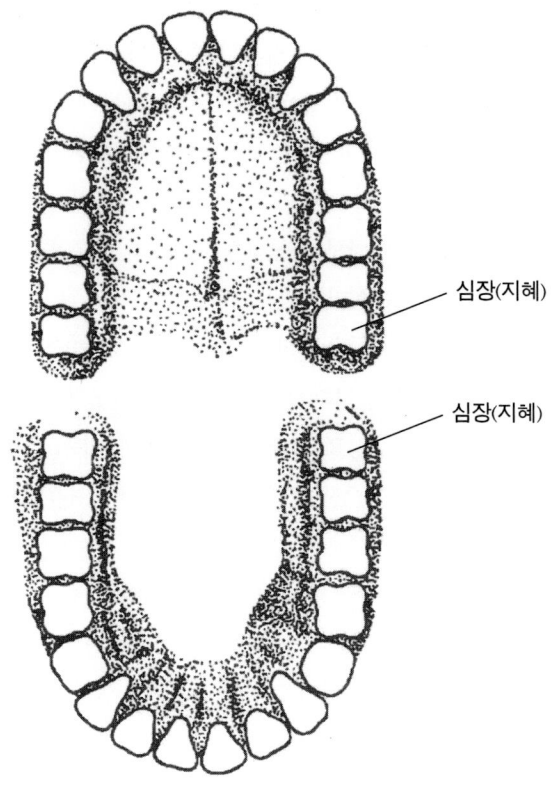

[그림 4] 치아의 다투, 기관의 배속

다. 탈모가 되는 것은 아스티 다투 안에 피타가 많아진 것이다. 머리카락이 부서지거나 건조한 것은 바타가 많아진 것이다. 그러나 수크라 다투의 아그니가 높아져 수염이나 치모가 빠지는 것은 아스티 다투와 관련이 없으므로 구별해야 한다.

아스티 다투가 증가하여 발생할 수 있는 질환은 골격비대증·골종양·신석증·척추만곡증·골융합·치아 과잉 발생·지나친 머리카락의 성장 등이 있다.

아스티 다투가 감소하여 발생할 수 있는 질환은 탈모·부서지거나 구부러지는 손톱·골다공증·퇴행성 관절염·류머티스성 관절염·골절·단구短軀 등이 있다.

아유르베다에서 사용하는 치약은 쓰고 떫은맛이다. 만약 치약이 달면 침이 많이 분비되어 걸죽해지고, 칼슘이 많아져 치석이 생기기 쉽다. 양치 후에 물에 차나무 정유 10방울을 타서 행구는 것이 좋다. 차나무는 떫으면서 쓴맛이 있는데 잇몸을 튼튼히 하고 항균효과가 있다. 님Neem 잎도 좋은 재료가 된다.

이를 가는 것은 아스티 다투의 질적 변화로 오는 현상인데 익히지 않은 쌀을 1찻숟가락 정도 씹고 양치를 한 다음, 따뜻한 참기름 한 모금을 5분 정도 물고 있다 뱉으면 좋다.

6 마짜 다투

여섯 번째 조직인 마짜 다투는 인체 내 가장 깊숙한 곳과 뼈를 채워 지지한다는 의미를 갖고 있는데, 골수와 신경계가 이에 해당한다. 마짜 다투는 아스티 다투에 의해 자양되는데 주된 요소는 수水다. 아스티 아그니에 의해 만들어진 미성숙 마짜 다투가 마짜 아그니에 의해 성숙한 마짜 다투가 된다.

골수에는 붉은 골수와 노란 골수 두 종류가 있다. 붉은 골수는 스펀지뼈 안에 있는데 피타가 풍부하여 적혈구와 헤모글로빈을 생성한다. 나이가 들면 노란 골수가 된다. 노란 골수는 긴 뼈 내부의 공간에 관형으로 있는데 지방 세포와 결합조직으로 되어 있다. 적혈구는 만들지 않고 안의 공간을 채우는 기능을 한다.

마짜 다투는 뼈 안의 골수가 되는 것뿐만 아니라 신경의 전달기능도 한다. 뇌·시상하부·척수·척추의 극간신경·대뇌신경·피하신경 등의 자극을 전달한다. 말단의 감각신경에서 중추로 전달하는 데는 프라나 바유가, 중추에서 말단의 운동신경으로 전달하는 데는 아파나 바유가 작용한다.

신경조직은 뼈에 의해 보호되는데 두개골은 두개골강을 형성하여 뇌를 보호한다. 두개골에는 앞뒤 두 개의 천문天門이 있는데 앞 천문은 뇌가 자랄 수 있는 공간이 있다. 앞 천문은 산스크리트어로 브라마 란드라Brahma Randhra라고 하고, 뒷 천문은 쉬바Shiva 란드라인데 란드라는 개구부를 뜻한다. 옛날의 해부학에 의하면 우주 의식이 태아의 앞 천문을 통해 들어가 몸에 머물다가 죽을 때 뒷 천문을 통해 나오게 되면 그 수행자는 해탈한다고 했다. 그러나 평범한 사람은 죽을 때 우주 의식이 귀·눈·코 각 2개, 입·항문·음경 또는 질 각 1개의 9개 구멍을 통해 나온다. 이럴 경우 영혼은 윤회를 계속하고 명상과 요가수행을 하면 해탈을 얻을 수 있다고 했다.

전자기 에너지 또는 신경 전기 에너지인 쿤달리니 샥티는 태아의 뇌에 존재한다. 그래서 태아는 삼매에 들어 있는 상태가 된다. 태아가 출생을 할 때 산도를 거쳐 산모의 체외로 나오게 되면 태아의 쿤달리니가 물라다라 차크라로 내려온다. 이때 아파나 바유가 프라나 바유를 자극하여 횡격막을 수축시키면 폐가 열려 호흡을 시작하게 된다. 첫 폐호흡 이후 태아는 삼매를 잊게 된다.

갓 태어난 아기는 아직 삼매의 상태에 있어 아직 완결되지 않은 전생의 감정도 있다. 때로는 깊은 수면 중에 미소를 짓기도 하는데, 차라카는 이것을 전생의 잠재의식이 있는 것이라고 여겼다. 서양 의사들은 이와 같은 전생의 삶이나 윤회에 동의하지 않지만, 여기에는 마짜 다투가 관여한다.

전생의 경험 중추와 호흡 중추는 시상하부에 있다. 또 기억 중추도 시상하부에 있다. 태아의 기억이란 전생의 기억일 뿐이다. 마짜 다투의 생리적 기능에 의해 과거의 기억이 새로운 기억 중추로 재생되는 것이다.

마짜 다투는 정신적 기억이나 인식·오감을 통한 육체적 감각을 집적하여 구별하고 전달한다. 여기에는 대뇌의 회백질에 있는 사다카 피카가 작용한다. 또 마짜 아그니는 음식의 소화나 흡수과정에서의 미묘한 작용을 관장한다.

차크라 시스템도 마짜 다투에 파생되는데 내분비 체계와 연계된다. 예를 들면 사하스라라 차크라는 송과선, 아지나 차크라는 뇌하수체, 비슈다 차크라는 갑상선과 부갑상선, 아나하타 차크라는 흉선, 마니푸라 차크라는 췌장, 스바디스타나 차크라는 부신, 물라다라 차크라는 생식선과 관련된다.

① 마짜 다투의 부산물

마짜 다투의 고급 부산물은 눈물$_{Ashru}$이고, 저급 부산물은 눈꼽$_{Akshi\ Vitta\ Sneha}$이다. 눈물은 바타·피타·카파의 기원에 따라 구별된다. 카파 눈물은 기쁨과 행복의 눈물로 단맛이며 성질은 차가우며$_{Cool}$ 눈 바깥쪽에서 흐른다. 피타 눈물은 분노·증오·좌절의 눈물로 신맛과 짠맛이며 성질은 덥

꿈의 분류

① 바타 꿈: 떨어지기·다치기·기기·섹스·경악 또는 공포로 얼어붙기·나를 사랑한 사람의 죽음·구속·날기(비행)·뱀·가을, 만족(포만)
② 피타 꿈: 공부·가르치기·학교 가기·섹스·지각·먹기·불·시험실패·살인·부조화된 의상 착용·공공장소에서의 누드·여름·시험
③ 카파 꿈: 수영·돈벌기·사탕 먹기·섹스·같은 일을 느리게 반복하기·심한 지각·자신의 죽은 모습·눈·봄·겨울·예상치 않는 상품으로 만족하기

다. 눈 가운데서 나온다. 바타 눈물은 슬픔·비애·외로움·공포·억압의 눈물로 떫은맛과 쓴맛이다. 성질은 차고Cold 눈 안쪽에서 흐른다. 평상시 감정적으로 슬프더라도 눈물이 흐르지는 않는다. 그러나 감정이 격화되어 비슈다 차크라를 자극하면 흐르는데, 카파는 갑상선 기능 저하증, 피타는 기능 항진증, 바타는 불규칙한 갑상선 기능이 나타난다.

마짜 다투의 중요 기능 중 하나는 꿈을 꾸는 것이다. 꿈은 신경 세포의 분비물이요, 불완전한 생각·행동·감각의 배출물이다. 꿈을 통해 해결되지 않은 여러 사안을 처리하여 뇌로 하여금 안정을 취하도록 마짜 다투는 작용한다. 아유르베다에서는 꿈을 바타·피타·카파로 분류한다.

바타 꿈은 활동적이고, 피타는 정열적이며, 카파는 낭만적이다. 꿈을 잘 분류하여 도샤를 관리하면 좋은 결과를 볼 수 있다. 꿈은 잠재의식의 표출이므로 꿈의 성향을 잘 관찰하여 마짜 다투의 기능을 관리하면 생활이 좀 더 좋아진다.

② 마짜 다투의 병변

다투는 많아지고, 적어지고, 질적인 변화가 오는 것 등으로 병변을 설명할 수 있다. 그러나 마짜 다투에는 보이지 않는 신경계의 작용도 있으므로 조직의 기본요소인 도샤의 변화로도 병변을 설명할 수 있다. 예를 들어 카파는 마짜 다투를 증가시키는 반면, 바타와 피타는 마짜 다투를 감소시킨다. 다투의 질적인 변화도 세 도샤 중 한 도샤만이 관여되는 경우와 두 도샤와 세 도샤가 관여되는 경우가 있다. 또 마짜 도샤는 의식과 잠재의식에 관여하는데 대뇌의 전엽前葉이 감정을 지배한다. 아유르베다에 따르면 바타는 전엽의 윗부분, 피타는 중간부분, 카파는 밑부분에서 관리한다.

근심·공포·신경증은 바타구역에, 분노·판단·비판은 피타구역에,

접촉·탐욕·소유욕은 카파구역에 위치한다.

마짜 다투가 증가하는 경우 송과선과 뇌하수체와 말초신경의 종양·안 검하수·몸의 무거움·지나친 수면·뇌 게실의 수종 등이 발생할 수 있다. 마짜 다투가 감소하는 경우 골다공증·빈혈·골관절염·류머티스성 관절염·성기능 저하·불면·신경학적 질병·파킨스병·뇌혈관 질환으로 인한 마비·집중력 저하·이해력 부족·대인관계 부족 등이 올 수 있다.

마짜 다투의 고급 생성물은 매순간 의식을 갖게 하고, 명상을 통해 환희를 느낄 수 있도록 해준다. 마짜 다투는 인격 형성을 가능하게 해준다. 그러나 마짜 다투를 단지 신경조직으로만 본다면 그것은 너무 경직되고 기계적인 견해이기 때문에 에너지란 측면으로 보아야 완벽하게 이해되는 조직이다.

7 수크라 다투와 아르타바 다투

수크라 다투는 남성의 생식조직이고, 아르타바 다투는 여성의 생식조직이다. 주된 요소는 수다. 음식물을 섭취한 후 35일이 지나야 수크라와 아르타바가 완성된다.

① 수크라 다투

수크라는 정자 또는 흰색이란 뜻이다. 옛 성현들은 수크라를 액체 모양으로 윤기 나고, 젤리와 같으며, 차고 꿀 냄새가 난다고 하였다. 그리고 단맛으로 기Ghee와 비슷한데, 기는 정자를 강화시킨다고도 하였다.

세정관細精管의 벽인 수크라 다라 칼라Shukra Dhara Kala에서 정자가 만들어지고, 사춘기가 되면 2차 성징을 나타내는 남성호르몬이 만들어진다. 또 눈에도 있어서 아름다운 이성을 보면 섹스에 대한 욕망이 나타난다.

수크라 다투는 인체 전체에 존재한다. 피부의 가장 깊은 일곱 번째 층이 수크라 다투와 관련 있다. 사랑이 가득한 손길로 접촉하면 섹스에 대한 갈망이 생긴다. 성적 능력은 몸의 모든 세포에서 나타나지만 오자스가 풍부한 수크라 다투 칼라에 집중되어 있다.

인도의 연금술에서는 수은은 정액을 보호하며, 정자의 성숙을 돕고 생기를 불어 넣어준다고 한다. 정자는 지성을 가진 신경전자력에 의해 만들어지는데, 정자를 잘 보존하면 지성이 넘치고, 소모하면 기억력이 떨어지고, 집중력이 감소하게 된다.

② 아르타바 다투

수크라는 차고 활동적이며 바타에 의해 움직이지만 카파가 두드러진 조직이다. 아르타바는 뜨겁고 수동적이며 피타가 두드러진다. 성관계 중 여성에게서 분비되는 분비물은 여성 수크라라고 하고, 아르타바 다투는 여성 생식계를 말한다.

난자는 모체로부터 프라나·아파나·비야나·20개의 구나·다섯 기본 요소·세 도샤·일곱 개의 다투를 받는다. 또 사트바·라자스·타마스라에는 우주의 세 속성도 가지고 있다. 그리고 순수의식의 감각 안에는 마음과 영혼도 가지고 있다. 이러한 난자와 정자가 만나서 새로운 생명을 탄생시킨다.

난소에 있는 아르타바 다라 칼라Artava Dhara Kala의 아그니가 난자를 만드는데 칼라에는 테자스·프라나와 함께 오자스가 존재한다.

배란 시에 느끼는 통증은 배란에 관여하는 아파나 바유·오자스·테자스·프라나가 혼란스러워지면 생기는 현상이다. 특히 테자스가 강해지면 얼굴이 달아오르고, 유두가 예민해지며 유방이 딱딱해진다. 만약 아르타바 다라 칼라에 정제되지 않은 오자스가 있으면 감정이 예민해지고, 부종이 생기며 가슴이 커지지만 물렁하다. 또 졸음이 오고 카파의 불균형으로 인해 단맛을 찾는다. 만약 바타가 증가되면 요통이 심하고 근육에 쥐가 나며, 변비·불면·근심·불안·신경증과 이유 모를 공포도 생긴다.

③ 수크라 다투와 아르타바 다투의 병변

두 다투의 병변을 일으키는 가장 큰 이유는 부적절한 시기의 성관계와 지나친 성관계이다. 적절한 성관계 시기는 사람에 따라 다르지만, 아유르베다에서는 성액(性液)이 재충전되는데 35일이 필요하다고 본다. 또 바타 사람의 경우 가을에는 한 달에 한 번 하고, 카파 사람의 경우 겨울에는 매일 한 번도 괜찮다고 한다. 성 에너지는 신성한 것이므로 쾌락만을 위해 오자스를 소모해서는 안 된다고 말한다. 그러나 남녀가 진정으로 사랑하고 존중하는 관계라면 성관계를 통해 의식이 만들어지고, 오자스도 생겨 깊은 환희를 느끼게 된다고 한다.

수크라 다투와 아르타바 다투가 증가하면 성에 몰두하고, 성 욕망이 증가한다. 남성의 경우 전립선 액은 많지만 정자수가 적은 정액의 과다 분비와 조루·전립선 결석이 생길 수 있다. 여성의 경우 오르가즘의 조발(早發)·불임·난소의 낭종이 생길 수 있다.

수크라 다투와 아르타바 다투가 감소하면 낮은 성욕·불임·성교통·성에 대한 공포가 생길 수 있다. 남성의 경우 정자 희소증 또는 무정자증, 발기부전이 올 수 있고, 여성의 경우 원발성 불임·배란불능도 올 수 있다.

생식기관은 쿤달리니가 위치한 물라다라 차크라와 연계되어 있는데, 쿤달리니가 아래로 움직이면 사정을 하고 오자스가 손실된다. 반면에 쿤달리니가 위로 움직이면 성교를 넘어서 사마디(삼매)를 느끼게 된다.

성은 최하 에너지의 최상의 형태고, 사마디는 최상 에너지의 최상의 형태다. 탄트라 · 얀트라Yantra · 만트라 · 무드라 · 명상을 통해 성의 쾌감을 최상의 의식 상태로 바꿀 수 있다. 이와 같은 성스럽고 비밀스런 가르침은 몇몇의 선택된 요가 수련자에게만 전해졌다. 많은 성 에너지의 문제점은 물라다라 차크라와 수크라 또는 아르타바 다투와의 관계에서 만들어진다. 이것은 서로 조화가 이루어지면 해결된다.

☞탄트라: 위대한 가르침이나 힘, 이해력을 얻기 위한 일련의 행위에 이용되는 영적 통로
☞얀트라: 신성물의 숭배를 위해 그려진 아사나 또는 자세에 대한 신비하거나 천문학적인 그림
☞무드라: 개인과 산성 또는 몸과 마음의 교감을 위한 경배의식이나 요가 자세의 손짓이나 손의 위치

일곱 개의 다투

다투	구성요소	정상일 때	비정상일 때
라사	수	윤기 있는 피부, 생기 · 즐거움 · 집중력	몸이 무거움 · 오심 · 위약 · 우울 · 입이 씀
락타	화	민감함 · 입술 · 생식기 · 혀 · 귀 · 발 · 손톱의 통통함과 발적	염증성 혈관, 농양, 출혈질환 · 발진 · 황달
맘사	지	힘 · 지구력 · 협동심	악성 종양 · 기면 · 공포
메다	수와 지	윤활성 · 유연성, 낭랑한 목소리 · 정직	고지방 · 생기 저하 마목
아스티	지와 공	뼈 · 치아 · 손톱 · 관절의 강화, 낙천주의 · 전일성	관절의 강직, 탈모 · 치아탈색
마짜	수	면역기능 · 활동적, 울리는 목소리	골통(骨痛), 피로, 관절통 · 현기증
수크라	수	성적 욕구 · 임신 · 카리스마, 정신적 목표에 대한 에너지	강박적 성적 욕구, 무월경 · 사정량 감소, 음위 · 생기 저하

조직	기능	크기	고급 부산물	저급 부산물
Rasa 플라즈마와 림프	영양 · 면역	9앙잘리	피부의 최표층, 유즙분비 생리	카파의 영양물질
Rakta 적혈구	생체기능 · 산화 · 열광	8앙잘리	혈관과 과립조직, 작은 인대와 힘줄	피타의 영양물질
Mams 근육조직	접착 · 형태 · 운동 · 지지 · 힘 · 방어	다양	피부의 6계층, 피하지방	귀지 · 코딱지 · 피지선 · 치석 · 때
Meda 지방조직	윤활 · 인간적 · 사랑 · 체적증대 · 방한 · 아름다움	2앙잘리	인대 · 힘줄 건(腱), 납작한 근육	땀
Asthi 뼈조직	지지 · 구조물 · 생체기관보호	대략 365개의 뼈	치아 · 연골	손톱 · 모발
Majj 골수 · 신경조직 · 결합조직	골공(骨空) 중전, 감각 · 소통 · 학습 · 기억	2잉잘리	눈물샘	눈의 지방분비
Shukra Artava 생식조직	생식 · 오자스 생성 · 정서적 이완	2분의 1앙잘리	오자스	없음

*1앙잘리는 대략 0.62리터 정도임

혈관

인체에는 700개의 정맥과 24개의 동맥이 있는데 이 혈관들은 수축과 이완을 반복하면서 온몸에 영양을 공급한다. 혈관은 배꼽에서 시작해서 엽맥이나 연꽃뿌리가 가지를 치는 것처럼 사방으로 뻗어나간다.

정맥에는 40개의 주혈관이 있는데 바타·피타·카파에 각각 10개씩과 락타Rakta에 10개가 있어 도샤를 이루는 체액을 운반한다. 바타를 운반하는 혈관은 진홍색, 피타를 운반하는 혈관은 따뜻하면서 청색을 띤다. 카파를 운반하는 혈관은 흰색이고 차갑다. 또 락타를 운반하는 혈관은 붉으며 뜨겁지도 않고 차갑지도 않다. 이 네 무리의 혈관들은 조직에 이르면 175가지로 나눠진다. 각 무리들은 사지에 각각 25개씩, 체간에 34개, 목 위로 41개가 있다.

이들 혈관 중에는 피를 내서는 안 되는 것들이 있는데 피를 내게 되면 불구가 되거나 사망한다고 믿기 때문이다. 사지에 각각 4개, 체간에 32개(심장 위로 2개), 머리와 목에 50개의 혈관이 그에 해당한다.

24개의 동맥은 배꼽으로부터 기원하는 것은 정맥과 같지만 정맥과는 달리 혈액의 흐름이 부드럽다. 이 중에 10개는 위로 흘러 심장에 다다른 뒤 세 개의 가지로 나뉘어 배꼽 위 모든 부분의 기능을 이행하고 영양을 공급한다. 10개의 동맥은 아래로 흐르는데 각각은 장 근처에서 세 가지로 나뉘어 배꼽 아랫부분에서 소화 대사물과 배설물·정자·생리액 등을 운반한다. 24개 중 나머지 4개는 모공에 수없이 많은 가지를 형성하는데 기름이나 가루반죽을 흡수하여 땀이나 영양물질을 운반한다.

스로타 (통로)

아유르베다에서는 여러 조직이나 인체의 각 부분에 영양물질을 공급하거나 노폐물 배출에 관여하는 통로가 있다고 보는데 그것을 스로타Srota라고 한다. 전해질이나 기체·모세혈관과 같은 작은 것이 이동하는 통로는 스로탐시Srotamsi, 그것보다 큰 것이 이동하는 것은 스로타위장관과 같이 거대한 것은 크다는 의미를 갖는 마하Maha를 써서 마하 스로타라고 한다.

스로타는 기질적인 면과 기능적인 면을 모두 갖고 있다. 그러므로 이동하는 것은 보이는 것도 있고 보이지 않는 것도 있다. 일반적으로 이루어지는 생체의 작용은 모두 스로타를 통한 에너지나 물질의 공급이 있어야만 유지된다. 마음 안에도 스로타가 있어서 감정이나 생각도 스로타를 통해 형성된다. 행복을 수카Sukha라고 하는데, 카Kha는 공간(채널)이란 뜻이고, 수Su는 건강하고 깨끗하다는 뜻이다. 스로타가 건강하고 깨끗하면 행복한 상태가 된다. 불행은 두카Duhkha인데 두Du는 혼란스럽다는 뜻이다. 감정이든 육체든 억압하여 세 도샤가 증폭되면 스로타가 혼란스러워져서 질병이 발생한다.

모든 스로타는 다투에서 만들어지고 다투는 스로타로 자양된다. 모든 기관은 스로타를 통해 만들어지는데, 각 도샤와 도샤의 하부 형태도 각자의 스로타를 갖고 있다. 또 감각이나 차크라 체계도 스로타로 구성된다.

주요한 스로타 중 외부로부터 체내로 받아들이는 세 개의 스로타가 있다. 또 일곱 개의 다투에 영양공급을 하는 일곱 개의 스로타, 배설을 담당하는 세 개의 스로타가 있다. 그리고 여성에게는 생리와 유즙분비를 관장하는 두 개의 스로타가 더 있다. 스로타는 서양 의학의 개념으로는 장관이나 조직체계들과 유사하다. 하지만 아유르베다에서는 스로타에서 우주와 인간이 연계되는 미세한 에너지가 발생한다고 본다.

각 스로타는 스로타의 도출부위Mula(뿌리)·경로Margo·개구부Mukha가 있다. 비뇨기를 예를 들면 신장은 뿌리이고, 요로·방광·요도는 경로이며, 요도구는 개구부에 해당한다.

1 외부와 관련 있는 세 개의 스로타

프라나 바하 스로타Prana Vaha Srota는 생체 에너지인 프라나가 이동하는 통로이다. 생체의 힘 또는 생체 공기는 체내로 들어가 혈액과 접촉한다. 이 스로타는 호흡기계와 순환기계를 관장한다.

- 도출부위   좌심방·마하 스로타 위장관
- 경   로   호흡관·기관지
- 개구부   코

안나 바하 스로타Anna Vaha Srota는 고체성과 액체성의 음식물이 이동하는 통로로 곧 소화관에 해당한다.

- 도출부위   식도·위의 대만곡
- 경   로   위장관·회맹판 입구
- 개구부   회맹판

우다카 바하 스로타Udaka Vaha Srota는 뇌수액, 척수액, 침, 소화즙, 췌장액과 같은 물의 이동통로이다. 서양 의학에는 해당하는 개념이 없다.

```
• 도출부위      췌장 · 연구개
• 경   로       위장관 점막
• 개구부        신장 · 혀 · 땀샘
```

2 다투에 영양공급을 하는 일곱 개의 스로타

라사 바하 스로타Rasa Vaha Srota는 원형질과 임파를 운반시키는 통로이다.

```
• 도출부위      우심방 · 큰 10개의 혈관
• 경   로       정맥 · 임파계
• 개구부        모세혈관의 동맥과 정맥의 결합 부위
```

락타 바하 스로타Rakta Vaha Srota는 형성된 혈액 구성인자들과 부분적으로 헤모글로빈을 운반하는 통로이다.

```
• 도출부위      간 · 비장
• 경   로       동맥순환계
• 개구부        동맥과 정맥의 결합 부위
```

맘사 바하 스로타Mamsa Vaha Srota는 근육조직에 영양분을 공급하는 통로이다.

- 도출부위   건·인대·피부·중배엽
- 경 로   근육계
- 개구부   모공

메다 바하 스로타Meda Vaha Srota는 지방조직을 형성하는 영양물질을 공급하는 통로이다.

- 도출부위   신장(부신)·복막
- 경 로   피하지방층
- 개구부   땀샘

아스티 바하 스로타Asthi Vaha Srota는 뼈 조직을 생성하는 영양물질을 공급하는 통로이다.

- 도출부위   골반·천골
- 경 로   골격계
- 개구부   손톱·머리카락

마짜 바하 스로타Majja Vaha Srota는 골수와 신경계를 생성하는 물질을 운반하는 통로이다.

- 도출부위   관절·뼈·뇌·척수
- 경 로   중추 신경계·교감 및 부교감 신경계
- 개구부   신경 전달 통로의 시냅스 공간

수크라 바하 스로타Sukra Vaha Srota는 정자와 정자 형성에 관여하는 영양물질을 나르는 통로이다.

- 도출부위   고환, 유두
- 경　로   수정관 · 부고환 · 전립선 · 요도 · 비뇨생식기계
- 개구부   요도구

아르타바 바하 스로타Artava Vaha Srota는 난자와 난자 형성에 관여하는 영양물질을 나르는 통로이다.

- 도출부위   난소 · 유륜乳輪
- 경　로   나팔관 · 자궁 · 경부 · 질
- 개구부   질구(음순)

3　배설을 담당하는 세 개의 스로타

푸리샤 바하 스로타Purisha Vaha Srota는 체외로 대변을 배설하는 통로이다.

- 도출부위   맹장 · 결장 · S자 결장 · 직장
- 경　로   대장
- 개구부   항문

무트라 바하 스로타Mutra Vaha Srota는 체외로 소변을 배설하는 통로이다.

- 도출부위　　신장·방광
- 경　　로　　요로·방광·요도
- 개구부　　　요도구

스베다 바하 스로타Sveda Vaha Srota는 체외로 땀을 배설하는 통로이다.

- 도출부위　　지방조직·모낭
- 경　　로　　땀관
- 개구부　　　땀구멍

4 여성에게만 있는 두 개의 스로타

라자 바하 스로타Rajah Vaha Srota는 생리를 관장하는 통로이다.

- 도출부위　　자궁저부·자궁내막
- 경　　로　　자궁 경부·질
- 개구부　　　질구

스타냐 바하 스로타Stanya Vaha Srota는 유즙이 지나는 관이다.

- 도출부위　　유방·지방조직
- 경　　로　　유관
- 개구부　　　유두

어떤 학자들은 정신작용도 하나의 체계로 인정하여 생각이나 사상·감정·기분 등이 이동하는 통로를 마노 바하 스로타Mano Vaha Srota라고 불렀고, 인체로부터 우주의 마음으로 도출한다고 여겼다. 마노 바하 스로타는 마음의 통로이다.

- 도출부위   심장Cardiac Plexus과 10개의 중요한 감각 경로다. 5쌍의 나란한 것으로 각각 5개의 감각이 있다.
- 경　　로   전신
- 개구부   감각기(귀·피부·눈·혀·코)·마르마포인트·에너지나 경락의 기운이 나오는 경혈

아유르베다에 따르면 마음에는 비부마인드Vibhu Mimd라는 우주마인드가 있고 아누마인드Anumind라는 개인 마인드가 있다. 현대 서양 정신과학자들도 인정하는 우주마인드는 살아있든 살아있지 않든, 유기체든 비유기체든, 심지어 바위에도 깊은 코마Coma 상태로 있다고 한다. 우주마인드로 보

아유르베다의 다섯 가지 마음

① 무다 Mudha 마음   바보스럽도록 충직하게 믿는 마음으로 지나치게 고집스럽거나 환각 상태처럼 보인다. 겉모습이나 겉으로 드러난 것에 대해서만 충직하게 믿는다. 낮은 목표를 갖는다.

② 크쉽타 Kshipta 마음   나비가 꽃들을 날아다니듯 활기차게 움직인다. 뚜렷하지는 않지만 분명히 인식할 수 있는 목표에 대해 활발하게 움직인다. 프라나가 마음을 혼란시킬 수 있다.

③ 비크쉽타 Vikshipta 마음   때론 활동적, 때론 비활동적으로 작용하고, 구체적으로 인식이 되지 않는 목표에 대해서도 때론 활동성을 띤다. 깨끗함이나 목표에 집중하는 것은 부족하다.

④ 에카그라 Ekagra 마음   한 곳에 집중할 줄 아는 마음으로 문제를 풀거나 책을 읽거나, 어떤 주제에 대해 깊이 생각하는 것이다. 학문에 매진하기 좋다.

⑤ 묵타 Mukta 마음   완전히 자유로운 마음으로 사려 깊고, 깨어 있으며 환희심이 있다. 이런 깨친 사람을 묵타 아난다Mukta Ananda라 한다. 그러나 드러나는 행동은 무다 마음과 유사하여 때와 장소에 따라 행하지만 세속적인 것에 목표를 두지 않는다.

면 바위도 기쁘고 즐겁거나, 슬프고 화난 감정을 표현할 수 있다. 다만 그것을 알기 위해서는 마음이 열려있어야 한다.

마노 바하 스로타는 여러 다른 인식이 있다. 마음의 결정체가 인체다. 마음은 주관적 경험인데 반해 인체나 물질세계는 객관적 경험이다. 이미 지난 경험·생각·감정과 같은 여러 다른 주파수로 마음에는 서로 다른 여러 층의 코샤Kosha가 생긴다. 코샤는 외피·막膜 또는 초鞘의 의미로 중심관까지 모두 7개 층이 있다.

① 마음의 가장 밑바탕은 음식의 막인 안나마야Annamaya 코샤이다. 이 막은 몸으로 인용된다. 안나는 음식이란 뜻으로 몸은 음식이나 물, 공기를 필요로 한다. 마야Maya는 만들어졌다는 뜻이다.
② 안나마야 코샤에서 체외로 전자기장이 펼쳐지는데 이것을 프라나마야Pranamaya

스로타 기능이 손상받는 경우

① 프라나 바하 스로타	자연적 충동의 억압이나 마른 음식의 지나친 탐닉, 지나친 기아, 적절한 지도없이 공복 혹은 호흡조절 시 행한 지나친 운동 등
② 우다카 바하 스로타	알콜성 음료, 지나친 갈증이나 과도한 열 그리고 떫은맛의 음식
③ 안나 바하 스로타	먹은 음식물이 소화되기 전에 또 섭취하거나 과식, 덜 조리한 음식
④ 라사 바하 스로타	분노·근심·기름지거나 찬 음식물
⑤ 락타 바하 스로타	과도한 열·맵고 자극적인 음식·지나친 기름 등
⑥ 맘사 바하 스로타	식후 바로 갖는 수면, 지나친 쓴맛의 섭취
⑦ 메다 바하 스로타	부적절한 육체적 활동·알코올·지나친 수면과 기름진 음식
⑧ 아스티 바하 스로타	건조하고 찬 음식이나 움직이지 않고 늘 앉아 있는 버릇 등
⑨ 마짜 바하 스로타	외상·골수의 압박·식이요법에서의 부적절한 기름기 등
⑩ 수크라 바하 스로타	너무 많거나 부적절한 성행위·지나친 성적 충동의 억압이나 이기적 기질
⑪ 아르타바 바하 스로타	너무 지나친 유산소 운동·불규칙한 식사습관·정신적 스트레스
⑫ 스타냐 바하 스로타	공포·체중감소·정신적 불안정
⑭ 푸리샤 바하 스로타	배변욕구를 억제하거나 마른 음식물의 지나친 섭취
⑮ 무트라 바하 스로타	배뇨욕구를 억제하거나 있음에도 먹거나 마시거나 성관계를 가질 때
⑯ 스베다 바하 스로타	너무 지나친 운동·분노·열

코샤라 부른다. 프라나 또는 생기의 정수가 있다. 여기서 파생되는 전자기장은 몸에서 6cm 정도까지 영향력이 미치는데, 멀리 떨어질수록 약하다가 60cm 정도면 모두 없어진다.

③ 몸에서 45cm 정도 떨어진 곳에 마노야마Manoyama 코샤가 있다. 심신Mental Body이라 불리는 이 막은 마음과 직접 관련된 여러 막 중 하나로 감각과 감정의 마나스Manas와 관련한다. 영체Astral Body는 프라나 코샤와 마노 코샤가 조화를 이루는데 감정의 본성과 관련된다.

④ 몸으로부터 60cm 정도 떨어지면 지냐나Jnana 코샤라는 지식의 막이 있다. 이 막은 다음 막인 비지냐나Vijnana 코샤와 종종 부딪친다.

⑤ 몸에서 90cm 떨어진 비지냐나 코샤는 지성, 부디Buddhi의 막이다. 인연체 Causal Body라고도 한다.

⑥ 몸에서 105cm 떨어지면 아난다마야Anandamaya 코샤라는 축복의 막, 성체가 있다.

⑦ 6개의 막은 마음에 작동하고, 마음은 중심관(은관이라고도 함)을 통해 코샤를 작동시킨다. 중심관은 머리 위 105cm 정도 되는 곳을 지나는데 우주의 마음과 접촉된다. 이 지점에서 우주의 마음과 인간의 마음은 만난다. 몸의 중심선을 따라 척추를 통해 꼬리뼈까지 와서 몸의 아래로 나가는데 이렇게 차크라 시스템이 이루어진다.

각 스로타에 적절한 물질이 적절하게 이동하는 상태를 건강한 상태라고 한다면, 스로타가 어떠한 장애에 의해 원활한 수송능력을 상실하거나 지장을 받을 때, 그것은 곧 질병이 발생하기 쉬운 상태가 된다. 차라카는 각 스로타가 기능을 발휘하는데 지장을 받거나 병든다고 하였다.

아유르베다에서는 어떠한 스로타가 손상을 받았는가에 의해 질병이 결정된다. 각 스로타를 여러 가지 진단과 검사법에 의해 점검함으로써 질병의 성격이나 치료의 구체적 방향을 설정하게 된다. 그러므로 스로타는 단순한 물질의 이동통로라기보다는 인체의 생명현상이 나타나는 도구가 된다.

스로타의 이상

흐름의 초과	흐르는 양이 지나치게 많거나 너무 빠른 것 다투로 넘쳐서 조직의 기능이 너무 지나치거나 이상하게 발육하는 것
흐름의 부족	흐르는 양이 너무 적거나 느린 것 다투의 활동이 떨어져 노폐물이 축적되게 됨
흐름이 막힘	도샤와 노폐물이나 또는 아마가 축적되어 스로타에서 굳어지면 다투에 영양공급이 중단됨 노폐물이 축적되어 배설이 지연되면 흐름이 막히고 양도 적어져 막힌 곳에 독소가 응결됨
정상적 스로타로 부터의 일탈	일반적으로 흐름은 폐색된 장소에서는 정확한 스로타로 흐르지 않고 다른 경로로 흐르는데 부적당한 물질이 다투에 흘러 들어오기도 하고 스로타가 파괴되면 직접 다투에 부적당한 물질이 침입함 그곳에서는 스로타를 흐르는 액체가 충분히 대사되지 않기 때문에 아마가 생산되고 다투에는 심한 장애가 발생함

2 생리학

구나 Guna

하나의 초월적이고 자율적 원리인 정신(혹은 영혼)은 불교도와 유물론자들을 제외한 모든 인도철학에서 인정되고 있다. 그러나 이러한 정신의 존재에 대한 증명 및 그 본질에 관한 설명은 각각 다르다. 니야야Nyaya학파에서는 영혼Soul — 정신Spirit을 일정한 특성을 갖지 않는, 절대적이며 인지되지 않는 하나의 실체로 본다. 이와는 반대로 베단타Vedanta학파에서는 아트만(자아)은 순수존재(사트Sat)요, 순수식純粹識(시트Cit)이요, 순수희열(아난다Ananda)로 되어 있다고 정의한다. 정신은 삼라만상이라는 덧없는 환영(마야Maya) 속에 극적으로 교묘하게 얽혀 있는, 현실적으로 존재하는 유일무이하고 보편적이며 영원한 실체로 간주한다. 창조주를 이해하는데 바탕을 둔 아유르베다는 실제적이고, 철학적이며 영적인 환영으로부터 발전해 왔다.

베다시대의 음악은 가락은 없었지만 기운이 있었다. 그러므로 성현들은 글로 표현하지 않고 말로 전했다. 아유르베다는 짧은 문장Sutra으로 전해져 왔다. 수트라의 단어는 우주 의식의 지식을 포함한다. 수트라는 실로 꿰맨다는 뜻이다. 바늘귀에 꿰인 실은 감춰진 위대한 지혜로 이끌어간다. 수트라는 커다랗게 자라 꽃피고 열매 맺는 나무의 씨와 같다. 그 씨에는 미래의 모든 요소가 들어 있다. 이것은 최소 속에 최대가 들어있는 것이다.

아유르베다는 인도철학의 6개 체계인 산키아 · 니야야 · 바이세쉬카 · 미맘사 · 요가 · 베단타인 샤드 다르샨Shad Darshan과 관련이 있다.

샤드는 6을 의미한다. 다르샨이란 말은 산스크리트어의 드리쉬Drish의 어원으로 '본다To see'는 뜻이다. 이것은 바깥세상과 같이 내면세계도 본다는 뜻이다. 이와 같은 6개의 철학은 삶을 이해하는 여섯 방법에서 나왔다.

철학	설립자
산키아Sankhya	카필라Kapila
니야야Nyaya	가우타마Gautama
바이세쉬카Vaisheshika	카나다Kanada
미맘사Mimamsa	자이미니Jaimini
요가Yoga	파탄잘리Patanjali
베단타Vedanta	바다라야나Badarayana

다르샨은 진리를 아는 개념이나 철학으로 번역되지만 철학이 아니고, 철학이 다르샨에서 나온 것이다. 다르샨 중 샨키야 · 니야야 · 바이세쉬카 세 가지는 겉으로 드러나는 외면세계를 다루었다. 나머지 요가 · 미맘사 · 베단타는 내면을 관찰하여 외면세계를 이해하려 하였다. 여섯 체계는 모두 만족감과 자아 인식으로 나아간다. 고통과 괴로움을 줄이려 하고, 그 방법으로 '이것이 무엇인가' 또 '자아실현을 위해서는 어떻게 해야 하나'

를 추구하는 불교의 수행방법과도 관련이 있어 보인다.

샨키야 철학에서의 우주 창조과정

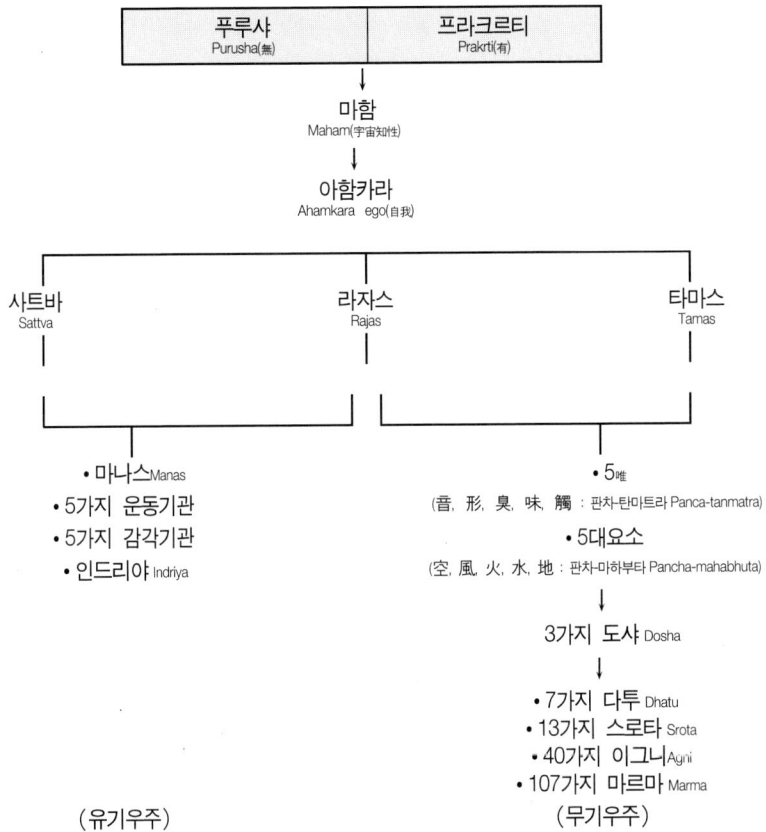

1 산키야

산San은 진리를 뜻하고 키야Khya는 깨닫다, 이해하다는 뜻이다. 산키야는 삶의 진리를 발견하고 이해하는 철학이다.

산키야 철학을 창시한 카필라는 우주의 의미를 ① 프라크루티Prakruti ② 마하드Mahad(-우주지성)와 부디Buddhi(개인지성) ③ 아함카라Ahamkara, 샤트바와 라자스의 상호작용으로 형성되는 ④ 마나스, 감각능력인 ⑤ 청각 ⑥ 촉각 ⑦ 시각 ⑧ 미각 ⑨ 후각, 운동능력인 ⑩ 말하기 ⑪ 잡기 ⑫ 걷기 ⑬ 생식 ⑭ 배설, 타마스와 라자스의 상호작용으로 형성되는 감각 인식의 실체인 ⑮ 소리 ⑯ 촉감 ⑰ 형태 ⑱ 맛 ⑲ 냄새와 다섯 기본요소인 ⑳ 공기 ㉑ 풍 ㉒ 화 ㉓ 수 ㉔ 지의 24개념으로 설명했다.

산키야 철학의 첫 번째 개념은 푸루샤Purusha다. 푸루샤의 푸루Pur는 도시, 세타Sheta는 산다는 뜻이다. 그러므로 푸루샤는 순수 의식이 감각의 도시에서 존재하고 살고 거주하는 것이다. 몸은 감각의 도시다. 많은 집들이 도시를 형성하듯, 많은 감각·청각·촉각·시각·미각·후각이 머리에 7개, 항문·요도 등 9개의 관문에 있다. 여자에게는 유두 2개와 질 3개에 별도의 개구부가 있다.

푸루샤는 궁극적인 진리요, 최고의 치유력이며 각성이요, 존재의 초월상태. 푸르샤는 에너지이지만 선택할 수 없고 수동적인 자각이다. 형태도 없고, 색깔도 없으며 창조에 기여하거나 받지도 않는다. 그래서 푸르샤는 순수 의식이라 불린다.

프라크루티의 기본요소는 최초의 본원적인 의지요, 물질이며 창조적 잠재력이다. 프라크루티의 기본요소는 형태가 있고, 색이 있으며 활동장에 작용한다. 우주는 성스런 어머니인 프라크루티의 자궁에서 태어난다. 프라크루티는 우주의 모든 물질을 창조한다. 우주에 에너지 없는 물질은 없지만, 물질 없는 에너지는 가능하다.

푸루샤와 프라크루티가 인식되지 않은 상태를 브라마Brahma라 한다. 브라마는 순수 인식이요, 순수 의식이다. 이 두 가지가 섞여있는 상태를 아비야크타Avyakta라 한다. 그러나 이것을 증명할 수는 없다. 물질세계로 증명할 수 있는 프라크루티만 있는 상태는 비야크타Vyakta다. 현상 세계에 있어 우주의 가장 기본적 뿌리는 푸루샤가 아닌 프라크루티다.

① 마하드(창조적 지성)

푸루샤와 프라크루티는 창조를 목적으로 함께 하지만 푸루샤의 전제로 프라크루티가 우주 의식을 표현하는데, 첫 번째 창조적 표현이 마하드Mahad다. 마하드는 자기인식Self-awareness이다. 마하드는 각자가 모두 제자리에 있게 하는 최고의 지성이다. 마하드는 생명력인 프라나의 흐름을 가진 세 포간의 교류에 의해 이루어진 집대성된 지성이다.

② 아함카라

아함카라Ahamkara는 순수 지성인 마하드에서 유래하는데 '자아'를 느끼는 것이다. 자아는 중심으로서, 반사형으로 퍼지는 의식의 중심이다. 사물을 인식하는 순간, 그것은 '나'라는 인식, 즉 아함카라가 선행된다. 아함카라는 '나'라는 중심에서 사물을 인지한다.

결국 과거의 축적된 경험에 바탕을 둔 사물인식의 과정이다. 의식 한 가운데 내가 자리 잡으면 창조적 지성인 마하드는 이성적인 능력이자 지적이고 개인적 인식인 부디Buddhi가 되는데, 마하드가 우주의 원칙이라면 부디는 개인적 원칙이 된다.

③ 사트바 · 라자스 · 타마스

우주의 프라나의 진동이 우주 의식을 제어해서 세 개의 우주질감인 사트바·라자스·타마스를 만든다. 사트바는 빛과 옳은 행동 그리고 영적 목적의 순수한 본질이다. 라자스는 운동성·변화·열광의 근본이다. 타마스는 둔하고 어두움, 혼합을 이룬다. 사트바는 산스크리트어로 지냐냐샥티Jnanashkti라고도 하는데 인식하는 에너지란 뜻이다. 지냐Jnana는 인식·지식·인지·지성이란 뜻이다. 라자스는 크리야샥티Kriyashakti라 하는데 관찰에너지란 뜻이다. 크리야Kriya는 활동이나 창조를 의미한다. 타마스는 드라비아샥티Dravyashakti라고 하는데 관찰되는 물질을 의미한다.

이것들은 몸과 마음에 작용한다. 우주로 보면 사트바는 광대하고 맑은 공간이다. 라자스는 주위환경에, 타마스는 고체물질에 해당한다. 사람으로 보면 사트바가 인식·인지라면 라자스는 주의를 포함한 인식과정이며 타마스는 경험의 축적이다.

사트바가 잠재적 에너지인 우주의 빛이라면, 라자스는 활력적인 에너지고 타마스는 둔마감이다. 사트바가 관찰자라면, 라자스는 관찰 행위이고 타마스는 관찰대상의 물질이다.

사트바가 탄생이라면, 라자스는 유지고 타마스는 파괴다. 사트바의 작용으로 아침에 일어나고, 라자스의 작용으로 하루를 설계하고 생활하며, 저녁식사 후에 타마스의 작용으로 수면을 취한다. 푸루샤와 타마스의 비활동성은 의식이 없는 것으로 자각능력이 없는 것이어서 자각능력 없이 이루어지는 활동은 혼란이 오게 된다.

사트바는 라자스의 활동력의 도움으로 감각적으로 인식되는 유기체적 우주를 만든다. 타마스는 라자스의 활동력의 도움으로 비유기체의 우주를 만든다. 사트바나 타마스의 비활동적 에너지는 활동적이고 운동성이 뛰어난 라자스의 힘이 필요하다. 이런 세 개의 우주적 질감은 다섯 개의 지난엔드리아Jnanendriya(감각경로), 다섯 개의 카르멘드리아Karmendriya(운동경로) 그리고 마음을 유기체적 우주에서 만든다. 다섯 개의 탄마트라Tanmatra(감각인지의 대상) · 다섯 기본요소인 공 · 풍 · 화 · 수 · 지는 비유기체적 우주에서 만들어진다. 탄마트라는 다섯 요소의 구나이다.

④ 소리 · 촉각 · 형체 · 맛 · 냄새

다섯 기본요소는 타마스에서 나왔지만 세 구나를 모두 갖고 있다. 심지어 탄마트라도 세 구나를 포함하고 있다. 지는 타마스, 수는 타마스와 사트바, 화는 강한 라자스와 사트바, 풍은 라자스와 사트바, 공은 순수 사트바이다. 각 요소는 관련된 구나를 포함하는데 공은 소리 탄마트라를, 풍은 소리와 촉각, 땀은 소리 · 촉각 · 형체 · 맛 · 냄새를 모두 포함한다.

2 니야야와 바이세쉬카

니야야는 가우타마에 의해 저술되었으며, 바이세쉬카는 카나다에 의해 저술된 것이다. 니야야는 논리적이란 뜻이고 바이세쉬카는 구체적인 사실의 중요함 점을 특화시키는 것이다.

니야야와 바이세쉬카의 지지자들은 관찰과 비평을 통해 지식을 얻는데 현대의 과학자들과 비슷하다. 그들은 감각이나 보고 경험한 사실에서 어떠한 원칙을 찾는다. 프라하나Prahana는 증거란 의미를 갖고 있다.

니야야와 바이세쉬카는 내용을 같이 하는데, 바이세쉬카는 나바 카르나 드라비아Nava Karna Dravya라는 우주의 9개 근본 물질에 대해 언급한다. 니야야는 그것들에 대해 논리적인 생각법을 다룬다. 나바Nava는 아홉, 카르나Karna는 원인적인, 드라비아Dravya는 물질을 뜻한다. 이 9개의 물질은 공 · 풍 · 화 · 수 · 지 · 정신(영혼 또는 자아) · 마음 · 시간 · 방향 등이다.

바이세쉬카는 온 우주가 원자로 구성되어 있다는 원자론을 갖고 있는데, 절대자의 의지에 의해 원자의 결합과 분열이 일어난다고 믿는다. 공 · 풍 · 화 · 수 · 지는 외부 원자이다. 원자가 2개, 3개 등등으로 결합하면 우주요소들이 만들어지고 원자가 분리되면 사라진다.

① 확실한 지식의 근원: 4개의 프라마나

니야야에 의하면 지식에는 세 가지 불확실한 증거(의심·잘못된 인식·가정)와 네 가지 확실한 증거(이해·추론·비교·증명)가 있다고 한다. 니야야는 어떠한 사실도 이 네 방법으로 이해하고 인지할 수 있다고 주장한다.

● 이해

니야야는 일상적인 지식Laukika과 비일상적인 지식Alaukika을 나눈다. 이해는 물질을 접하는 감각을 통해 얻어지는 지식이다. 청각·촉각·시각·미각·후각의 외부로부터 얻어지는 일상적인 지식이 있다. 정신·생각·욕망·혐오·기쁨·고통과 같은 인식을 통해 얻거나 직관과 관련된 비일상적 지식도 있다. 아유르베다는 두 가지 모두를 진단의 방법으로 사용한다.

● 추론

이전의 지식이나 경험에 바탕을 두고 유추해서 파악하는 추론이 프라마나의 두 번째 증거다. 예를 들면 연기가 날 때 실제 불은 보이지 않더라도 거기에 불이 있음을 아는 것과 같은 것이다. 아유르베다에서는 도샤의 악화를 추론할 때 사용하는데 만약 염증이 있다면 피타가 있다고 여기는 것이다.

● 비교

프라마나의 세 번째 증거는 비교에 의존하는 우파마나이다. 아유르베다에서는 도샤의 성질이나 모양과 비교하여 병의 과정이나 병리적 상태를 이해한다. 예를 들어 피타 유형에는 가늘고·황색의 점액·인후통·발열이 있다. 반면 카파 유형에는 두텁고 하얀색이며, 많은 양의 점액, 가슴이나 기관지 울혈·추위 등이 있다.

● 증명

프라마나의 네 번째는 확실하고 진실된 언어로 증명한다는 뜻의 샤브다Shabda이다. 이것은 성경·코란·베다와 같은 것들이다. 생각과 감정·언어·행동이 담겨있는 권위있는 교과서들로 방사선이나 MRI·초음파 진단과 같이 실제 존재하는 증상이 일치할 때 믿음과 권위를 갖는다.

3 미맘사

미맘사는 분석을 통해 진리를 이해한다는 뜻이다. 업(의무)의 수행을 통해 자유를 얻는다는 철학으로 위대한 철학자 자이미니가 창안했다. 미맘사는 모든 물체를 움직이게 하는 움직이지 않고 움직이는 자, 곧 신의 존재를 적극적인 논리로 증명한다.

미맘사 중 푸르바Purva 미맘사는 『베다』의 초기 가르침에 기초한 반면, 후에 베단타에서 고급 가르침으로 이용된 우타라Uttara 미맘사는 『우파니샤드』에 근거를 두었다.

미맘사의 신은 우주의 창조자로 영원하고 영생이며 순수한 존재다. 인간적이고 화신으로 사람에게 평화·사랑·질서를 가져오기도 하고, 브라마Brahma와 같이 비인간적이기도 하다.

미맘사에서 신은 우주의 존재요, 현존의 총체다. 신은 물에 비치는 하늘과 같아서 인간에 투영되는데, 하늘이 바다나 강이나 작은 계곡과 같이 물의 규모나 사람에 따라 다양한 비율로 투영된다. 그러므로 개인의 인격을 이해한다는 것은 곧 신을 안다는 것이다. 인격에는 낮은 수준의 자아(지바트만jivatman)와 높은 자아(파라마트만Paramatman)가 있는데 명상을 통해 높은 수준으로 갈 수 있다.

아유르베다에서는 타오르는 촛불, 피어오르는 꽃, 뿜어대는 분수대, 퍼져나가는 향과 같이 치유력이 있는 것으로 미맘사의 개념을 치료에 활용하고 있다.

4 요가

요가는 본래 묶는다는 의미이다. 낮은 자아와 높은 자아를 묶거나 사람과 신을 연결한다는 뜻이다. 결국 자신을 아는 법이다. 요가를 통해 개인적 의식을 우주 의식으로 확장시킬 수 있다.

요가의 종류로 헌신적으로 행동하는 카르마Karma 요가, 기도와 숭배 의식을 강조하는 박티Bhakti 요가, 지혜와 의지력을 강조하는 베단타 철학자들이 많이 하는 지냐나Jnana 요가, 몸과 마음을 통제하여 영적 에너지로 전환시키는 라자Raja 요가가 있다.

파탄잘리의 『요가수트라』에는 인식의 진보를 위한 여덟 가지 방법이 서술되어 있다.

『요가수트라』의 인식의 진보를 위한 여덟 가지 방법

① 야마 Yama	말·마음·몸가짐·훔치지 않기·검소한 생활을 위한 다섯 가지 절제
② 니야마 Niyama	몸과 마음의 청결·만족감·보시행·독서·브라마에 대한 생각의 다섯 계율
③ 아사나 Asana	몸과 마음을 위한 자세
④ 프라나야마 Pranayama	호흡을 통한 생기의 조절
⑤ 프라타하라 Pratyahara	마음의 평온을 위해 감각을 내면으로 돌림
⑥ 다라나 Dharana	마음을 한 곳이나 만트라에 집중
⑦ 디야나 Dhyana	말이나 생각이 없이 계속 이어지는 집중이나 순간순간 판단하지 않고 자각하는 명상
⑧ 사마디 Samadhi	몸과 마음과 의식의 균형상태. 선택이나 의지작용이 없이도 확장되는 인식. 영적인 충만 상태

파탄잘리의 요가방법은 특정 자세를 취하여 마음의 안정과 유지시키는 치료효과를 얻는다. 요가를 통해 자아에 집중하고 자신의 재창조라는 가치를 얻을 수 있다.

요가는 바타·피타·카파의 체질에 따라 자세Asana를 달리 취한다. 그 이유는 치료 목적을 위한 요가의 효과를 극대화시키기 위함이다. 요가를 통해 낮은 자아가 높은 자아로, 몸과 마음과 영혼이 하나가 되어 자유 상태가 되도록 하는 것이 요가의 궁극적 목표다.

5 베단타

바다라야나Badarayana에 의해 창시된 베단타 철학은 지식을 의미하는 베다Veda와 끝의 의미인 안타Anta가 결합되어 '지식의 끝'이라는 뜻을 지닌다.

실생활에 유용한 지식이라도 낮은 자아에서 높은 자아로 융화시켜 가는 과정에서는 장애가 될 수 있다. 이 철학은 어떠한 의심도 없이 스승 곁에서 배운다는 우파니샤드에 바탕을 둔다. (우파Upa는 '가까이', 니샤드Nishad는 '어떠한 의심이나 혼란, 비교하지 않고 스승 곁에서 듣는다'는 뜻이다.)

베단타에서는 신의 다른 이름으로 '의식의 팽창'이란 뜻을 가진 브라마Brahma를 사용한다. 베단타에서 존재란 의식일 뿐이다. 산키야나 바이세쉬카에서는 이분법이 원칙이라면 베단타에서는 유일함이 원칙이다.

20세기에 에드윈 포웰 허블Edwin Powell Hubble이란 미국의 천문학자에 의해 우주의 팽창이 제기되었다. 이미 수천 년 전에 바다라야나라는 사람은 우주는 팽창하는 황금빛 달걀Brahmanda(anda는 달걀, Brah는 팽창한다는 의미가 있다)이고,

세 도샤와 구나

바타	피타	카파
한寒	열熱	동重
조燥	연軟	한寒
경輕	경輕	둔鈍
소小	예銳	윤潤
조粗	액체성液體性	활滑
동動	동動	정靜
경硬	소小	고체성固體性
청淸		탁濁
		대大

구나의 종류와 도샤에의 작용

종류	바타	피타	카파	아그니	작용
중重 Guru	↓	↓	↑	↓	영양과 무거움의 크기를 증가시키고 둔마감鈍痲感과 무력감 생성
경輕 Laghu	↑	↑	↓	↑	소화를 돕고 부피를 줄이며, 청결하게 하고 산뜻함과 기민함 생성
둔鈍 Manda	↓	↓	↑	↓	굼뜸과 느린 작용, 이완과 둔마감 생성
예銳 Tiksna	↑	↑	↓	↑	즉각적 효과, 예리함의 증진, 빠른 이해력, 궤양생성
한寒 shita	↑	↓	↑	↓	한랭감·마비감·위축·무의식·공포·무감각 생성
열熱 Ushina	↓	↑	↓	↑	발열·소화·정화·확장·염증·분노·혐오 생성
윤潤 Snigdha	↓	↑	↑	↓	부드러움·촉촉함·매끄러움·박력·동정·사랑 생성
조燥 Ruksha	↑	↓	↓	↑	건조함·흡수·변비·신경질 증가
활滑 Slaksma	↓	↑	↑	↓	거친 것을 줄이고 부드러움과 사랑 및 조심스러움 증가
조粗 Khar	↑	↓	↓	↑	피부와 뼈의 균열을 만들고 부주의와 경직성 생성
고체성固體性 Sandra	↓	↓	↑	↓	견고함·치밀함·강력함 증진
액체성液體性 Drava	↓	↑	↑	↓	용해와 액화시킴. 타액분비·동정·응집력 증진
연軟 Mrudu	↓	↑	↑	↓	부드러움·섬세함·이완·연모와 조심스러움 생성
경硬 Kathina	↑	↓	↓	↓	따따한·강력함·정직성·이기심·굳거함·무의식을 증가시킴
정靜 Sthina	↓	↓	↑	↓	안정성·폐색·성원·변비와 신뢰 증진
동動 Chala	↑	↑	↓	↑	활동성·진동·쉬지 못함·신뢰부족을 높임
소小 Sukshma	↑	↑	↓	↑	미세한 동맥을 관통하거나 침투함, 감동과 감각의 증가
대大 Sthula	↓	↓	↑	↓	폐색과 비만 초래
탁濁 Picchila	↓	↓	↑	↓	골절을 치료, 혼미함과 인지의 부족 초래
청淸 Visada	↑	↑	↓	↑	진정, 고립과 전환 생성

우리가 공유하는 우주 의식도 그와 같다는 주장을 했다. 우주 의식이 결국 우리가 각각 소유하는 의식과 같다는 이론은 소우주론으로 아유르베다의 이론과 치료에 적용되고 있다.

아유르베다에서는 모든 생각이나 사상·욕망·활동뿐만 아니라 물질과 물질이 아닌 것 모두를 구나라고 한다. 구나는 한열·연경·윤조·경중·예둔·대소·활조·동정·청탁·액체성과 고체성 등 서로 반대되는 10쌍의 성질로 이루어져 있는데, 우주에서 끊임없이 생성하고, 유지하며 파괴하는 거대한 두 개의 길항적인 힘의 작용을 확인하는 것이다. 이러한 힘은 한의학에서는 음과 양, 인도 의학에서는 라자스Rajas와 타마스Tamas라 불린다. 인도에서는 그것을 균형 잡는 힘이 있다고 하여 제3의 균형력을 사트바Sattva라고 부른다.

서로 길항적으로 작용하고 있는 두 힘은 동시적이고 의존적이다. 우주나 지구상의 모든 존재는 무엇이든 구나로 설명될 수 있다. 다음은 10쌍의 구나와 세 도샤에 미치는 영향과 작용 등을 나타낸 것이다.

어떠한 물질이든지 같은 성질을 갖고 있다면 같은 성질을 갖는 도샤를 더욱 강하게 하거나 지나치게 하여 병들게 할 수도 있다. 예를 들면 여름의 특성인 뜨겁거나 건조하거나 밝거나 투과력이 강한 것들은 피타의 성질과 유사하다. 결국 피타는 여름에 더욱 강한 상태를 나타내거나 악화되기도 한다. 마찬가지로 바람이 많이 불거나 거칠거나 건조하면서 밝고 또 약간은 쌀쌀한 느낌을 주는 가을의 특성은 바타와 비슷한데 바타는 가을에 많은 영향을 받는다. 또 춥고 탁하며 수분이 많고, 두터운 느낌을 주는 겨울은 카파도샤의 성질과 유사하여 겨울 동안에는 카파의 성향이 늘어나게 된다.

결국 감각이나 감정으로 구나를 정확히 구별하는 것은 아유르베다의 진단이나 치료에 있어서 가장 중요한 기본 중 하나이다.

다섯 가지 요소

아유르베다는 진리를 깨달은 성현들의 명상 속에서 발전되어 왔다. 수천 년 동안 그들의 가르침은 스승에게서 제자에게로 입을 통해 전해져 왔으며, 나중에 아름다운 곡조의 산스크리트 시詩로 정착되었다. 비록 오랜 세월로 많은 부분이 없어졌지만, 아직도 풍부한 아유르베다의 지혜가 남아 있다.

우주 의식에서 비롯된 아유르베다의 지혜는 성현들에게 직관적으로 받아들여졌다. 성현들은 우주 의식이 다섯 가지 요소로 전개되어 다섯 기관과 다섯 가지 경로를 거쳐 인식된다고 알게 되었다.

판차 마하부타Pancha Mahabhuta라고 불리는 다섯 가지 요소는 아카샤Akasha(에테르Ether 또는 공간Space)・바유Vayu(風)・테자스Tejas(火)・잘라Jala(水) 그리고 프르티비Prthivi(地)이다. 이 개념이 아유르베다의 기본 골격을 이루고 있다.

성현들은 태초에 우주로부터 소리 없는 소리, 옴Aum의 미묘한 진동으로 공(에테르)이라는 요소가 맨 처음 생겨났다고 보았다. 그리고 공은 미묘한 움직임으로 풍을 만들어 냈다. 따라서 풍은 운동 중인 공으로 볼 수 있으며 이 운동이 서로 마찰을 일으켜 열을 만들어냈고, 이 열들이 빛을, 그 빛이 화라는 요소로 나타났다.

화의 열로 공의 한 요소가 녹아서 액화됨으로써 수의 요소가 나타났고, 그것이 다시 고체화됨으로써 지의 분자가 만들어진 것처럼, 처음의 공이

풍·화·수·지의 네 요소로 변화된 것이다.

이 다섯 가지 요소는 모든 물질에 존재한다고 여긴다. 물이 좋은 예이다. 물의 고체 상태인 얼음은 지의 원리를 잘 나타낸다. 얼음 안에 내재된 열이 얼음을 액화시키면 물의 원리가 나타난다. 그것이 다시 끓어 기화되는 것은 풍의 원리다. 또한 증기는 공인 허공 속으로 사라져 버린다.

이처럼 공·풍·화·수·지는 한 물질 안에 있으며 모두는 우주로부터 온 것이다. 이 다섯 가지 요소가 우주에 있는 모든 물질에 다 들어 있으니 결국 에너지와 물질은 똑같은 것이다. 그러므로 인간은 본래 소우주로 다섯 가지 기본요소가 모든 개인에게도 역시 존재한다.

에테르는 산스크리트어로 아카샤라고 하는데 신령스러운 단어이다. 모든 것을 감싸고 어디나 가득 차며 전지전능하다는 뜻으로 우주 모든 물질의 고향에 해당한다. 에테르는 우주에서 맨 처음 나타나는 요소로 광대하고 비어 있어 걸림이 없다. 예컨대 입·코·소화기관·순환기관·배·가슴·모세관·임파관·조직·세포 등과 같이 우리 몸의 빈 공간이 다 그런 것들이다.

우주 의식이 어느 특정 방향으로 움직이면 바람이 된다. 바람은 우주의 두 번째 요소로 산스크리트어로 바유Vayu라고 하는데 공기Air라는 말로는 의미가 충분하지 않다. 움직임의 법칙이고 에너지의 표현이기 때문에 운동성을 가진 요소다. 프라나Prana는 바유의 가장 기본적인 본체로 인간의 육체 안에서 근육의 움직임·심장의 박동·허파의 팽창과 수축 그리고 위벽과 소화기관의 운동 등을 가능하게 하는 생체 에너지다.

현미경으로 보면 단순한 세포들도 운동을 하고 있음을 알 수 있다. 이것은 자극에 대한 반응으로 신경섬유의 구심성求心性 또는 원심성遠心性 운동이 바로 감각신경과 운동신경의 움직임이다. 결국 중앙 신경체계의 모든 움직임은 바유에 의해서 지배된다.

세 번째 요소는 테자스이다. 모든 움직임에는 마찰이 있고, 마찰이 있는 곳에는 불(열)이 있다. 태양계에서 불과 빛의 근원은 태양이다. 인체에서 불의 근원은 물질대사의 작용이다. 테자스는 소화기관 내에서 작용하며, 뇌의 회색질 부분에서는 지성작용으로 나타난다. 또한 테자스는 빛을 지각하는 망막을 활성화시킨다. 불은 혈액이나 혈장의 열로 온몸에 전달된다. 이처럼 체온·소화·사고思考·시각 등은 모두 테자스의 기능이다. 모든 물질대사와 효소의 기능은 테자스에 의해 통제된다.

판차 마하부타(5대 요소)

요소	감각기능	감각기	기본특성(구나)
공	청각	귀	미세한 소리·저항과 경계 없는 가벼움
풍	촉각	피부	압박감·한랭감·거침·건조감
화	시각	눈	불·빛·활동성·깨끗함·신랄함
수	미각	혀	액체·한랭감·점착성·부드러움
지	후각	코	고체·무거움·견고함·느림·정지

인체에서 네 번째로 중요한 요소가 잘라(水)이다. 수는 산스크리트어로 아파스Apas인데 우주의 화학적 용매나 그것이 관리하는 생화학적 기능을 말한다. 수는 소화액의 분비나 침의 분비 그리고 점막粘膜과 원형질·세포질 등에서 수분 형태로 나타난다. 수는 인체의 조직과 기관 등의 기능에 활력을 주는 없어서는 안 될 요소이다. 예컨대 설사나 구토로 인한 탈수현상을 일으키는 환자에게는 즉시 물을 공급해야 하는 것처럼, 물은 중요한 요소이기 때문에 체내의 수는 '생명의 물'이라고 불린다.

마지막으로 육체의 다섯 번째 기본요소는 고체를 상징하는 지다. 산스크리트어로 프리티비라는 고체는 촘촘하고 딱딱한 요소로 대우주와 소우주에 존재하는데 지가 있기 때문에 모든 생명체와 비생명체가 존재할 수 있다. 육체로 보면 단단한 성분의 뼈·연골軟骨·손톱·근육·힘줄·피부·머리카락 등이 프리티비에 해당한다.

세 개의 도샤

다섯 가지 기본요소인 공·풍·화·수·지는 인체 내에서 세 가지 기본적인 성분이나 체질로 나타나는데 이것을 트리도샤Tridosha라고 한다. 공과 풍으로부터 바타Vata라는 육체의 공기 성분이 나타난다.(산스크리트어로 이 성분을 바타 도샤vata dosha라고 한다.) 또 수와 화부터 피타Pitta라는 불의 성분이 나타나며, 지와 수의 요소로부터 카파Kapha로 불리는 물의 성분이 나타난다. 이것들은 혈액과 마찬가지로 출생과 동시에 인체 내에 있게 된다.

바타는 '움직이다' 또는 '냄새 맡다'라는 단어에서, 피타는 '열', 카파는 '감싸다'라는 단어에서 유래한 것이다. 우리 몸이 균형 잡힌 상태에서는 건강이 유지되지만 균형이 깨지면 질병이 생기게 된다.

각 도샤는 서로 다른 역할을 하는 다섯 가지 형태가 있다. 바타는 주로 골반과 하부의 장관에 위치하고 구강이나 상부장관 그리고 인체 전체에서 일부 발견된다. 피타는 주로 하부장관과 위장 사이에 있다. 그리고 간·비장·심장·눈·피부에도 존재한다. 카파는 주로 위장에 있고 흉부·머리·목·설근舌根·관절에도 존재한다.

바타와 피타와 카파 세 가지 도샤는 인간의 육체와 마음과 의식의 모든 생물학적·심리학적 그리고 병리학적 기능을 조절한다. 이 세 가지는 육체를 구성하는 기본 성분으로 우리가 정상적인 생리학적 상태에 있을 때에는 육체를 보호한다. 그렇지만 균형이 깨지면 여러 가지 고유한 질병이나 결합된 상태의 질병이 발생한다.

개인마다 서로 다른 욕구와 음식에 대한 기호·기질 등이 있는 것은 모두 세 가지 도샤 때문이다. 이들은 육체의 조직 생성이나 유지·소멸을 관장하며 불필요한 물질을 배출하는 것도 담당한다. 그리고 공포·분노·탐욕 등 본능적인 요인에서부터 이해나 연민·사랑 등 가장 높은 차원의 감정인 심리적 현상에도 관여한다. 이처럼 세 가지 도샤는 인간의 육체적·정신적인 기초를 이룬다.

개인의 특성을 형성하는 도샤는 임신 때에 결정되어 평생 동안 유지된다. 수정의 순간에 부모가 갖고 있는 세 가지 도샤의 결합에 의하여 결정되는데 크게 일곱 가지 유형으로 나뉜다. ①바타 ②피타 ③카파 ④바타—피타 ⑤피타—카파 ⑥바타—카파 ⑦바타—피타—카파로 나눌 수 있다. 그러나 바타—피타—카파의 세 가지 도샤가 섞이는 비율에 따라 무수히 많은 다양한 유형이 있을 수 있다.

아유르베다에 따르면 자신에 대한 이해나 질병의 예방과 치료에 있어서 선행되어야 할 것이 세 가지 도샤에 대한 분명한 이해다. 다음은 세 도샤의 특성이다.

바타$_{Vata}$는 운동의 도샤다. 움직이는 것을 바타라고 한다. 따라서 바타를 육체의 풍적 도샤라고 할 수도 있다. 그러나 체내외의 풍의 요소가 같은 것은 아니다. 육체 안의 공기, 즉 바타는 생물학적 운동을 관할하는 미묘한 에너지라고 할 수 있다. 이 생물학적인 운동을 관할하는 도샤가 모든 신진대사에 미묘한 변화를 일으킨다. 바타는 호흡이나 눈의 깜박임·근육

도샤의 속성에 따른 구나의 분류

바타 (가벼움·움직임·차가움)	피타 (더움·예리함·신맛)	카파 (무거움·점성·안정성)
건조함-건조한 피부	기름짐-약간의 끈적거림 (진하지 않은 정도의 유성)	무겁다-중후한 무게
가벼움-가벼운 움직임	예리함-검준劍峻함, 뾰족한 정도	차갑다-아이스크림의 차가운 정도
차가움, 시원함-찬 바람이 부는 계절	뜨거움-태양과 화의 열성	느리다-타성적인 느린 정도
거칠음-거칠거칠한 피부	가벼움-뜨거우면서 가벼움	기름짐-기름기 있는 음식물
미세함-미세한 움직임	움직임-가동성	점성-진득진득하다
움직임-변동·불규칙	액성-액체 상태	견고성-규칙적임, 체격의 좋음
맑음-투명함·분산됨	산성-산의 냄새, 위액의 산성	부드러움-아주 연한 부드러운 정도
	매운맛-아주 매운 음식물	고요함-안정, 안정 상태
		단맛-설탕처럼 달다

과 조직 내의 운동·심장의 박동·팽창과 수축·세포질과 세포막의 움직임·신경 세포의 움직임 등을 관할한다. 또한 바타는 신선감·신경과민·공포·불안·고통·전율·발작과 같은 감정도 관할한다. 대장·골반의 빈 곳·뼈·피부·귀·대퇴골 등은 바타가 머무르는 곳이다. 체내에 바타도샤가 과다하게 되면 이 부위에 바타가 축적된다.

바타에는 다섯 가지 형태가 있다. 프라나 바유·우다나 바유·사마나 바유·비야나 바유·아파나 바유가 그것이다.

프라나 바유는 공空의 요소가 주된 것으로 생명력(또는 생기)으로 심장·머

도샤 구성요소의 성질과 작용

기본요소		성질	상징적 작용	육체 작용	정신 작용
바타 도샤	공·풍	차가움·가벼움· 움직임·빠름	활성 기능 고무	호흡·이화 운동, 운송, 배설	활성화 활력 심장 박동
피타 도샤	화·수	더움·날카로움 가벼움·액체성	분석 정열	소화·대사, 열생산, 구갈, 공복	기억, 용감 유연, 소망 지성
카파 도샤	수·지	차가움·무거움 윤기·느림	합성 구조 결합	체력, 동화 구조의 유지 면역력	친밀 관용 안정

리·입 등에 존재한다. 아래쪽과 안쪽으로 작용하여 삼키는 연하작용을 일으키며 생명현상을 유지한다. 손상을 받게 되면 기관지염·폐렴·천식과 같은 호흡기 질환과 경계·근심·신경증·공포·분노와 같은 정신질환 등이 일어난다.

우다나 바유는 풍의 요소가 주된 것으로 횡격막과 인후부에 위치하는데 위로 오르는 작용을 한다. 숨 쉬거나 말할 때, 노래를 부를 때에 공기를 운반한다. 손상되면 머리를 잘 가누지 못하거나 발음의 장애·기억력 감퇴·목적의식 상실·우울·피부색 윤택 저하·쉰 목소리·천식·폐렴과 같은 흉부와 머리의 질병을 일으킨다.

사마나 바유는 화의 요소가 주된 것으로 소장과 배꼽에 위치한다. 소화액을 분비하여 음식물을 소화시켜 흡수할 영양분과 배설물을 구별한다. 장을 따라 연동운동을 하고 밖으로 흩어지는 작용을 한다. 손상을 받으면 식욕 저하·소화불량·연동운동의 저하 또는 항진·복만·흡수 저하와 같은 복부장애가 온다.

비아나 바유는 수의 요소가 주된 것으로 심장과 인체 전반에 분포한다. 혈액을 포함한 인체의 모든 수액을 수의적·불수의적으로 운반한다. 심장박동과 척추의 반사신경을 관장하는데 프라나 바유와 밀접한 관계가 있다. 순환작용을 하며 손상을 받으면 관상동맥이나 경부 동맥의 이상·심부전·부종과 같은 전신질환이 일어난다.

아파나 바유는 지의 요소가 주된 것으로 대장과 비뇨생식기계가 있는 골반에 분포한다. 대변·소변·정액·출산·생리 등 각종 배설을 관장한다. 아래와 바같으로 향하는 작용을 한다. 손상을 받으면 변비나 설사·소변이 잦거나 적음·생리불순·생리통·배란통·성교통·조루·골다공증과 같은 여러 질환이 발생한다.

피타Pitta는 보통 '불'이라고 변역되지만, 반드시 글자 그대로 '불'을 의미하지는 않는다. 초의 불꽃처럼 물체가 타는 불은 눈으로 볼 수 있다. 하지만 신진대사를 일으키는 육체의 열에너지인 피타 도샤는 눈으로 볼 수 없다. 피타는 소화·흡수·영양 섭취·동화작용同化作用·체온·피부색·눈의 광채 등을 관할하며 지성知性과 이해의 기능도 관할한다. 또 심리적으로는 분노·증오·질투 등을 일으킨다. 소장·위·땀샘·피·지방·눈·피부 등은 피타가 머무르는 곳이며, 피타는 테자스와 잘라의 두 요소로부터 생성된다.

바타와 마찬가지로 피타에도 다섯 가지 형태가 존재한다. 파차카 피타·란자카 피타·사다카 피타·알로차카 피타·브라자카 피타 등이 그것이다.

파차카 피타는 화의 요소가 주된 것으로 위·소장 등에 존재한다. 소화·흡수·동화한다는 의미의 파치Pach에서 유래한 파차카 피타는 위에 위치하여 소화과정을 관장하는 자타라Jathara 아그니를 프라나 바유·사마나 바유·클레다카 카파와 함께 작용한다. 손상되면 위산과다·영양부족·저혈당·위염·위궤양·소화불량·식욕부진과 같은 소화기 장애가 발생한다.

란자카 피타는 수의 요소가 주된 것으로 간·비장·위벽 세포 등에 존재한다. 여기서 담즙이나 간의 여러 소화효소를 만들고 영양수액을 혈액으로 바꾸어 준다. 손상을 받으면 간염·빈혈·황달·만성피로·담석증·고콜레스테롤혈증·지방간·지방변과 같은 질환이 발생한다.

사다카 피타는 공空의 요소가 주된 것으로 뇌(회백질)와 심장에 존재한다. 사려·열정·이해·공감·보살핌과 같은 정신작용과 감각의 인식을 관장한다. 손상을 받으면 정신장애가 발생한다.

알로차카 피타는 풍의 요소가 주된 것으로 눈에 존재하여 홍채의 색이나 시각을 관장한다. 손상을 받으면 근시·원시·결막염·수명증羞明症·안구 작열감·눈물 과다 등의 시각장애가 일어난다.

브라자카 피타는 지의 요소가 주된 것으로 피부에 존재한다. 체온을 유지하고 피부가 윤이 나게 해준다. 손상을 받으면 습진·피부염·여드름·무감각증·따끔거림·마비감·발적發赤 등이 피부에 발생한다.

카파Kapha는 생물학적 물을 의미하며, 지와 수의 두 요소로부터 형성된다. 카파는 인체의 틀을 이루는 물질을 공급함으로써 인체의 여러 요소들을 굳히며 저항력을 유지시킨다. 카파의 주요 구성 성분은 물로 체내의 물이 육체의 생물학적 힘과 조직의 저항력을 유지시키는데 기여한다. 카파는 접골부분을 부드럽게 하고 피부에 습기를 줄 뿐만 아니라 상처를 치유하고 체내의 빈 곳을 메운다. 그리고 생물학적 힘과 활력과 안정성을 제공하며 기억을 오래 지속시킨다. 심장과 허파에 에너지를 제공하고 면역성을 지속시키기도 한다.

카파는 가슴·목·머리·부비동·코·입·위·관절·세포질·원형질 그리고 점막과 같이 액체가 분비되는 곳에 있다. 심리학적으로 카파는 집착·탐욕·장기간의 시샘 등을 관할하며 고요함·용서·사랑 등에도 관여한다. 카파가 머무르는 곳은 가슴이다.

카파의 다섯 형태로는 클레다카 카파·아발람바카 카파·보다카 카파·타르파카 카파·슬레사카 카파 등이 있다.

클레다카 카파는 화의 요소가 주된 것으로 위(위장관)에 존재한다. 소화효소를 분비하여 음식물이 잘 소화되도록 하고, 몸의 다른 부분을 자양한다. 손상이 되면 위염·오심·구토·위통·위산과다·위궤양·영양부족·당뇨·비만과 같은 소화기계와 관련된 질환이 나타난다.

아발람바카 카파는 풍이 주된 요소로 흉강 내 장기인 폐와 심장·기도 그리고 척추에 존재한다. 수분과 영양분을 공급하고 모든 카파체계를 지탱한다. 심장이 강화되어 용기·확신·신념·문제해결 능력·사랑·동정과 같은 감정적 기능도 강화된다. 손상을 받으면 기관지 수축·기관지염·천식·기관지 확장증·폐렴·점액수종 같은 폐질환과 심장질환·피로가 생긴다.

보다카 카파는 수가 주된 요소로 구강의 입과 혀 등에 존재한다. 침을 분비하여 맛을 느끼게 하고 삼키거나 발성 등에 관여한다. 손상이 되면 미각장애와 혀와 관계된 장기의 질환이 발생한다.

타르파카 카파는 공이 주된 요소가 되는데 뇌(백질)와 마이엘린 수초 Myelin Sheath·척수에 존재하는데 뇌를 자양하고, 기억력과 감각기능을 유지시킨다. 손상을 받으면 사고력·기억력이 떨어지거나 감각능력이 떨어진다.

슬레사카 카파는 지가 주된 요소로 관절과 온몸에 존재하여 관절을 매끄럽게 하고 뼈를 자양해준다. 손상이 되면 퇴행성관절염과 같은 관절질환이 발생한다.

　건강을 유지하기 위해서는 이 세 가지 도샤의 균형이 필요하다. 예컨대 공기 성분(바타)이 체내의 불(피타)을 점화시키지만 불을 조절하기 위해서는 물(카파)이 필요하다. 만약 물이 없다면 체내의 불은 조직을 태워버릴 것이다. 또한 바타가 카파와 피타를 움직여 바타가 없이는 이 둘은 스스로 움직일 수 없다. 세 가지 도샤가 모든 신진대사를 관할한다. 동화작용同化作用은 카파가, 이화작용異化作用은 바타가 담당하며, 피타는 신진대사 모두를 관할한다.

　바타가 지나치게 많아지면 이화작용이 늘어나 몸은 쇠약해지거나 노쇠해진다. 반면에 동화작용이 이화작용보다 비중이 커지면 성장의 비율이 빨라지고 조직과 기관들이 더욱 빨리 재생된다. 세 가지 도샤가 많아지면, 피타는 신진대사를 방해하고, 카파는 동화작용의 비율을 증가시키며, 바타는 몸을 여위게 한다.

　유년기에는 동화작용과 카파 도샤가 가장 우세하다. 따라서 이때가 육체적으로 가장 많이 성장하는 시기이다. 성인이 되면 신진대사와 피타 도샤가 가장 우세하다. 왜냐하면 이 단계에서는 육체가 이미 성숙되어 있고 안정되어 있기 때문이다. 그러다가 노년기에 접어들면 이화작용과 바타 도샤가 가장 우세해지면서 육체는 점차 노쇠해진다.

● 세 도샤의 다섯 가지 형태

바타

명칭	존재 장소	기능	악화된 경우의 증상
① 프라나 바유 Prana Vayu	심장·머리·호흡기계 (아래, 안쪽으로)	호흡·연하嚥下·마음과 지성의 움직임·신경의 작용·동정맥의 움직임·재채기·트림·구토	호흡기 질환정신, 신경 질환, 두부의 이상
② 우다나 바유 Udana Vayu	배꼽부터 후두까지, 코와 가슴(위쪽)	발성·대화·체력의 유지·기억력 지성의 강화	가슴부터 목 부위의 이상, 코·목·후·귀의 질환
③ 사마나 바유 Samana Vayu	위·소장·전체 소화관·배꼽주위(바깥쪽)	아그니의 유지와 활성화	식욕부진·소화불량·설사
④ 아파나 바유 Apana Vayu	골반 내 장기·서혜부·대장·생식기관, 방광 (아래, 바깥쪽)	하방으로 향하지 않는 힘 배설(변·뇨·월경·분만)	골반 내 장기의 이상, 변비·설사
⑤ 비야나 바유 Vyana Vayu	심장과 전신(순환운동)	순환기능을 도움. 영양과 혈액의 수송. 눈 감음·눈 깜박임·하품	순환장애·발열, 설사

피타

명칭	존재 장소	기능	악화된 증상
① 파차카 피타 Pacaka pitta	위·소장·십이지장	소화된 영양물의 분리	소화불량
② 란자카 피타 Ranjaka pitta	간장·비장·위·십이지장	조혈·소화	빈혈·황달·치질 간질환·피부병
③ 사다카 피타 Sadhaka pitta	심장	기억과 다른 지적 기능 열의·지성·만족	정서·정신이상 지성과 기억의 장애
④ 알로차카 피타 Alocaka pitta	눈(동공)	시력의 유지	시력장애
⑤ 브라자카 피타 Bhrajaka pitta	피부	피부의 빛과 색깔 유지 피부로부터의 흡수를 맡음	백반병, 기타 다른 피부병

카파

명칭	존재 장소	기능	악화된 증상
① 클레다카 카파 Kledaka Kapha	위	음식물을 습하게 하여 소화를 도움	소화불량
② 아발람바카 카파 Avalambaka Kapha	심장(흉부)·요부	수족·체간의 힘을 유지 심장의 보호	피로함, 심질환
③ 보다카 카파 Bodhaka Kapha	혀·후·입	혀에 닿은 것을 습하게 하여 맛을 느끼게 함	미각장해
④ 타르파카 카파 Tarpaka Kapha	머리·수액·척수	중추신경계, 오관과 운동기관을 원활하게 자양하여 줌	기억력의 장애 감각기관 장애
⑤ 슬레사카 카파 Slesaka Kapha	관·절	관절을 윤활하게 하고 안정성을 유지 전신의 결합성을 유지	바타 이상 관절질환

다섯 가지 감각기능

다섯 가지 요소는 우리 몸에서 다섯 가지 감각기능으로 나타나서 그에 따르는 기능을 발휘한다. 다섯 가지 요소는 우리 자신이 살고 있는 외부 상황을 지각하는 능력과 직접적으로 관계되어 있고, 각각의 감각기관을 통하여 기능을 수행한다.

공·풍·화·수·지는 각각 청각·촉각·시각·미각·후각과 연관되어 있다.

소리는 공을 매개체로 전달된다. 따라서 공의 요소는 청각과 연관되어 있다. 청각기관인 귀는 발성기관인 입을 통해 의미 있는 소리를 냄으로써 행위를 하게 된다.

풍은 촉각과 연관되어 있으며 촉각을 담당하는 부분은 피부이다. 그리고 촉각에 대한 행위를 일으키는 기관은 손이다. 손의 피부는 특히 민감하며, 물건을 잡거나 주고 받는 행위를 담당한다.

빛·열·색 등으로 나타나는 화는 시각과 연관되어 있다. 시각기관인 눈은 걷는 행위를 통제한다. 따라서 발과 연관되어 있다. 눈먼 사람은 걷기는 하지만, 그 걸음에는 정확한 방향성이 없다. 눈은 걷는 행위에 대해 방향을 제시한다.

수는 미각기관과 연관되어 있다. 물이 없으면 혀는 맛을 느낄 수 없다. 맛을 느끼게 하는 수분인 라사는 생식기를 자양한다. 그러므로 혀는 성기 性器(남근과 여근)와 기능상 밀접하게 연관되어 있다. 아유르베다에서 남근 또는 여근을 '아래에 있는 혀'로 부르며, 입에 있는 혀를 '위에 있는 혀'라고 한다. 자신의 혀를 조절할 수 있는 사람이라면 자연스럽게 '아래의 혀'도 조절할 수 있다.

지 요소는 후각과 연관되어 있다. 후각기관인 코는 기능상 항문, 즉 배설 행위와 연관되어 있다. 항문을 통해 배설되는 변은 다섯 요소 중 유일하게 고체로 프르티비의 성질을 잘 나타낸다. 배변의 문제는 결장結腸의 상태가 좋지 않은 사람에게서 잘 나타난다. 그런 사람은 호흡기가 좋지 않고 후각이 둔해진다.

다섯 가지 요소와 감각기능

요소	감각	감각기관	행위	행위하는 기관
공	청각	귀	말하기	발성기관 (혀·성대·입)
풍	촉각	피부	잡기	손
화	시각	눈	걷기	발
수	미각	혀	생식	성기
지	후각	코	배설	항문

프라나 · 오자스 · 테자스

아유르베다에서는 인간의 본질을 끝없는 자아·창조의 원칙·우주·절대자·본성 등이라고 이해한다. 현대 물리학에서 궁극적 통합에너지장이라고도 하는 이 힘은 모든 물질을 창조한 에너지다. 따라서 아유르베다에서는 인간과 생체 에너지와 물질 그리고 질병관 등을 모두 같은 관점에서 본다.

인체의 건강을 유지하기 위해서는 체내에 있는 세 가지 요소인 프라나 Prana(생명력) · 오자스Ojas(인체의 근본 에너지) · 테자스Tejas(신진대사의 원동력)의 균형이 이루어져야 한다. 오자스 · 테자스 · 프라나는 미세한 것으로 도샤의 에너지 형태다. 도샤처럼 프라나 · 오자스 · 테자스도 다섯 개의 기본요소를 모두 갖고 있지만 특히 해당 도샤의 주된 요소가 두드러진다. 예를 들면 프라나는 바타 도샤의 순수한 에센스로 공의 요소가 두드러진다. 오자스는 카파 도샤의 에센스로 수의 요소가, 테자스는 피타 도샤의 에센스로 화의 요소가 두드러진다. 그러므로 프라나 · 오자스 · 테자스의 기능은 바타 · 카파 · 피타의 기능을 발휘한다.

1 프라나

프라나는 호흡 · 산화 · 순환을 담당하는 생명에너지이다. 프라나는 체내의 불의 성분인 아그니를 점화시킨다. 프라나가 있는 위치는 머리이며, 프라나는 고차원적인 대뇌의 모든 행위를 관장한다. 본능적으로 몸에 필요한 성분이나 영양을 흡수하는 기능을 한다. 또 마음의 작용인 기억 · 사고 · 감정 등도 모두 프라나에 의해 조절된다. 심장의 생리학적 기능도 프라나에 의해 관장된다. 심장으로부터 혈액 속으로 들어간 프라나가 모든 조직과 기관의 산화과정을 조절한다.

프라나는 또한 오자스와 테자스의 생물학적인 기능도 관할한다. 임신 중에는 주로 태아의 배꼽을 통하여 프라나가 자궁 안에서 태아의 체내로 들어간다. 그리고 태아 안에 있는 오자스의 순환도 조절한다. 그러므로 인간과 태아까지도 프라나에 이상이 생기면 오자스와 테자스에 불균형이 생기게 된다.

2 오자스

일곱 개의 다투, 특히 수크라 다투로부터 오자스 Ojas라는 생체에너지가 생성된다. 이 에너지는 우리의 몸과 마음을 충만하고 생기 있게 만드는데 그 존재 여부에 따라 우리는 생명을 유지하거나 질병과 죽음에 이르게 된다. 황색의 투명한 액체 상태로 심장 속에 저장되는 오자스는 프라나의 도움을 받아 기능을 발휘하는데, 면역 체계·신경계·내분비계·정신학적 구성요소의 기본 에너지이다.

오자스는 카파와 연관되어 있다. 때문에 카파가 많아지면 오자스가 적어지고 오자스가 많아지면 카파가 적어진다. 카파와 치환置換된 오자스는 당뇨·뼈와 관절의 이완·손발의 마비 등 카파성 질환을 일으킨다. 오자스의 양이 감소되면 공포·허약·지각 능력의 쇠퇴·의식의 상실 등과 같은 바타성 이상이 나타난다. 따라서 체내의 기력과 면역 능력이 정상이기 위해서는 오자스의 양이 조화를 이루어야 한다.

오자스는 생기와 면역력의 에센스로 마치 여러 꽃에서 채취하여 모은 꿀과 같이 여러 조직에서 생성되어 모인 것이다. 노화방지·질병 예방과 치료·부식 방지에 탁월한 효과가 있는 오자스는 소화된 음식물에서 나온 아하라 라사가 라사 다투에서 라사로 만들어질 때 같이 만들어진다. 라사 아그니의 테자스가 라사의 순수 에센스(라사 사라)를 분리하고, 다른 라사 조직의 생성물(예를 들면 유즙, 생리혈, 피부의 가장 바깥층 세포, 카파의 선구 영양물질)과 함께 오자스를 분리한다. 모든 다투는 각자의 오자스를 똑같은 과정을 거쳐 만들어 사용하거나 저장한다. 결국 테자스는 오자스를 만들고 오자스는 호흡을 담당하여 삶의 생명력을 유지하는 프라나를 지원하고 보호한다.

단세포나 다투에 있는 오자스는 국소 오자스라 한다. 그리고 모든 조직의 오자스를 모은 것을 집적 오자스라 한다. 오자스는 내분비계·신경계 · 골격계 · 조혈계 · 소화기계 등 모든 조직에 존재한다. 모든 조직이나 기관이 각자의 활동을 잘할 수 있게 관리해 주는 천연면역력이다. 오자스는 사전적 의미로 생명력이나 신체적 힘을 의미하는데 서양에는 대응할 만한 개념이 없다.

오자스는 순도가 낮거나 아직 완성되지 않은 아파라Apara 오자스와 완성되고 순도가 높은 파라Para 오자스가 있다. 아파라 오자스는 반 움큼 정도로 아직은 정제가 덜 된 거친 상태이기 때문에 파라 오자스의 영향을 받고, 프라나의 힘을 입어 온몸에 작용한다. 반면에 파라 오자스는 8방울 분량의 정제된 상태로 몸 전체를 돌지 않고 심장에 저장되어 정신 작용과 몸의 기능을 관장한다.

심리학적 측면으로 보면 오자스는 연민 · 사랑 · 평화 그리고 창조성에 관여한다. 호흡 조절 · 영적 수행 · 탄트라의 기법 등을 통하여 오자스를 영적인 힘으로 변형시킬 수 있다. 이 영적 에너지가 정수리 주위에 오라Aura나 후광後光을 형성한다. 강력한 오자스의 소유자는 사람을 끄는 힘이 있으며, 영롱한 눈과 고요한 미소를 지니고 있다. 이러한 사람은 영적 에너지와 힘이 충만해 있다. 영적 수행을 하고 독신을 지키면 이러한 특성이 증진된다. 성교나 자위행위를 지나치게 하는 사람은 오르가즘의 순간에 오자스를 상실한다. 이렇게 해서 오자스가 약화되면 면역체계에 이상이 생긴다. 그러면 심리적 · 육체적 질환에 걸리기 쉬워진다.

또 임신 8개월째에 오자스는 어머니의 몸으로부터 태아 안으로 들어가기 때문에 8월 이전에 출산하게 되면 신생아는 살아남기가 어렵다. 이러한 현상은 생명을 유지하는데 오자스의 기능이 얼마나 중요한지 잘 보여준다. 생명이 시작되는 단계에서 오자스가 필요한 것처럼 장수를 위해서도 마찬가지이다.

아유르베다에서는 질병의 발생 원인을 오자스의 생산저하나 소멸에 있다고 본다. 차라카의 개론서에 따르면 지나친 운동이나 충분하지 못한 휴식·기아·혈허·분노·공포·슬픔·외상·자극적 약물복용·노령화 등으로 인해 감소된다고 한다. 지나친 성생활 역시 남녀 모두의 오자스를 감소시킨다. 오자스의 감소는 체내 저항력과 감각기관의 능력을 떨어뜨리고, 무서움을 타게 되며 몸을 여위게 만든다. 그러나 규칙적인 명상을 하거나 성적 절제와 지나친 자극을 줄이면 만들어진다. 우유나 버터기름·샤프론 등과 같은 적절한 음식과 약물에 의해서도 좋게 만든다.

3 테자스

테자스는 우주의 타오르는 불꽃으로 빛과 열의 성질을 갖고 있다. 태양빛이나 지구를 데우는 열이 테자스다. 음식 중에는 태양에너지(테자스)가 생체에너지(프라나)·생체 방어에너지(오자스)와 함께 존재한다. 테자스는 소화시키고, 우리가 얻는 모든 것을 변형시키고 경험하게 하는 기본 에너지다. 여기에 음식·수분·생각·활동·감정 그리고 우리 생활의 모든 것들이 포함된다.

테자스는 체내의 불의 성분인 아그니의 근본으로 음식의 소화·흡수·동화작용을 촉진시킨다. 테자스는 심층 조직의 생리학적 기능도 담당한다. 아그니의 좀 더 심화된 작용으로 깊고 세밀한 세포 속으로 영양분이 변형되어 침투하게 되는데 이것이 바로 테자스나. 테자스는 각 조직의 영양 공급과 변형을 위해 필요하다. 모든 조직은 고유한 테자스나 다투 아그니를 가지고 있다.

밀·옥수수·쌀에서 바로 몸에 좋은 오자스·테자스·프라나를 섭취하는 것은 아니다. 요리하고 씹고 발효시키고, 새싹을 틔우는 등의 과정을 통해야 유용한 영양물질을 만들 수 있다. 테자스는 소화과정에 열을 작용시켜 중요한 역할을 한다.

① 테자스의 성질
- 색Rupa: 피부·모발·안구·근육·뼈의 색을 만든다. 무지개의 7색도 테자스에 의해 생성된다.
- 광택Prabha: 광택과 윤택도 테자스의 작용에 의해 생성된다.
- 촉각Sparsha: 세포의 감각(한열감)으로 프라나의 운동으로 느낀다.
- 개수Sankhya: X, Y염색체·다투·하부(Upa:sub. Secondary)다투·말라·스로타의 수를 적절하게 유지되도록 한다.
- 팽창Parinama: 열의 작용으로 몸의 형태나 크기가 팽창한다.
- 분리와 구분Peuthaktva: 세포 사이의 통로나 막으로 조직이나 세포가 서로 분리되거나 구별이 된다.
- 융합Samyoga: 결합과 융합은 카파에 의해 이루어지지만 시행은 테자스의 영향을 받는다. 테자스가 많아지면 건조해져서 융합이 잘 이루어지지 않는다.
- 규정Vibhaga: 크기·모양·경계를 규정한다.
- 신속성Paratva: 몸이 위기 상황에 처했을 때 최우선적으로 독소를 태우거나 체온을 높게 하여 치료과정을 주재한다.
- 지연성Aparatva: 신속성의 반대로 몸이 완전히 회복되지 않았을 경우 마지막까지 기능을 발휘하여 치료에 최선을 다한다.
- 액화성Dravatva: 열의 기능으로 점액이나 독소를 액화시켜 적절하게 작용하도록 한다. 액화된 카파는 작용하거나 제거되기가 쉽다.
- 목표성Gati: 바타의 운동성은 규칙성이나 목표성이 없는데 반해 테자스는 일정한 방향이나 목표성이 있다.
- 자가 광명Bhasvara: 모든 세포는 자체의 열이나 빛에 의해 자신을 밝히

는 기능을 한다.
- 상승 기능 Urdhva Gamira : 몸과 마음을 상승시키거나 닥친 어려움에 굴하지 않고 결론이나 판단을 도출하는 등의 작용, 우울이나 공포로부터 탈출·근심이나 불안 등에서 벗어나도록 하는 기능 등은 테자스의 위를 지향하는 성질 때문이다.
- 영원한 불 Nitya(또는 열) : 모양이나 형태는 변화가 있어도 영원히 우주 안에 존재하는 불멸의 불꽃이다.

② 테자스의 종류

크게 부타 아그니의 테자스·드라비아마야 Dravyamaya 테자스·우다라카 Udaraka 테자스가 있다.

첫 번째 아그니 테자스에는 다섯 개의 테자스가 있다. 그 중 바우미 Bhaumi 테자스는 기본요소 중 지에 있는 아그니의 미묘한 에너지이다. 아피야 Apya 테자스는 기본요소 중 수에 있는 아그니의 미묘한 에너지이다. 아그니 Agni 테자스는 기본요소 중 화에 있는 아그니의 미묘한 에너지이다. 바유 Vayu 테자스는 기본요소 중 풍에 있는 아그니의 미묘한 에너지이다. 디비야 Divya 테자스는 기본요소 중 공에 있는 아그니의 미묘한 에너지이다. 태양·별·달의 빛이 해당한다.

이상의 모든 테자스는 기본요소 아그니인 부타 아그니가 위치하는 간에 있다.

두 번째 드라비아마야 테자스는 형태나 모양·색을 가진 물질에 있는 테자스로 라자스의 운동에너지인 아그니에 사트바에서 유래한 테자스가 가해져서 타마스에서 유래하는 물질을 생성하게 되는데, 이때의 테자스를 말한다.

세 번째 우다라카 Udaraka 테자스는 위胃에 있는 테자스로 자타라 아그니

Jathara Agni에서 드러나는(방출하는) 에너지이다.

③ 테자스와 쿤달리니

쿤달리니Kundalini는 테자스·오자스·프라나의 생물학적·영적 결합이다. 명상을 하면 테자스의 경로를 따라 뿌리 차크라에서 크라운 차크라까지 에너지가 올라온다. 성현의 가르침인 쿤달리니 샥티Kundalini Shakti(영적 에너지의 각성)는 척수를 따라 오르내리며, 쿤달리니 요가·프라나야마·명상·기도 등을 통해 깨어 움직인다. 이때 경련이나 에너지가 끓어오르는 것 같은 증후를 느낀다.

쿤달리니 에너지는 앞쪽으로 머리에서 심장, 위로 미주신경迷走神經을 따라 내려가면서 심장의 활동을 증가시키고, 위산의 분비를 촉진한다. 아래까지 내려간 에너지는 몸의 뒤쪽으로 교감신경계와 부교감신경계를 따라 올라온다.

명상을 통해 슬픔이나 고통도 즐겁게 받아들일 수 있다. 슬픔은 기쁨이나 환희의 반대가 아니다. 밝음이 어둠의 반대가 아닌 이치와 같지만 어둠의 반대는 밝음이다. 진정한 사랑은 감정적이고 로맨틱한 사랑이 아니라 진정한 밝음, 곧 테자스를 아는 것이다. 사랑은 지성이다. 테자스는 순수 지성의 불꽃으로, 심지나 연료 없이 타오르는 불꽃이고, 그 빛은 자신의 본성이다.

만약, 테자스가 많아지면 오자스를 태워 면역 능력을 떨어뜨리고 프라나의 활동을 지나치게 자극한다. 많아진 프라나는 조직의 퇴행적인 이상을 일으킨다. 또한 테자스가 부족하면 건강하지 못한 세포가 많이 생산되는데, 이는 종양을 자라게 하고 프라나의 흐름을 방해한다.

부적절한 음식조절, 나쁜 생활습관과 지나친 약의 사용은 테자스의 불균형을 초래한다. 뜨겁고 자극적인 음식물은 바로 테자스를 증가시킨다.

프라나의 병변

위치 이상	가변적 다투 아그니(바타)에 의해 발생. 간혹 충동이나 충격의 억압으로 발생. 에너지의 분산을 일으킨다.
감소	예리한 다투 아그니(피타 또는 바타)에 의해 발생. 바타 질병을 일으킨다. 오자스의 감소와 비슷한 증상이 나타남. 프라나가 적을 경우 테자스와 오자스가 감소한다. 오자스가 약하면 적절한 테자스로의 전이가 지연되어 독소로 작용하는데 이것은 프라나의 흐름을 차단하고 프라나의 감소를 가져온다.
증가	온화한 다투 아그니(카파)에 의해 발생. 원시 프라나 · 바타 질병을 일으킨다. 여기에는 지나친 활동 · 호흡곤란, 피타나 카파가 프라나를 차단하는 것 때문이기도 하다.
질적 변화	프라나의 질적 혼란. 프라나의 질적 변화 때문에 생기는 모든 도샤의 질병

오자스의 병변

위치 이상	가변적 다투 아그니(바타 또는 피타)에 의해 발생. 바타를 피타로 옮기거나 피타가 바타를 막는다.
감소	예리한 다투 아그니(바타 또는 피타)에 의해 발생. 바타의 질병을 일으킨다.
증가	온화한 다투 아그니(카파)에 의해 발생. 원시 오자스. 카파 질병을 일으킨다.
질적 변화	오자스의 질적 혼란. 오자스의 질적 변화로 오는 모든 도샤의 질병

테자스의 병변

위치 이상	바타질병을 일으키는 가변적 다투 아그니(바타) 또는 카파 질병을 일으키는 온화한 다투 아그니(카파)에 의해 발생
감소	온화한 다투 아그니(카파)에 의해 발생. 카파 질병을 일으킨다.
증가	예리한 다투 아그니(피타 또는 바타)에 의해 발생. 원시 테자스. 피타 질병을 일으킨다.
질적 변화	테자스의 질적 혼란. 테자스의 질적 변화로 생기는 모든 도샤의 질병

말라 Mala

체내에 들어간 음식물은 여러 가지 생리적 작용을 거쳐 소화·흡수되고 나머지는 배설물로 형성되는데 아유르베다에서는 크게 세 가지로 대변(푸리샤Purisha)·소변(무트라Mutra) 그리고 땀Sveda(스베다)으로 나눈다. 이러한 배설물들의 적절한 형성과 배설은 건강을 가늠하는 중요한 요소이다.

인간의 체내에는 약 57퍼센트의 수분이 다양한 모습으로 여러 곳에 존재한다. 예를 들어 체중 60킬로그램의 사람이라면 34리터의 수분을 갖게 된다. 수분들은 대부분 세포내 액이나 세포외액 등으로 몸을 유지하거나 유지하기 위한 기능을 수행한다. 실제 체내외로 흡수되거나 배출되는 양은 하루에 2.3리터 정도이다.

수분의 흡수는 주로 입을 통해 이루어지는데 그 중 3분의 2는 순수한 물이나 음료로, 나머지 3분의 1은 음식물 형태로 흡수된다. 150~250밀리리터 되는 소량의 수분은 음식물 안에 있는 수소의 산화과정을 통해 생성되기도 한다.

수분의 배설은 주변 환경에 따라 달라져서 날씨가 더우면 땀을 많이 흘리게 되고, 날씨가 추우면 땀보다 소변을 통한 배출량이 늘게 된다. 보통의 날씨(섭씨 20℃)를 기준으로 1400밀리리터 정도가 소변을 통해 배설되고, 100밀리리터 정도가 땀으로, 100밀리리터 정도가 대변으로 나간다. 또 나머지 700밀리리터 정도의 수분은 호흡이나 피부로 배출된다.

1 푸리샤

하루에 8~9리터 정도의 수분이 위장관을 통해 흡수된다. 그 중 2리터 정도는 수분의 형태이고, 6~7리터는 타액・위액・담즙・췌액 그리고 소장의 여러 소화액 형태이며 나머지 1리터 정도가 대장에 도달하게 된다. 대장에서는 이 수분 대부분을 다시 재흡수하고 영양물질이 흡수된 나머지 잔류물을 고형의 배설물로 만들어 체외로 보낸다.

아유르베다에서는 푸리샤(대변)의 배설을 관장하는 것은 다섯 가지 요소 중 지라고 여긴다. 가장 활발히 작용하는 바타 도샤는 세 가지 도샤의 균형이 깨져 장 운동이 원활히 이루어지지 않으면 푸리샤의 생성에 영향을 미쳐 질병을 일으키게 된다.

너무 많은 푸리샤 형성은 신중감(身重感)・복통・고창・복명 등의 증상을 일으킨다. 푸리샤의 형성이 잘 안 되어 바타 활동이 떨어지면 복만・기력쇠약・상복부에 지속적인 둔통(鈍痛)이 발생한다.

부적절한 대장 운동은 단지 위장관과 관련된 증상만을 일으키는 것이 아니라, 다른 곳에도 증상을 일으킨다. 관절염・류머티스성 관절염・기관지염・천식・좌골신경통・요통・생리불순・두통・저칼륨혈증・과칼슘혈증・과빌리루빈혈증 등과 같은 대사장애도 일으킬 수 있다.

2 무트라

일곱 개의 다투 중 라사 다투와 락타 다투는 바타 도샤와 각 다투에서 여러 생리과정 중에 만들어진 노폐물을 운반한다. 비뇨기계는 질소 노폐물・염분・칼륨・단백질・중탄산염 등을 소변으로 배설시킨다. 또한 수액의 균형을 도와 혈압을 조절하고 적혈구의 생성에도 영향을 미친다.

소변의 생성은 수분의 흡수가 많은 장에서부터 시작되어 신장을 거쳐 방광에 저장되었다가 배출된다.

무트라의 주요 요소는 수와 화이다. 많은 양의 무트라는 과뇨증過尿症・잦은 소변・방광기능 실조・방광염・신장염 등을 일으킨다. 무트라의 부족은 핍뇨乏尿・신결석・구갈口渴・복통 등을 일으킨다.

3 스베다

스베다는 수가 주된 요소로 작용하는데 메다 다투에서 기원한다. 발한은 노폐물의 배설은 물론 체온조절과 전해질 균형 유지, 피부의 정상 박테리아균의 유지 등을 도와준다.

지나친 스베다는 피부의 정상 박테리아균을 변조시켜 체부백선과 같은 곰팡이 질환을 일으킬 수 있다. 때문에 몸에서 악취・가려움증・발한과다・체온저하 등을 일으킨다. 스베다의 부족은 피부 건조・원형탈모증・피부감각 둔화・몸의 표면에 발열감 등을 일으킨다.

다투의 각종 말라

기원(다투)	생성되는 말라
① 안나Anna(음식물)	대변 · 소변
② 라사Rasa	카파
③ 락타Rakta	피타
④ 맘사Mamsa	카말라스Khamalas(눈 · 귀 · 입 · 코 · 모근의 분비물)
⑤ 메다Meda	땀
⑥ 아스티Asthi	머리카락 · 체모 · 손톱
⑦ 마짜Majja	눈 · 피부 · 대변 중의 유성油性 물질
⑧ 수크라Sukra	말라는 안 되지만 2차성징이 일어남

아그니

아그니Agni는 생물학적 과정이 일어나는 체내의 타오르는 불꽃이다. 인간의 모든 작용인 지성 · 이해력 · 인식 · 건강 · 에너지 · 용모 · 생명력 · 체온 · 면역체계 · 소화 등 생명현상 그 자체에 의존한다.

아그니는 화의 요소다. 음식물의 소화 · 흡수 · 동화작용 · 변형과 감각을 느끼는 것이 주된 기능으로 생명의 중요한 요소이다. 아유르베다에서는 아그니로 젊고 늙음을 말한다.

아그니의 개념은 베다시대로 거슬러 올라간다. 우주의 주된 세 신으로 창조자인 브라마Brahma · 지지자인 비쉬누Vishnu · 파괴자인 쉬바Shiva가 있었다. 그 아래로 우주의 프라나인 인드라Indra와 불의 신 아그니베다Agniveda가 있었다. 그 속에서 아그니는 신들의 시작이요, 우주 의식의 시작이요, 제물의 불이었다. 또 순수의식의 시작이었으며 낮은 수준의 의식과 높은 의식을 연결하는 다리요, 낮은 인간의 자아와 높은 시적 자아를 연결해 주는 다리였다.

아그니는 성숙과 관련된다. 진흙도 불에 구우면 단단하고 오래 갈 수 있듯이 아그니의 기능으로 소화시키면 각 조직은 건강을 오래 유지할 수 있다고 생각했다. 강장제Tonic라는 말은 윤택Tone에서 유래되었는데 아그니를 점화시켜 윤택해지는 것이다. 회춘요법(라사야나 치키차Rasayana Chikitsa)은 아유르베다에서는 매우 중시하는 분야인데 라사야나는 라사 다투로 돌아간다는 뜻이다. 치키차는 치료법으로 돌아가서 아그니를 점화시킨다는 뜻이다.

아그니의 주된 작용 중 하나는 소화력과 섭취한 음식물을 흡수되기 쉬운 형태로 바꾸는 것이다. 많은 질병들이 부적절한 소화기능체계와 소화 시 발생하는 기능적 장애로부터 유래하지만 종종 아그니의 손상으로 오기도 한다. 아그니가 손상되면 소화장애만이 아니라 외부로부터 침입하는 질병인자에 대한 저항력도 떨어진다. 따라서 건강을 유지하기 위해서는 아그니를 충분히 자양해 주는 것이 무엇보다도 중요하다. 아그니의 기능이 잘 발휘될 경우 소화는 물론 적절한 흡수와 순환, 충분한 생명 활동력과 저항력, 좋은 용모와 향긋한 체취가 이루어진다.

그러나 아그니가 손상되었을 경우에는 소화가 잘 안된다. 또 몸과 마음의 생체 내 전일적인 신진대사나 생리적 기능이 원활하게 이루어지지 않게 된다. 그렇게 되면 충분히 소화되지 않은 음식물이 위나 장에서 부패되어 아마Ama라는 독소가 발생하여 좋아 보이지 않는 용모와 거친 호흡·나쁜 체취·변비·장내의 가스·생체에너지의 감소·불안정한 순환·정상적 대사과정을 위한 여러 가지 기능들이 원활히 이루어지지 않는다.

아그니의 기능

팍티 Pakti	음식의 소화·흡수·동화작용과 감각의 수용, 영양물질, 지식, 이해력 생성
다르샤나 Darshana	시각 담당
마트로쉬나 Matroshna	적절한 체온의 유지 (마트라Matra는 측정, 우쉬나Ushna는 온도를 의미)
프라크루티 바르나 Prakruti Varna	체질과 피부색 유지
샤우라이암 Shauryam	확신·용기·용감성 제공
하르샤 Harsha	기쁨·즐거움·웃음·만족감 생성
프라사다 Prasada	정신적인 명료함과 통일감 부여
라가 Raga	흥미·유혹·열정·색감色感 생성
다투 포샤남 Dhatu Poshanam	조직에 영양공급
프라나카라 Pranakara	프라나의 생성과 운용 (호흡)
오자카라 Ojah Kara	오자스의 생성 (면역)
테자카라 Tejah Kara	테자스의 생성 (세포막 흡수와 대사 작용)
붓디 Buddhi	논리적 사고능력 제공
메다카라 Medhakara	지성 유지, 세포의 교류 유지
다이라이암 Dhairyam	인내·지구력·신념 제공
프라바 Prabha	건강이 넘치는 광택 생성
발라 Bala	힘과 생기 제공

아그니는 모두 40종류가 있다. 음식물에 있는 다섯 개의 기본요소(마하부타Mahabhuta)를 소화·흡수하기 위한 다섯 개의 아그니Agni(부타그니Bhuta)가 간에 있다. 그리고 인체 내에서 생리적 기능을 수행하는 일곱 개의 다투Dhatu에 위치한 일곱 개의 다투 아그니가 있다. 또 그것들을 총괄하는 자타라Jathara 아그니가 있는데 위나 소장에서 소화효소의 생성과 모든 음식물의 소화 초기단계를 관장한다.

그 외에도 췌장에서 소화액의 분비에 관여하는 클로마kloma 아그니와 갑상선과 흉선에 있는 자트루Jatru 아그니, 세포막에 있는 필루Pilu 아그니, 세포핵막에 있는 피타라Pithara 아그니, 다섯 개의 감각기관에 있는 인드리야Indriya 아그니 그리고 세 개의 도샤 각각에 있는 하위 도샤 다섯 개씩에 있는 도샤Dasha 아그니와 세 가지 배설물의 배출에 관여하는 세 가지 말라Mala 아그니가 있다.

차라카는 아그니가 몸에 나타나는 상태에 따라 예리한 아그니(틱쉬나Tikshna 아그니)·온화한 아그니(만다Manda 아그니)·가변적 아그니(비샤마Vishama 아그니)·균형적 아그니(사마Sama 아그니) 네 부류로 크게 나누었다. 이것은 인간의 기본 4체질에 따른 것으로 바타 체질(가변적 아그니)·피타 체질(예리한 아그니)·카파 체질(온화한 아그니) 그리고 세 개의 도샤가 잘 균형 잡힌 균형체질(균형적 아그니)이 그것이다.

예리한 아그니는 피타 체질에 주로 보인다. 식욕이 왕성하고 순환력과 소화력이 좋다. 그러나 라사 다투와 락타 다투에서 축적되는 좋지 않은 경향이 있다. 면역상태는 좋으나 설사와 발열이나 염증을 잘 일으킨다.

온화한 아그니는 카파 체질에 주로 보인다. 느린 소화와 식욕부진과 비만의 경향이 있다. 순환력도 떨어지고 질병이 심하게 나타나지는 않으나 울혈·기관지염·독감·일반 바이러스질환 등이 잘 발생한다.

가변적 아그니는 바타 체질에 두드러진다. 장내에 가스가 잘 차고, 복부팽만·변비 또는 복통이나 질병에 대한 저항력이 불안정하다. 뼈나 신경계의 만성 또는 무기력 질환에 걸리기 쉽다.

균형적 아그니는 타고난 세 도샤의 균형체질 뿐만 아니라 세 도샤를 잘 균형 잡게 한 사람에게도 나타난다. 적당한 식욕과 장운동을 하며 뛰어난 에너지의 소유자이며 솔직한 특성을 가지고 있다.

아그니는 불의 성질을 의미하는 피타와 비슷한 경향을 갖는다. 차라카

40개의 아그니

아그니의 종류	동의어와 이름	위치	기능
자타라Jathara 아그니	마하Maha 코쉬타Koshta 카야Kaya 안타라Antara	위 소장	위장관 전체의 소화기능 관장 아하라 라사 생성 몸 전체 아그니를 조절하는 중심 소화력
클로마Kloma 아그니		췌장, 장막총	갈증 수분대사, 췌장 효소분비, 단맛의 소화관장
5대 기본요소 아그니	나바사Nabhasa(공) 바야비야Vayavya(풍) 테조Tejo(화) 아포Apo(수) 파르티바Parthiva(지) 판차부타Pancha Bhuta	간	음식에서 몸에 유용한 다섯 요소로 변환 다양한 간의 효소작용
자트루Jatru 아그니		갑상선 흉선	부타 아그니와 다투 아그니 연계 몸의 대사작용 관장: 면역력 유지
7개의 다투Dhatu 아그니	샵타Shapta 다투 아그니	각 다투의 경계막	조직 자양, 조직대사 유지 미성숙 조직을 성숙조직으로 변이시킴
필루Pilu 아그니		세포막	세포막의 투과성 유지 음식, 물, 공기 입자를 세포 속으로 투과하여 세포자양
피타라Pithara 아그니		세포핵막	세포의 영양물질을 의식Consciousness으로 변이시킴
5개의 인드리야Indriya 아그니	5개의 감각에 각각 하나씩 샤브타Shabda(청각) 스파르샤Sparsha(촉각) 루파Rupa(시각) 라사Rasa(미각) 간다Gandha(후각)	감각기관	감각적 자극을 경험하고 소유하던 이해력으로 치환시킴

15개 도샤(Dosha) 아그니	세 개의 도샤 각각에 5개의 세부도샤	각 도샤의 세부도샤 간, 위, 골수, 혈액의 란자카 아그니 포함	란자카 아그니의 기능 오래된 적혈구로부터 헤모글로빈 추출 쓸개즙 생성
3개의 말라(Mala) 아그니	무트라(Mutra, 소변) 푸리샤(Purisha) 또는 키타(Kitta, 대변) 스베다(Sveda, 땀)	방광, 결장 땀샘	배설

개론서에는 장군(아그니)과 병사(피타), 불(아그니)과 불꽃(피타)의 관계라고 했다. 곧 피타는 아그니가 발현하는 현상이나 도구에 해당한다.

과식·지나친 소식·부적합한 때의 식사·영양 결핍식·이전에 먹은 음식물이 다 소화되기 전에 하는 식사·지나친 수면·지나친 성생활·지나치게 덥거나 추운 기후·분노·사별·지나치게 번잡하거나 부적절한 생활환경·정신적·사회적 행동에 대한 제약·식생활의 난폭한 변화 등은 아그니의 기능을 손상시킨다.

아마

아유르베다에서는 내인성 질병의 가장 중요한 인자로 아마Ama를 꼽는다. 아마는 외부로부터 유입 또는 침투된 독소나 체내에서 아그니의 저하나 음식물의 부적합, 노폐물의 비정상적인 증대, 도샤의 혼란 등으로 발생한 모든 독소를 가리킨다. 아마의 사전적 의미는 날 것 또는 조리되지 않은 것, 덜 자란 것 그리고 소화되지 않은 것 등을 말한다.

다투의 아그니가 충분하지 않을 경우 소화가 단계적으로 진행되는 7개의 다투 과정에서 아마를 만들어낸다. 또 정신작용 중에 어떠한 방해를 받거나 해소되지 않은 감정을 간직할 때도 미묘한 아마가 발생한다.

아마가 만들어졌다는 것은 대변이 잘 생성되지 않거나 호흡이 순조롭지 못하거나 식욕이 비정상적이거나 혀에 설태舌苔가 있는 것으로 알 수 있다. 소화되지 않은 물질들은 쌓여 있다가 발효되어 혈류를 통해 이동하면서 여러 가지 질병을 일으키기도 한다.

체질에 따라 아마는 여러 부위에 나타나며 질병의 모습도 다르다.

카파 체질의 경우, 위의 점액과 같이 쌓여 있다가 폐나 다른 부위에 카파성 질환을 일으킨다. 피타 체질의 경우, 아마는 산Acid과 같이 소장에 축적되었다가 간이나 혈액 또는 다른 부위에 여러 가지 피타성 질환을 일으킨다. 바타 체질의 경우, 가스와 같이 대장에 축적되었다가 혈액이나 신경조직에 다양한 바타 질환을 일으킨다.

흰색 설태의 존재 여부로 소화관의 상태를 보기도 한다. 혀 전체에 하얗게 설태가 덮였을 경우 몸 전체에 아마가 생긴 것이다. 혀의 뒤쪽 3분의 1에 설태가 있다면 대장에 아마가 생긴 것이다. 그리고 혀에 갈색 설태가 덮였다면 바타에 장애가, 입이나 몸에서 악취가 나는 것은 체내에 아마가

● 인체의 형태적인 면에서 본 세 도샤의 특성

	바타	피타	카파
골격	가늘거나 매우 작고 덜 발달된 체격	중간. 보통으로 발달된 체격	두툼하고 크고 잘 발달된 넓은 체격
몸무게	가벼운 형. 뼈가 드러나는 체격	중간형. 좋게 보이는 근육질	무겁고 약간 비만형
용모	검고 둔해 보임	발갛고 혈색이 좋음	창백하고 하얗다
피부	건조하고 거칠며 얇고 갈라짐. 벗겨져 떨어지기 쉬움	따뜻하고 습하며 윤기 있고 부드러움. 사마귀나 주근깨, 여드름이 많음	두툼하고, 희고 습하며 차고 매끄럽다
머리카락	건조하고 성기며, 검고 곱슬머리이며 짙은 갈색으로 똘똘 말려있음	부드럽고 좋으며 옅은 갈색이나 빨갛다. 일찍 머리가 희거나 대머리가 됨	풍성하고 두꺼우며, 기름지고 물결모양으로 보통 갈색
머리	작고 무름	보통	크고 단단함
이마	작다	주름이 많음	크다
눈	작고 흐릿하며 건조하다. 갈색·흑색으로 불안정함	날카롭고 뚫어보는 듯함. 붉은 공막(鞏膜), 녹색이나 회색.	크고 공격적이거나 매력적. 푸르거나 흰색의 공막
눈썹	얇고 건조하며 단호함	중간	두껍고 크고 기름지며 단호하고 무성함
결막	갈색·청색	적색·황색	백색
코	얇고 작고 구부러짐	중간	두툼하고 크며 단단하고 기름짐
입술	얇고 작고 건조하고 불안정하며 색이 어두운 편	중간. 부드럽고 핑크색	두툼하고 크고 매끄러우며 단단함
혀	흑색·갈색의 설태	적·황록색의 설태와 설질	백색의 설태와 설질
치아	구부러지고 크다. 앞으로 나오거나 뒤로 들어간 잇몸	중간 크기. 출혈이 잘 되고 노란색의 잇몸	크고 희다 치열이 좋다
어깨	얇고 작으며 처져 있음	중간	두툼하고 넓으며 단단함
가슴	얇고 좁으며 처져 있음	중간	두툼하고 넓으며 잘 발달되어 있음
팔	얇고 작고 뼈가 보임	중간	크고 두툼하고 길며 잘 발달됨
손	작고 건조하고 차며 주름이 많고 불안정함	중간. 따뜻하고 발갛고 촉촉함	크고 두터우며 원기 있고 차며 단단함
다리	작고 단단함	다부지지 못하고 부드러움	단단하고 균형 잡히고 둥글다
발	작고 건조하고 거침	중간. 부드럽고 핑크색	크고 두툼하고 견고함
관절	얇고 작고 소리가 남	중간. 부드럽고, 다부지지 못함	크고, 두툼하고 잘 결합됨
인대	명료하게 보임	중간 정도	잘 보이지 않음

혈관	얕게 떠있으며 그물처럼 보인다	중간 정도	깊이 있어서 보기 힘듦
복부	야위고 딱딱함	중간 정도	살지고 부드럽다
식욕	불규칙. 별스러움	강하다. 못 먹었을 때 더욱 드러남	일정. 식사를 안 해도 큰 변화가 적다.
목소리	약하고 낮으며 쉰 목소리. 떨리는 소리, (말이 힝힝 하듯) 우는 소리	날카롭고 곱다	기쁘고 깊고 낭랑한 소리
대화	수다스럽고 빠르며 끼어들기 좋아함	정확하고 따지기 좋아하며 설득력 있고 날카로우며 웃기 잘함	느리고 반복적이며 낮고 조화롭다. 노래하듯
기호(맛)	달고 짜고, 많이 먹음, 기름진 음식	달고, 가볍게. 따뜻하고 쓴맛	건조하고 저지방식. 달고 향료가 많은 음식
수면	단절, 불면 5~7시간	정상. 6~8시간	숙면. 깨기가 힘들 정도
기억력	짧다. 잘 잊음	보통. 명료함	길다
스트레스에 대한 감정 반응	공포, 근심, 걱정	분노・질투・불안	만족, 단아함, 느림
정신적 성향	의문형・이론적	결단형, 예리한 분별	논리적・완고함
꿈	비행・질주・공포・악몽	분노・폭력・태양・열정적	낭만・물・바다・감상적
정력(性)	잦은 열망, 낮은 에너지	중간・격정적・열정적	주기적・가끔・좋은 힘・헌신적
경제성	빨리 소비. 가난. 푼돈형	중간형. 부유	저축형・부유・음식에 사용
걸음	잦고 짧은 보폭. 속도가 빠름	엄중하고 단호함. 중간	느리고 건실함. 우아함
싫어하는 기후	춥거나 바람 불고 건조한 기후	덥고 햇볕 나는 기후	춥고 축축한 기후
질병 경향	신경계 질환・동통(疼痛)・관절염. 정신적 불안정	발열・감염・염증・피부질환	호흡기 질환. 천식. 부종. 비만
맥	빠르고 가늘다. 뱀 모양의 맥박	약동적이고 강하다. 개구리 맥박	느리고 깊다. 백조 맥박

있다는 징조이다.

　아유르베다 의사들은 아마를 제거하고 아그니의 균형을 맞추기 위한 처방으로 약을 사용한다. 대부분의 약은 소화력을 좋게 하는 것들이다. 또 아마를 없애거나 생성을 억제할 수 있는 향료들도 사용한다. 쓴맛이나 강한 매운맛은 아마를 없애거나 줄여준다. 또 떫은맛도 아마를 줄이는 효능이 있는데, 체외로 배출시키지 못하고 체내에 저류시킨다. 반면에 단맛은 아마를 증가시키는데 가장 큰 영향을 미친다. 짠맛과 신맛은 발효를 잘 시킨다.

프라크루티(체질)

　사람은 유전자·식이요법·생활방식·부모의 임신 중 감정 등 여러 요소에 의해 바타·피타·카파의 비율과 조합이 결정된다. 세 도샤의 조합은 체질Prakruti을 만들고 체질은 정신적 성격과 기능적 습관을 만든다.

　평생에 걸쳐 특별한 이유가 없는 한 바뀌지 않는 체질은 바타(V)·피타(P)·카파(K)의 비율이 많고 적음에 따라 순서와 숫자를 붙여 표기한다. 예를 들면 바타·피타·카파의 순으로 많다면 V3P2K1로 피타와 카파가 같고 바타가 작다면 P3K3V1로 표기한다.

　도샤에 바탕을 둔 체질은 비록 도샤의 비율이 같더라도 표현에 있어서는 어느 한 사람도 같은 사람이 있을 수 없다. 예를 들어 바타 비중이 제일 큰 사람이라도 바타의 여러 성질 중 어떤 사람의 경우에는 건조함이, 어떤 경우에는 찬 성질이, 어떤 경우에는 움직임이 두드러진 성질로 나타날 때 서로 다른 모습으로 보인다. 그러므로 체질은 같더라도 생활이나 습관은 다양하게 나올 수 있다.

타고난 체질과 현재의 생활이나 음식습관이 같다면 건강을 유지할 수 있다. 그러나 현재 상태가 선천적 체질과 같지 않다면 건강을 잃게 된다. 이와 같이 본래 체질과 현재가 같지 않은 상태를 비크루티Vikruti라 한다. 아유르베다 의사는 환자 본래의 프라크루티와 균형이 깨진 비크루티를 여러 진단방법으로 정확히 판단하고 올바른 방법으로 치료와 지도를 한다면 어떤 체질이라도 최상의 건강을 유지할 수 있다고 한다.

프라크루티는 어떠한 기준으로 나누느냐에 따라 네 종류로 나뉜다.

1 잔마Janma 프라크루티

카르마Karma 프라크루티라고도 하는데, 업으로 해석되는 카르마의 영향력이 체질에 반영된다는 견해다. 사람이 날 때와 죽을 때 육체나 정신적·영적으로 영향을 끼치는 카르마의 힘에 의해 결합된다.

명상과 같은 카르마를 없앨 수 있는 집중의 불꽃이 있지 않는 한 카르마의 결합을 벗어날 수는 없지만, 유전적 원인이므로 부모 노력에 따라 영향을 받을 수 있다.

2 데하 프라크루티

현생의 몸을 기준으로 한 체질이다. 임신 중 식이요법이나 생활태도·환경·정신 상태와 감정 상태가 태아에게 전달되어 체질이 형성된다는 것으로 전생의 업이 작용하는 잔마 프라크루티와는 구별된다.

데하Deha 체질은 카르마가 아닌 행동을 의미하는 다르마Dharma의 작용이 중요하다. 모체의 행위가 아기의 체질에 영향을 주는데 언청이나 척추 이분증二分症과 같은 질환은 태아기에 모체의 도샤 악화가 원인이라고 설명한다.

3 도샤 프라크루티

태어나면서 태아가 첫 호흡할 때 존재하는 도샤Dosha의 비율로써 구별하는 체질로 계절・시간・장소・날짜・행성의 기질이 영향을 준다. 도샤 프라크루티는 데하 프라크루티를 바타・피타・카파로 표현한 것이다.

4 마나스 프라크루티

정신적 체질에 해당하는데 세 구나(사트바・라자스・타마스)로 표현한다. 사트바의 특성은 명료하고, 조심성 있으며, 민첩하고, 사랑과 열정, 협동심이 있다. 라자스의 특성은 자기중심적이고 이기적이며 불안하다.

라자스는 관찰자와 피관찰자, 주체와 물체 사이에서 이루어지는 이분법적 움직임이다. 타마스의 특성은 둔중・침울・억울・슬픔・게으름이다. 타마스는 경험을 바탕으로 한다.

마나스Manas 체질도 유전적 코드다. 수정이 될 때 부모로부터 바타・피타・카파가 옮겨진다. 우주 마음의 사트라・라자스・타마스도 옮겨진다. 우주 마음의 세 구나는 완벽하게 조화롭고 질적・양적으로 최상이다. 그러나 과거의 업에 영향 받는 인간의 영혼은 그렇지 않아서 의식의 바다에서 일어나는 작은 물거품 같은 업연業緣을 형성한다. 그러므로 비록 유전적으로 부모의 영향 아래 있지만 자신의 노력으로 우주의 마음을 얻도록 노력하면 평화와 기쁨을 얻을 수 있다. 명상이나 요가・영적 스승의 가르침이 이러한 결과를 얻는데 도움이 된다.

라사 · 비랴 · 비파카 · 프라바바

아유르베다에서는 약초나 음식물을 단순히 에너지란 측면으로 이해하며 세 가지로 구별한다. 음식물이나 약초를 구성하고 있는 구성요소에 의한 맛Rasa과, 그 맛에 나타나는 효능을 찬 것 또는 더운 것으로 구분한 것Virya, 그리고 소화 후의 효능Vipaka 등이다. 이 기준으로 많은 약물과 음식물은 쉽게 이해되고, 더 나아가 몸에 필요한 경우 정확하게 공급된다. 그러나 어떤 물질들은 라사Rasa · 비랴Virya · 비파카Vipaka의 개념으로는 설명되지 않는 아주 미묘한 효과를 우리 몸에 주기도 한다. 아유르베다의 옛 성현들은 이것은 논리나 과학으로 설명할 수 없는 미묘한 에너지라는 뜻인 프라바바Prabhava라고 불렀다. 이러한 개념들을 잘 이해하는 것은 아유르베다 의학의 치료에 있어서 아주 중요한 요소가 된다.

1 라사(맛)

산스크리트어에서 라사라는 말은 '본질적 부분 · 원기 또는 정수 · 음식의 즙 · 생기를 돋우는 액체 · 연금약액鍊金藥液' 등 여러 의미를 가진다. 따라서 라사란 약물이나 음식물의 본질을 표시하는 것이며, '음악적 · 미술적 · 예술적'이란 의미로도 쓰이는데 아유르베다에서는 이것을 생체에 힘을 불어넣는 작용으로 해석하기도 한다.

맛은 수분의 상태로 혀를 통해 신경계를 자극하여 인식되는데, 우리 몸의 생기를 증진시키고, 정신을 맑게 유지시키며, 소화를 시키는 아그니에 자극을 주어 적절한 소화과정이 진행되도록 한다. 아유르베다에서는 음식물이나 약물에서 느낄 수 있는 맛을 여섯 가지로 구분한다. 긴장을 완화시켜 주는 단맛(甘味)과 진통과 자극완화 효과가 있는 짠맛(鹹味), 자극효과가 있는 신맛(酸味), 이뇨와 발한 그리고 자극과 어혈을 풀어주는 파어(破瘀) 효과가 있는 매운맛(辛味), 해독작용과 이뇨 그리고 체질개선에 효과가 있는 쓴맛(苦味), 지혈과 과도한 분비를 억제하는 떫은맛(떫은맛)으로 나눈다.

단맛은 설탕이나 크림·전분·우유·버터 기름·버터·쌀·포도 등에 많다. 다섯 가지 요소 중 지와 수로 구성되어 있다. 짠맛은 소금에 많은데 화와 수의 요소로 구성되어 있다. 요구르트나 레몬·치즈·식초에 많은 신맛은 지와 화로 이루어져 있다. 향신료나 후추·생강에 많은 매운맛은 화와 풍으로 이루어져 있다. 시금치나 녹색채소·가지, 인도에서 나는 심황에 많은 쓴맛은 공간(아카샤)과 풍으로 구성되어 있다. 떫은맛은 콩·석류·감·꿀 등에 많은데, 지와 풍으로 이루어져 있다.

세 도샤도 맛에 의해 영향을 받는다. 같은 요소로 구성된 맛에 의해 증가되고, 반대 요소로 구성된 맛에 의해 감소된다. 바타는 매운맛·쓴맛·떫은맛에 의해 증가되고, 단맛·신맛·짠맛에 의해 감소된다. 피타는 신맛·짠맛·매운맛에 의해 증가하고, 단맛·쓴맛·떫은맛에 의해 감소한다. 카파는 단맛·신맛·짠맛에 의해 증가하고, 매운맛·쓴맛·떫은맛에 의해 감소한다.

여섯 가지 맛은 소화될 때 순서에 따라 흡수된다. 그 중 단맛이 제일 먼저 흡수되는데 특히 설탕의 단맛이 가장 빨리 흡수된다. 그렇기 때문에 단맛을 섭취할 경우 제일 먼저 먹어야 효과적이다. 다음으로는 짠맛이 흡수되는데 그것은 위(胃)에서 단맛으로 바뀐다. 신맛은 음식물이 소장으로 들어갈 때 세 번째로 흡수된다. 매운맛은 음식물이 대장으로 들어갈 때 흡수된다. 그래서 신맛이나 매운맛의 향신료는 식사 중간에 섭취하는 것이 좋다. 쓴맛과 떫은맛은 맨 마지막에 소화되어 변을 생성할 때 도움을 준다. 그렇기 때문에 식사 후 떫은맛의 차를 마시면 좋다. 그러나 식사 처음에 먹게 되면 식욕을 떨어뜨리고(쓴맛의 경우 소량을 먹을 경우에는 그렇지 않다), 소화 기능을 약화시켜 영양분의 소화흡수를 억제시킨다. 이와 같은 견해라면 식사할 때 샐러드는 끝에, 디저트는 처음에 먹는 것이 더욱 효과적이다.

질병을 앓게 되면 입맛을 잃게 되고, 소화력인 아그니의 힘이 약해져서 소화가 안 된 상태의 병적 독소인 아마가 발생하게 된다. 그러므로 적절한 맛을 통한 체내의 저항력이나 병적 요소의 제거는 아유르베다에서는 매우 중요한 치료이다.

맛과 맛의 작용

맛	속성	예	작용	이상
단맛 (지+수)	시원함	밀·쌀·젖·과자·설탕·대추야자·감초뿌리·붉은 정향丁香·박하	동화작용: 바타와 피타를 감소시키고 카파를 증가시킨다. 인체에 조화를 주며, 라사와 물과 오자스를 증가시킨다. 활력을 증진시키고 갈증을 해소시킨다. 후끈후끈한 감각을 일으키며, 인체를 부드럽게 하고 인체에 영양을 공급한다.	체중증가·지나친 수면·몸이 무거움. 무기력·식욕 상실·기침·당뇨·근육의 비정상적인 성장
신맛 (지+화)	뜨거움	요구르트·치즈, 녹색 포도·레몬·부상화Hibiscus·장미열	동화작용: 바타를 감소시키고 피타와 카파를 증가시킨다. 음식에 감칠맛을 주며, 식욕을 자극하고 마음을 예민하게 한다. 감각기관을 강화시키며 소화액과 타액 분비를 일으킨다. 가볍고	갈증 증가·치아의 과민성·눈이 감김·카파의 액화·혈액에 독성 유발·부종·궤

		매 · 태머린드 Tamarind	뜨거우며 미끄럽다.	양 · 가슴앓이 · 산성과다
짠맛 (수+화)	뜨거움	소금 · 암염 · 해초	동화작용: 바타를 감소시키며 피타와 카파를 증가시킨다. 소화에 도움을 주고 경련을 저지시키는 작용을 하며 완화제로 쓰인다. 타액 분비를 촉진한다. 다른 맛의 효과를 느끼지 못하게 한다. 수분을 함유하며 무겁고 매끄럽고 뜨겁다.	혈액의 이상, 기절을 일으키고 몸을 덥힘, 피부 질환의 증가, 염증 유발, 위궤양, 발진, 여드름, 고혈압
매운맛 (화+풍)	뜨거움	양파 · 무우 · 칠리 · 생강 · 마늘 · 고추	이화작용: 카파를 감소시키고 바타와 피타를 증가시킨다. 구강을 청결하게 유지해 주며, 음식물의 소화와 흡수를 촉진한다. 혈액을 정화하고 피부질환을 치료한다. 응혈을 제거하는데 도움이 되며 인체를 정화시킨다. 가볍고 뜨거우며 매끄럽다.	열의 증가 · 발한 · 기절 · 목 · 위 · 심장에 후끈후끈한 감각 · 위궤양 · 현기증 · 무의식
쓴맛 (풍+공기)	시원함	민들레뿌리 · 엉겅퀴 · 대황 · 신선한 심황의 뿌리 · 호로파 · 용담초 · 우이대황 牛耳大黃	이화작용: 피타와 카파를 감소시키고 바타를 증가시킨다. 더운 맛을 더 잘 느끼게 해주며 항독성과 살균성이 있다. 기절했을 때의 각성제 역할을 하며 가려움증이나 후끈후끈한 감각을 해소시킨다. 가볍고 차갑다.	거치름 · 체중 감소 · 건조함 · 골수와 정액의 감소 · 현기증을 일으켜 무의식 상태를 일으킴
떫은맛	시원함	덜 익은 바나나 · 석류 · 몰약 · 심황 · 백반	이화작용: 피타와 카파를 감소시키며 바타를 증가시킨다. 진정시키는 작용이 있지만, 변비증을 일으키며 혈관을 응축시킨다. 또 혈액을 응고시키기도 한다. 건조하고 거칠며 차갑다.	구강의 건조 · 팽창 · 변비증 · 언어장애 · 떫은맛이 지나치게 강하면 심장에 악영향을 끼칠 수 있다.

2 비랴(효능)

라사의 라Ra는 맛·찬양·식욕을 의미하고, 사Sa는 즙汁·분비액을 의미한다. 라사는 입의 분비물과 관련되는 맛이다. 음식물이 혀에 닿을 때 첫 번째로 경험하는 맛으로, 라사는 맛·멜로디·경험·이해력·흥미·열정·식별·감정·즙·원형질(라사 다투)·수은(무겁고 액체성의 금속)·정자·에센스와 같은 심오한 의미를 지닌다.

아유르베다 철학에 의하면 물은 차갑고 맑으며 아무런 맛도 없다. 태양에 의해 증발되어 구름이 되었다가, 천둥·번개에 의해 전기 화학적 변화로 비가 될 때 물분자는 다섯 가지 기본요소를 띠게 된다. 여섯 가지 맛은 다섯 요소를 모두 갖고 있지만 맛에 따라 우월한 요소가 있다. 단맛에는 지地와 수水가, 신맛에는 지地와 화火가, 짠맛에는 수水와 화火, 매운맛에는 풍風과 화火, 쓴맛에는 풍風과 공空, 떫은맛에는 풍風과 지地가 우세하다.

화와 풍, 공은 가벼운 성향을 띠는 요소로 위로 상승하는 운동성을 지닌다. 이 요소들이 우세한 맛을 섭취하면 몸 위쪽의 도샤 에너지를 움직여 가벼움을 느끼게 한다. 반대로 지와 수는 무겁고 아래로 향하므로 이 요소가 우세한 맛을 섭취하면 몸 아래쪽에 영향을 주어 무거움을 느끼게 한다.

아유르베다에서는 혀의 부위에 따라 보다카 아그니에 의해 느끼는 맛이 다르다고 한다. 각 부위에서 느끼는 맛은 해당기관으로 메시지를 전해 활동성 있게 만든다. 혀의 앞 끝부분은 단맛을 느끼는데, 이것은 갑상선과 폐첨부肺尖部를 자극한다. 신맛은 폐의 중간엽과 하엽에, 짠맛은 신장에, 매운맛은 위와 심장에, 쓴맛은 췌장과 비장·간에, 떫은맛은 대장을 자극한다.

단맛을 많이 섭취하면 나태·갑상선 기능저하·체중증가·비만을 부

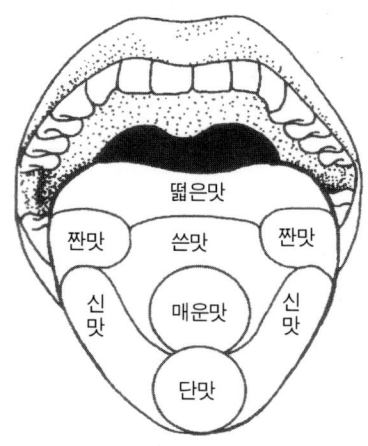

[그림 5] 혀의 여섯 가지 맛 배속

르고, 지나치게 신맛을 섭취하면 폐울증, 너무 짠맛은 신장을 약하게 하고 부종을 일으킨다. 매운맛은 심장의 순환력을 자극하기 때문에 쉽게 배가 고프고, 위가 쓰릴 수 있다. 쓴맛을 너무 많이 섭취하면 췌장·비장·간을 약하게 하고, 떫은맛을 너무 많이 섭취하면 변비를 초래한다.

트리팔라Triphala라는 약제 중 과일로 만든 것에는 짠맛을 제외한 다섯 가지 맛이 들어 있다. 매일 반 찻숟가락을 잘 때 먹으면, 라사 다투의 상태에 따라 다른 맛을 느끼게 된다. 만약 라사 다투에서 쓴맛이 모자란다면 트리팔라의 맛이 쓰게 느껴지고, 신맛이 모자라면 시게 느껴진다. 또 트리팔라가 달게 여겨지면 노폐물인 아마가 없고, 모든 다투가 균형 잡힌 것으로 더 이상 먹을 필요가 없게 된다.

① 단맛

마두라Madhura는 달다는 뜻 외에 즐겁고, 매력적이고 아름다우며, 긍정적이고 선율적이란 뜻도 있다. 지와 수의 요소로 구성되어 있고, 무겁고 차며 윤기 있는 성질을 갖는다. 바타와 피타를 진정시키고 카파를 증가시킨다. 꿀이나 설탕·대추·메이플 시럽 등에 많고 쌀·우유·보리에도 풍부하다.

사랑은 단맛이다. 그래서 사람들은 사랑을 '허니Honey'라고 부른다. 단맛은 오자스를 증가시킨다. 사마디Samadhi도 단맛이다. 단맛은 기운을 증가시키고 다투를 잘 자라도록 한다. 감각과 외모와 피부·모발·목소리도 좋게 한다. 집착에 빠지는 것을 진정시키는 것은 단맛의 찬 성질 때문이다. 매운맛의 화끈거리는 열감도 약간의 단맛이 있으면 가라앉는다. 또 견고함을 바탕으로 에너지와 생기를 북돋아준다.

단맛을 너무 많이 섭취하면 카파를 지나치게 증가시켜 감기·기침·울혈·몸이 무겁게 느껴지는 신중감·식욕부진·게으름·비만을 일으키고, 비정상적인 근육의 증가·종양·부종·당뇨병도 일으킨다. 또 갈증이나 지나친 수면, 박테리아나 곰팡이와 같은 균들을 증식하게 한다. 심장·신장·뇌·췌장에 여러 질병을 일으키기도 하고, 고콜레스테롤·고지혈 증상도 만들 수 있다. 정서적으로 단맛은 사랑과 열정·기쁨·행복·찬양의 태도를 갖게 한다. 그러나 지나치게 많이 섭취하면 집착·소유욕을 일으키기도 한다.

② 신맛

지와 화의 요소가 강하다. 시고·발효한다는 의미인 아믈라Amla는 바타를 감소시키고 피타와 카파를 증가시킨다. 신맛은 처음엔 카파를 태우지만, 오랜 시간 섭취하거나 많은 양을 섭취하면 카파를 증가시킨다. 신맛은 액체성으로 가볍고, 열이 있으며 윤기 있는 성질을 갖는다. 신진대사를 자극하며, 요거트나 치즈 등 덜 익은 과일이나 레몬류에 많다.

신맛을 먹으면 감각이 예민해지고 침이 분비되어 식욕이 증진된다. 배에 찬 가스를 제거하고 근육의 경련을 막아주기도 한다. 온 몸에 기운을 북돋으며 심장을 자양하고 마음을 활기차게 만든다. 신맛을 적게 섭취하면 소화 분비액을 증가시키고, 많은 양의 카파를 제거하지만, 신맛을 많이 섭취하면 세포막을 건조시키고 울혈을 가져온다.

신맛은 피타 체질 사람에게는 피타를, 카파 체질은 카파를 증가시킨다. 지나친 신맛의 섭취는 너무 예민한 치아·심한 갈증·과산증·심번·탄산 또는 토산·위염·궤양성 장염·궤양 등을 일으킬 수 있다. 신맛의 발효작용은 혈액이나 피부에 독소작용을 일으켜 피부염·여드름·홍조·습진·뾰루지·건선을 일으킬 수 있다. 또 위·인두·가슴·심장·방광·요도에 작열감도 느낄 수 있으며, 너무 많이 섭취하면 설사·이질·부종·폐의 울혈 등도 발생할 수 있다.

신맛은 정서적으로 이해력·식별력·인지력 등을 발휘시킨다. 그러나 너무 많은 신맛의 섭취는 비판적이거나 질투가 섞인 예민한 정서를 만들고, 침거하거나 지나치게 활동적으로 만들 수도 있다. 거래에 있어서 거절할 생각을 가질 때 입에서 신맛을 느끼기도 한다.

③ 짠맛

짠맛Lavana은 수와 화의 요소가 강한 것으로, 열이 있고 무거우며 윤택하면서 친수성이 있다. 바타를 줄이고 카파와 피타를 증가시킨다. 화학염·천연염·암염·깨소금·해조염·타마리Tamari에 짠맛이 많다. 아유르베다에서는 미네랄 암염을 추천한다.

수의 요소 때문에 짠맛은 이완효과가 있고, 화의 요소로 인해 항경련 효과도 있다. 단맛과 마찬가지로 강장효과가 있다. 소화와 노폐물의 배출을 도와주며, 장내 가스를 제거해 준다. 하지만 조금만 양이 많아도 다른 맛의 효능을 무효화시킬 만큼 강하므로 조금만 섭취해야 한다.

짠맛은 체내 수분의 전해질 균형과 성장 그리고 근육의 힘에도 필요하다. 너무 많이 짠맛을 섭취하면 체내 수분의 저장을 증대시켜 피타와 카파를 지나치게 많게 한다. 때문에 혈액의 점성도가 높아지고, 혈관 벽이 좁아져 고혈압을 발생하게 하는데, 이로 인해 부종·작열감·어지러움·주름·궤양·출혈 등이 나타날 수 있다. 또 피부가 나빠지고 피타의 증가로 인한 탈모도 생긴다.

정서적으로 짠맛은 영혼·확신·용기·열정·흥미 등을 일으키는데, 무염식을 하면 둔마감·우울·활동력 저하를 느낄 수 있다. 또 피로·흥미소실·부드러운 생활태도도 나타난다. 짠맛의 지나친 섭취는 단맛에서와 마찬가지로 심장 박동수 증가·탐닉과 같은 카파 질환과 불안정 같은 피타 질환이 발생한다.

④ 매운맛

매운맛(Katu)은 화와 풍의 요소가 강하며 가볍고 건조하고 열의 성질을 갖고 있다.

카파를 진정시키고 피타와 바타를 흥분시킨다. 처음에 소량 섭취하면 열감으로 인해 바타가 진정된다. 그러나 오랜 시간 섭취하거나 너무 많이 섭취하면 피타와 함께 바타도 증가되어 건조한 상태를 만든다. 여러 종류의 후추가 들어간 향신료와 겨자·생강·양파·무·마늘에 풍부하다.

다이어트 중에 섭취하면 아그니를 점화시켜 소화와 흡수력을 높여준다. 분비액을 증가시켜 코의 부비동을 깨끗이 하며 카파 도샤를 용해한다. 순환을 돕고 혈전을 녹이며 지방을 분리시키며, 노폐물의 배출도 돕는다. 이 밖에도 매운맛은 혈액을 맑게 하고 항경련·항구충 효과가 있다.

매운맛의 부작용은 성적 능력을 떨어뜨려 정자나 난자가 죽거나, 작열감·숨가쁨·어지러움·딸꾹질·피로·갈증을 일으킬 수 있다. 피타가 증가하면 설사·심번·오심이, 바타가 증가하면 어지럼증·떨림·불면·근육통이 생길 수 있다. 소화성 궤양·대장염·피부질환도 지나치게 흡수하기 때문에 발생한다. 날카롭고 관통하는 성질의 매운맛은 염증이나 궤양을 일으켜 암으로 발전하게도 한다. 그러므로 암환자는 매운 음식을 조심해야 한다.

정서적으로는 열정, 생기를 생성하고, 장애를 제거하며 인식을 맑게 한다. 뜨겁고 예리하며 관통하는 성질로 증명하고, 조사하며 요구하고, 탐험하며 집중하는 정서를 도와준다. 그러나 매운맛을 지나치게 섭취하면 분노·폭력·불안정·질투·난폭함·경쟁적인 마음을 일으킨다. 이러한 것은 마음속의 피타의 라자스 성질 때문인데, 만약 자주 화를 낸다면 매운 것을 멀리하고 단맛으로 차분하고 진정하게 해야 한다.

⑤ 쓴맛

쓴맛(Tikta)은 풍風과 공空의 요소가 두드러지고, 차고 가벼우며 건조한 성질이 있다. 바타를 증가시키지만 피타와 카파는 감소시킨다. 쓴맛은 다른 모든 맛의 섭취를 좋게 하는데, 약간의 쓴맛으로도 다른 맛들을 좋게 만들기 때문이다.

쓴맛 자체는 맛은 없지만 다른 맛을 좋게 만들고, 항독성, 항균효과가 있다. 작열감과 가려움증·어지럼증·난치성 피부질환 치료에 도움이 될 뿐만 아니라 항염·항열병의 작용과 진정효과·간청소 기능이 있다. 또 근육과 피부를 견고하게 한다. 지방이나 골수·소변·대변의 배출로 인해 몸이 건조해질 수 있다. 당뇨병에 님Neem잎이나 심황뿌리를 사용하면 췌장을 도와 혈당 조절을 할 수 있다.

쓴맛의 건조하고 가벼운 성질은 아그니를 점화시키고, 찬 성질 피타를 진정시킨다. 또 액체를 만드는 성질은 낮은 아그니를 동반한 피타의 고조 상태에 좋다.

쓴맛은 저절로 구토를 일으킨다. 쓴맛을 너무 많이 섭취하면 다투가 고갈되고 어지럼증이나 의식불명 상태를 일으킬 수 있다. 또 지나친 건조함이나 거칠음·위약함이 발생할 수 있다. 쓴맛에는 항박테리아·항바이러스 작용이 있는데 이것이 항생제가 쓴맛을 띠는 이유이다. 쓴맛은 혈액이나 골수에 질병을 일으키기도 하여 골다공증이 일으키기도 한다. 또 성적 에너지를 떨어뜨려 정자의 생성을 방해하기도 하는데, 요가수행자나 금욕주의자들이 쓰디 쓴 님잎을 섭취하는 이유이다.

정서적으로 마음을 금욕하도록 하고 유혹에서 벗어나도록 한다. 욕망에 대해 반감과 자아의식을 길러준다. 외부세계로의 마음이나 감각을 내면세계로 돌려준다. 그러나 쓴맛을 지나치게 섭취하면 남을 믿지 않고 혐오하며 부정적인 정서를 갖게 되어 반감·분리·고독·독신주의 같은 경향을 보이기도 한다.

⑥ 떫은맛

떫은맛(Kashaya)은 풍과 지의 요소가 강하며, 차고 건조하고 무거운 성질을 지닌다. 피타와 카파를 감소시키고 바타를 증가시킨다.

떫은맛은 흡수를 촉진하고 변을 굳게 한다. 설사나 이질이 있을 때 떫은맛의 과일을 사용하는 것은 이러한 이유 때문이다. 떫은맛은 항염과 충혈완화 효과가 있다. 때문에 궤양을 치료하며 지방을 긁어내는 효과가 있다. 아울러 혈전을 만들고 혈관을 수축시켜 지혈하게 하는 작용도 한다.

떫은맛을 많이 섭취하면 장에 경련이나 쥐어짬을 느끼게 하고, 변비도 생긴다. 혈전이나 혈액응고는 물론 많은 양의 물 흡수로 입이 말라 말을 하기 어렵게 만든다. 숨이 조여 오고, 변비·복부팽만·심근경색·순환지연도 떫은맛을 많이 섭취할 때 발생할 수 있는 증상이다. 성적 능력이 떨어지거나 정자의 감소도 일어날 수 있고, 연약함·경련·안면마비·중풍·신경근육계의 바타성 질환도 발생할 수 있다.

정서적으로 떫은맛의 지의 성분으로 자신을 낮추거나 조직을 만들어 유지하게 마음을 흩뜨리고, 비조직적인 상태를 만든다. 불면·공포·근심·신경과민·경직·거침·정서적 정체 상태가 발생할 수 있고, 우울증도 올 수 있다.

욕구에는 아마의 형성없이 증가된 도샤에 의한 욕구와 아마가 형성된 혼란스런 도샤에 의한 불건전한 욕구가 있다. 건전한 욕구는 세포의 본능과 생물학적 욕구나 정서적 욕구로 이루어져서 만족스러운 것인데 반해, 불건전한 욕구는 세포의 본능을 혼란스럽게 하여 불만족스런 상황을 만든다. 예를 들어 단맛은 높은 상태의 피타를 안정시키고 혈당을 정상화시킨다. 비슷하게 낮은 카파 상태에서는 좀 더 많은 단맛을 요구한다. 그러나 높은 카파도 단맛을 요구하는데 이때는 카파와 아마에 의해 세포의 본능이 혼란스럽게 되고, 이때의 단맛은 더욱 더 카파를 증가시키게 되므로 불건전한 짠맛의 욕구가 되는 것이다.

⑦ 소화의 기전機轉

입에서 보다카 카파(침)로 맛을 인식하고, 위에서 자타라 아그니로 인해 소화되고 흡수된다. 위는 클레다카 카파·파차카 피타·프라나 바유가 모여 기능을 발휘한다. 십이지장은 란자카 피타·파차카 피타·사마나 바유·클라마 아그니(쉐액)에 의해 소화가 진행된다. 사마나 바유는 회맹판에 이르기까지 작용한다. 회맹판에서 맹장까지의 과정에서는 아파나 바유가 두드러진다.

각 도샤의 하위 유형의 아그니들이 각자의 역할과 관련하여 작용한다. 음식이 소화되면 아하라 라사라는 다투의 전구체가 만들어지는데 이것은 간에서 만들어진 다투 아그니의 작용에 의한다. 이때 몸의 각 조직에 필요한 5개 기본요소가 음식으로부터 준비된다.

다투 아그니는 에센스Poshaka로서 안정적 다투Sthayi Dhatu가 되는 프라사다Prasada와 비非에센스Poshya로 불안정한 다투Asthayi Dhatu가 되는 키타Kitta를 만든다.

소화는 음식이 의식으로 바뀌는 일련의 미묘한 과정이다. 소화의 시작은 자타라 아그니에 의해 소화관에서 이루어진다. 보다카 아그니에 의해 혀에서 생긴 라사(맛)는 라사 다투를 자양하고, 자타라 아그니에 의해 위와 소장에서 생긴 비랴(잠재적 에너지 작용)는 다투 아그니를 활성화시킨다. 동시에 미성숙 다투는 맛의 각 단계에 따라 단맛은 라사 다투, 신맛은 락타 다투, 짠맛은 맘사, 매운맛은 메다, 쓴맛은 아스티를, 떫은맛은 마쨔 다투를 자양한다. 그리고 마지막 떫은맛 단계는 부타 아그니와 대장 아그니에 의해 대장에서 배설물과 세포 아그니에 작용한다. 부타 아그니는 20개의 구나를 라사 · 비랴 · 비파카에 의해 갖게 되고, 세포 수준에서 세포 소화와 핵 소화 과정과 결합하여 5개 감각인 소리, 촉각, 형태, 맛, 냄새를 작동시킨다.

간에서 나오는 부타 아그니는 물 · 음식 · 공기를 5개 기본요소로 바꾼다. 이 요소는 소화의 순환법칙에 의해 아하라 라사로부터 순환한다. 세포 아그니는 세포 수준에서, 다투 아그니는 다투 수준에 맞는 영양물질을 선택한다.

세포 아그나나 다투 아그니는 미성숙 세포 또는 조직 요소를 성숙 세포 또는 조직 요소로 바꾼다. 궁극적으로는 세포핵 에너지가 사트바 · 라자스 · 타마스를 통해 의식을 자양하는데 이때 프라바바가 발생한다.

바타 · 피타 · 카파는 몸의 생리학적 기능단위이고, 프라나 · 테자스 · 라자스는 세포 활동을 관장하는 입자 수준의 대표자들이다. 오자스는 세포의 면역력을 만들고, 테자스·프라나가 조화를 이루면 소마Soma가 생성된다. 소마는 오자스의 순수 에센스로 진정작용이 있는 최상의 음료수다. 모든 세포가 영양되고 안정되는 액체라는 뜻이다. 명상의 최고 심오한 초월 상태에서는 모든 세포가 환희세포가 되는데 오자스의 영적기능이 작용한다. 소마는 의식의 가장 초월적인 상태인 쉬바Shiva이고, 영원과 불멸의 신의 음식인 달Moon:Amrita이다.

아유르베다의 창시자 단바타리의 그림을 보면 소마가 들어 있는 주전자를 갖고 있다. 아그니는 단지 음식을 구나나 오자스·테자스·프라나로만 바꾸는 것이 아니고 소마로도 바꾸는 것이다. 그러므로 음식의 궁극적 역할은 환희가 되는 것이다.

3 비랴 (잠재적 에너지)

음식물이 처음 혀에서 맛으로 느껴질 때 보다카 카파·프라나 바유·사다카 피타를 통해 라사가 작용한다. 이후 라사는 위나 소장에서 한寒이나 열熱에너지로 느껴지는데, 이것은 음식물에 잠재된 에너지Virya 때문이다. 비랴는 에너지·힘·잠재력·활동 원칙으로 해석되는데, 자타라 아그니를 통해 모든 다투 아그니로 퍼져나간다.

각 라사가 각각의 구나로 설명되듯이 비랴도 20개의 구나로 설명된다. 그 중 특히 8개는 비랴 유형으로 아스타비다 비랴Asthavidha Virya라 불린다. 이것들은 20개의 구나 중 몸에 특히 중요한 요소들로 열熱—한寒, 중重—경輕, 윤潤—조燥, 연軟과 예銳이다. 이 중 열—한은 직접 아그니에 영향을 끼쳐 신진대사에 곧바로 반영된다. 나머지 6개의 구나는 늦거나 좀 더 미세하게 작용한다.

비랴는 음식이나 약물을 덥게 하거나 차게 하는 효능으로, 결국 피타를 증진시키거나 억제시키는 상태로 나타난다. 매운맛 · 신맛 · 짠맛은 열熱에 속하고, 단맛 · 쓴맛 · 떫은맛은 한寒에 속한다.

약물이나 음식의 또 다른 효능을 살펴보면 조습작용燥濕作用과 윤조작용潤燥作用이 있다. 조燥는 바타, 습濕은 카파와 관계가 있는데 바타의 속성을 많이 가진 매운맛 · 쓴맛 · 떫은맛은 습한 것을 건조시키는 조습작용이 강해서 바타를 증진시키고 카파를 억제한다(매운맛 · 쓴맛 · 떫은맛의 순서). 반대로 카파의 속성으로 구성된 단맛 · 신맛 · 짠맛은 건조함을 윤택하게 하는 윤조작용이 강해 카파를 증진시키고 바타를 억제한다.(단맛 · 짠맛 · 신맛의 순서)

한편 약물이나 음식물의 효능을 물질의 경중輕重으로 보면, 중重으로는 단맛 · 짠맛 · 떫은맛 순서이고, 경輕으로는 쓴맛 · 매운맛 · 신맛 순서이다. 중이란 인체를 구성하는 기질적 부분이나 고형질을 만들어 체중 증가나 육체적 활동에 관여한다. 그에 비해 경은 체중 감소와 마음의 인식작용 등 기능적 작용에 관여한다.

4 비파카(소화 후 효능)

소화 후 효과는 대장에서 일어나고 배설물인 소변 · 대변 · 땀에 작용한다. 그러나 실제 작용이 일어나는 곳은 다투와 세포다. 아유르베다에 의하면 소화가 된 후의 맛(비파카Vipaka)은 단맛 · 신맛 · 매운맛의 세 가지다. 음식의 단맛과 짠맛은 단맛 비파카가 되고, 신맛은 신맛 비파카, 매운맛 · 쓴맛 · 떫은맛은 매운맛의 비파카가 된다.

부타 아그니와 결합된 음식이나 물 · 공기의 입자인 비파카는 세포막에서 흡수된다. 비파카는 아하라 라사에서 만들어진 최상의 최종 생산물로 세포에 공급되어 세포 구성물로 변화되는 물질이다. 세포막에 있는 세포 아그니는 자기 세포에 적합한 입자를 고르고, 다투에서는 다투 아그니가 비파카에 의해 제공된 적절한 영양물질을 선택한다. 그래서 비파카는 다투에서는 다투의 영양분으로, 세포에서는 세포 영양분이 된다.

세 비피카에는 같은 이름의 라사의 맛과는 약간 다른 효과가 있다. 단맛 비피카는 조직을 자양하고, 몸의 동화작용을 증진시킨다. 그래서 카파가 증가한다. 또 대변·소변·땀의 배설을 돕는다. 신맛 비피카는 대사작용을 증진시키고 피타가 증가한다. 또한 변을 묽게 하고 소변의 산성 pH와 대변·땀 그 밖의 다른 분비물을 만든다. 매운맛 비피카는 이화작용과 바타를 증가시킨다. 또한 변비의 원인이 되며 체내 분비물의 흐름을 억제하기도 한다.

설탕과 소금은 동화작용 증진·수분저류·비만·고혈압·심할 경우 당뇨병 발생과 같이 공통의 작용을 한다. 소장에서 소화되는 과정을 보면, 소금의 피타 성분이 아그니를 자양시키느라 대장에 도착할 즈음에 카파 성분을 떠나게 된다. 이렇게 우세하게 남은 물 성분은 결국 단맛 비피카가 된다. 결과적으로 본래의 단맛이나 짠맛이 모두 단맛 비피카가 되어 같은 작용을 하는 것이다. 그러나 매운 비피카는 이화작용과 체내 분비물의 건조작용을 공통적으로 하지만 매운맛·쓴맛·떫은맛의 라사 차이에 의해 약간은 다른 작용을 한다.

매운맛에서 유래한 매운맛 비피카는 출혈과 장의 과민증상과 건조하고 예민한 피부의 증상 원인이 된다. 게다가 변비 중에 종종 설사도 일으킨다.

쓴맛에서 유래한 매운맛 비피카는 향균 작용과 생식기계에 강하게 영향을 끼쳐 정자 생성을 억제하고 낮은 성적 충동의 원인이 된다.

떫은맛에서 유래한 매운맛 비피카는 열상裂傷이나 누瘻·골다공증·관절통을 일으킨다.

정리하자면, 소화되기 전의 여섯 가지 맛은 소화 후에 체내로 흡수되어 세 가지 맛으로 바뀐다. 단맛·짠맛은 감甘의 비파카가 되고, 신맛은 산酸의 비파카, 매운맛과 쓴맛 그리고 떫은맛은 신辛의 비파카가 된다. 감의 비파카는 침샘이나 다른 카파의 분비를 증가시킨다. 산의 비파카는 위산·담즙·트립신Trypsin 그리고 다른 소화효소에 자극하여 피타를 고무시킨다. 신의 비파카는 장에서 가스를 많이 만들거나 변을 굳게 하고 바타를 활성화시키며, 정액 생성이나 생식기 분비물을 줄어들게 한다.

5 프라바바 (미묘한 에너지)

음식을 섭취하면 보다카 아그니가 작용한 보다카 카파(침)로 인해 혀에서 맛을 느끼게 되고, 시간이 조금 흐르면 소화관 전반을 관장하는 자파라 아그니의 작용으로 덥거나 찬 느낌의 비랴를 경험한다. 한참 시간이 흐른 뒤엔 장에서 부타 아그니가 소화 후 물질인 비파카를 만드는데 필루(세포) 아그니와 다투 아그니가 작용하여 필요한 물질을 세포 내로 이동시키고, 나머지는 대변·소변·땀 등으로 내보낸다. 비랴는 매개하는 아그니를 통해 라사보다는 느리고 지속적인 작용을 하고, 비파카와 협력하여 세포에서 활동한다. 라사·비랴·비파카는 단계적으로 앞단계가 이루어짐으로써 다음단계의 작용이 가능한 의존적인 관계이다.

라자·비랴·비파카는 대부분 음식물이나 약물 또는 그 작용을 이해하는데 매우 유용한 체계이다. 그러나 모든 물질을 이와 같은 방법으로 설명하거나 이해할 수 있는 것은 아니다. 그중에는 어떠한 논리나 과학으로도 설명할 수 없는 아주 미묘한 작용이 일어날 수도 있다.

라사·비랴·비파카가 비슷한 두 물질이 다른 작용을 하는 것을 프라바바Prabhava라 한다. 프라바바는 라사·비랴·비파카의 논리로는 설명할 수 없는 역동적 작용을 의미한다. 이와 같은 상황을 아유르베다의 성현들은 미묘한 에너지 작용으로 여겼고, 그것은 물질론이나 음양론으로 이해가 되지 않는 다소 미신적이거나 신령적인 측면으로 여겼다.

예를 들면 우유에 2찻숟가락의 기Ghee를 넣으면 설사약이 되지만, 반 숟가락을 넣으면 변비를 일으킨다. 이러한 작용이 프라바바이다. 치료를 위해 사용하는 보석이나 만트라는 프라바바를 이용하는 것이다. 프라바바는 물질 속에 있는 특별하고 역동적이며 감춰져 있는 지성의 작용인데 핵막에 있는 피타라 아그니의 직접적인 작용으로 이해된다.

프라바바의 또 다른 예를 들면, 치트락Chitrak과 단티Danti는 매운맛과 뜨거운 비랴, 매운맛 비파카를 같이 갖고 있는데도 단티는 설사약으로 쓰는 반면 치트락은 그렇지 않다.

암염과 해염은 짠맛·더운 비랴·단맛 비파카가 모두 비슷하다. 그러나 해염은 카파를 증가시켜 고혈압에 좋지 않은데 비해 암염은 괜찮다. 이러한 것들은 오직 프라바로만이 설명 가능하다. 또 프랑스 케인 후추와 피팔리Pepper Longum는 매운맛·더운 비랴·매운 비파카를 같이 갖고 있고(피팔리는 오래되면 단맛 비파카가 됨), 케인은 출혈을 일으키지만, 피팔리는 그렇지 않은데 이것도 프라바바의 차이 때문이다.

아유르베다에서 설명하는 모든 개념이 어떠한 경우에도 항상 적용되는 절대적인 법칙이 아니라고 성현들은 말한다. 오히려 미묘한 에너지가 발휘하는 의미가 경우에 따라서는 더욱 진실에 가까울 수 있다고 여겼다. 그래서 지구상의 물질을 치료에 이용할 때는 미묘한 에너지의 작용도 항상 염두에 두어야 함을 아유르베다는 강조한다.

●여섯 가지의 라사 · 비랴 · 비파카

라사	비랴	비파카	프라바바
단맛	시원함	단맛	꿀(뜨거움: 비랴)
신맛	뜨거움	신맛	레몬(차가움: 비랴)
짠맛	뜨거움	단맛	타마리Tamari(차가움: 비랴)
매운맛	뜨거움	매운맛	양파(차가움: 비랴)
쓴맛	시원함	매운맛	심황(뜨거움: 비랴)
떫은맛	시원함	매운맛	석류(단맛: 비파크)

음식물과 약 등에서 도샤의 작용

라사의 도샤에의 작용				비랴의 작용				비파카의 작용			
종류	V	P	K	종류	V	P	K	종류	V	P	K
단맛	↓	↓	↑	뜨거움	↓	↑	↓	단맛	↓	↓	↑
신맛	↓	↑	↑	시원함	↑	↓	↑	신맛	↓	↑	↑
짠맛	↓	↑	↑					매운맛	↑	↑	↓
매운맛	↑	↑	↓								
쓴맛	↑	↓	↓								
떫은맛	↑	↓	↓								

● 라사 · 비라 · 비파카의 속성과 작용

감미료

품목	라사	비랴	비파카	속성과 세 가지 도샤에 대한 작용
꿀 (일반적으로)	단맛 떫은맛	뜨거움	단맛	건조하고 거칠고 무겁다. 점액제거. 피타의 가벼운 증가, 바타와 카파 감소
단풍 당밀	단맛 쓴맛	시원함	단맛	부드럽고 매끄럽다. 너무 많이 섭취하면 카파 증가, 바타와 피타 감소
가공하지 않은 사탕수수의 설탕	단맛	시원함	단맛	무겁고 부드럽고 매끄럽다. 지방질 증가, 카파 증가, 바타와 피타 감소

콩류

품목	라사	비랴	비파카	속성과 세 가지 도샤에 대한 작용
검은 렌즈콩	단맛	뜨거움	단맛	활력을 준다. 피타와 카파 증가, 바타 감소
강낭콩	단맛 떫은맛	시원함	단맛	건조하고 거칠고 무겁다. 완하제. 바타와 카파 증가, 피타 감소
렌즈콩(일반적으로)	단맛 떫은맛	시원함	단맛	건조하고 거칠고 무겁다. 탈수작용, 소량만 섭취해야 한다. 바타와 카파 증가, 피타 감소
붉은 렌즈콩	단맛 떫은맛	뜨거움	단맛	소화가 잘 된다. 피타 증가, 바타와 카파 감소
콩 Say beans	단맛 떫은맛	시원함	단맛	무겁고 매끄럽고 부드럽다. 완하제. 바타와 카파 증가, 피타 감소

고기

품목	라샤	비랴	비파카	속성과 세 가지 도샤에 대한 작용
쇠고기	단맛	뜨거움	단맛	무겁고 두텁다. 피타와 카파는 증가, 바타는 감소
닭고기	단맛 떫은맛	뜨거움	단맛	가볍고 미끄럽다. 힘을 더해 준다. 적당량이면 세 도샤 모두에 좋다.
물고기	단맛	뜨거움	단맛	무겁고 매끄럽고, 부드럽다. 열을 더한다. 피타와 카파 증가, 바타 감소
양고기	단맛 떫은맛	뜨거움	단맛	무겁고 힘을 준다. 세 도샤 모두 증가
돼지고기	단맛 떫은맛	뜨거움	단맛	무겁고 매끄럽고 부드럽다. 식욕을 돋운다. 발한 촉진, 세 도샤 모두 증가
토끼고기	단맛 떫은맛	뜨거움	매운맛	가볍고 건조하고 거칠다. 바타 증가, 피타와 카파 감소

유제품

품목	라사	비랴	비파카	속성과 세 가지 도샤에 대한 작용
버터(소금기 없는 것)	단맛 떫은맛	시원함	단맛	매끄럽고 부드럽다. 치질을 완화시킨다. 장의 흡수를 촉진, 카파 증가, 바타와 피타 감소
치즈(소금기 없는 것)	단맛 신맛	시원함	단맛	무겁고 부드럽다. 피타와 카파 증가, 바타 감소
우유	단맛	시원함	단맛	가볍고 매끄럽고 부드럽다. 카파 증가, 바타와 피타 감소
달걀	단맛 떫은맛	뜨거움	매운맛	매끄럽고 부드럽고 무겁다. 피타와 카파 증가, 바타 감소
기 Ghee	단맛	시원함	단맛	가볍고 매끄럽고 부드럽다. 너무 많이 섭취하면 카파를 증가시키나, 적당히 섭취하면 세 도샤 모두에 좋다. 소화를 촉진시키고 활력을 준다.
염소젖	단맛 떫은맛	시원함	단맛	가볍다. 기침·열·설사를 완화시킨다. 바타 증가, 피타와 카파 감소
모유	단맛	시원함	단맛	가볍고 매끄럽고 부드럽다. 오자스를 증진시킨다. 세 도샤 간의 균형을 유지한다.
요구르트	신맛 떫은맛	뜨거움	신맛	부드럽고 매끄럽다. 소화·설사·소변시의 통증에 좋다. 피타와 카파 증가, 바타 감소

야채

품목	라사	비랴	비파카	속성과 세 가지 도샤에 대한 작용
사탕무우	단맛	뜨거움	단맛	무겁고 부드럽다. 빈혈증 완화. 너무 많이 섭취하면 카파와 피타 증가, 바타 감소
브로콜리	단맛·떫은맛	시원함	매운맛	거칠고 건조하다. 바타 증가, 피타와 카파 감소
양배추	단맛·떫은맛	시원함	매운맛	거칠고 건조하다. 바타 증가, 피타와 카파 감소
당근	단맛·쓴맛·떫은맛	시원함	매운맛	무겁다. 치질완화, 너무 많이 섭취하면 피타 증가, 바타와 카파 감소
꽃양배추	떫은맛	시원함	매운맛	거칠고 건조하다. 바타 증가, 피타와 카파 감소
셀러리	떫은맛	시원함	매운맛	거칠고 건조하고 가볍다. 소화가 잘된다. 가스를 일으킨다. 바타 증가, 피타와 카파 감소
오이	단맛·떫은맛	시원함	단맛	무겁다. 카파 증가, 바타와 피타 감소
상치	떫은맛	시원함	매운맛	가볍고 거칠고 수분이 많다. 소화가 잘된다. 체질을 가볍게 한다. 너무 많이 섭취하면 가스를 일으킨다. 바타 증가, 피타와 카파 감소
오우크라 Okra	단맛·떫은맛	시원함	매운맛	거칠고 끈적끈적하다. 세 도샤 모두에 좋다.
양파 (가공하지 않은 것)	매운맛	뜨거움	매운맛	무겁다. 성을 자극하고 식욕을 돋우며 활력을 준다. 겉에 바르면 열을 가라앉힌다. 바타와 피타 증가, 카파 감소
감자(흰것)	단맛·짠맛·떫은맛	시원함	단맛	건조하고 거칠고 가볍다. 바타 증가, 피타와 카파 감소
무	매운맛	뜨거움	매운맛	가스 제거, 소화 촉진. 피타 증가, 바타와 카파 감소
시금치	떫은맛	시원함	매운맛	거칠고 건조하다. 바타와 피타 증가, 카파 감소
싹양배추 (일반적으로)	약한 떫은맛	시원함	단맛	소화가 잘됨. 너무 많이 섭취하면 바타 가중, 피타와 카파에 좋다.
토마토	단맛·신맛	뜨거움	신맛	가볍고 축축하다. 세 도샤 모두 증가
서양호박	단맛·떫은맛	시원함	매운맛	축축하고 가볍다. 카파 증가, 바타에 좋음, 피타 감소

기름

품목	라사	비랴	비파카	속성과 세 가지 도샤에 대한 작용
피마자 기름	단맛·쓴맛	뜨거움	매운맛	무겁고 날카롭고 매끄럽다. 류마티즘성 발열과 치질을 완화시킴. 피타와 카파 증가, 바타 감소
코코넛 기름	단맛	시원함	단맛	매우 가볍고 매끄럽고 부드럽다. 카파 증가, 바타와 피타 감소
옥수수 기름	단맛	뜨거움	단맛	매우 가볍고 매끄럽고 부드럽다. 피타 증가. 양이 적당하면 바타와 카파에 좋다.
기름(일반적으로)	단맛	뜨거움	단맛	무겁고 매끄럽고 부드럽다. 활력을 준다. 피타와 카파 증가, 바타 감소
잇꽃 기름	단맛·매운맛	뜨거움	매운맛	매우 가볍고 날카롭고 매끄럽다. 너무 많이 섭취하면 자극적이다. 피타 증가, 바타와 카파 감소
해바라기 기름	단맛	시원함	단맛	가볍고 매끄럽고 부드럽다. 활력을 준다. 세 도샤 모두에 좋다.
흰겨자 기름	매운맛	뜨거움	매운맛	가볍고 날카롭고 매끄럽다. 피마자 기름과 섞어서 바르면 관절염과 근육통을 완화시킨다. 피타 증가, 바타와 카파 감소
참기름	단맛 쓴맛 떫은맛	뜨거움	단맛	무겁고 매끄럽고 부드럽다. 피타 증가, 바타 감소. 적당한 양이면 카파에 좋다.

곡식

품목	라사	비랴	비파카	속성과 세 가지 도샤에 대한 작용
보리	단맛·떫은맛	시원함	단맛	가볍다. 이뇨제. 바타 증가, 피타와 카파 감소
쌀(갈색)	단맛	뜨거움	단맛	무겁다. 피타와 카파 증가, 바타 감소
메밀	단맛·떫은맛	뜨거움	단맛	가볍고 건조하다. 바타와 피타 증가, 카파 감소
옥수수(노란색)	단맛	뜨거움	단맛	가볍고 건조하다. 바타와 피타 증가, 카파 감소
흰쌀(갈은 것)	단맛	시원함	단맛	가볍고 부드럽다. 영양가는 적다. 소량이면 카파에 좋다. 바타와 피타 감소
귀리(마른 것)	단맛	뜨거움	단맛	무겁고 건조하다. 말린 귀리는 바타와 피타를 증가시키고 카파를 감소시키지만 조리된 귀리는 정반대이다.
기장	단맛	뜨거움	단맛	가볍고 건조하다. 바타와 피타 증가, 카파 감소
호밀	단맛·떫은맛	뜨거움	단맛	가볍고 건조하다. 바타와 피타 증가, 카파 감소

과일

품목	라사	비랴	비파카	속성과 세 가지 도샤에 대한 작용
사과	단맛·떫은맛	시원함	단맛	가볍고 거칠다. 바타 증가, 피타 감소. 소량이면 카파에 좋다.
바나나	단맛·떫은맛	시원함	신맛	부드럽고 무겁다. 너무 많이 섭취하면 완하제 작용, 피타와 카파 증가, 바타 감소
코코넛	단맛	시원함	단맛	매끄럽고 부드럽다. 활력을 준다. 너무 많이 섭취하면 카파 증가, 바타와 피타 감소
무화과(익은 것)	단맛·떫은맛	시원함	단맛	무겁다. 영양이 많다. 소화를 지연시킨다. 카파 증가, 바타와 피타 감소
포도(자주색)	단맛·신맛·떫은맛	시원함	단맛	부드럽고 수분이 많다. 활력을 준다. 완하제, 카파 증가, 바타와 피타 감소
멜론(일반적으로)	단맛	시원함	단맛	무겁고 수분이 많다. 카파 증가, 바타와 피타 감소. 수박은 바타를 증가시킨다.
오렌지	단맛·신맛	뜨거움	단맛	무겁다. 식욕을 증진시키나 소화가 잘 안 된다. 피타와 카파 증가, 바타 감소
복숭아	단맛·떫은맛	뜨거움	단맛	무겁고 수분이 많음. 피타와 카파 증가, 바타 감소
배	단맛·떫은맛	시원함	단맛	무겁고 건조하고 거칠다. 바타 증가, 피타 카파 감소
플럼(단맛)	단맛·떫은맛	뜨거움	단맛	무겁고 수분이 많다. 피타와 카파 증가, 바타 감소
석류	단맛·신맛·떫은맛	시원함	단맛	부드럽고 매끄럽다. 소화작용 촉진. 빈혈증에서 백혈구 생성을 돕는다. 바타 증가, 피타와 카파 감소

견과류와 씨앗

품목	라사	비랴	비파카	속성과 세 가지 도샤에 대한 작용
아몬드	단맛	뜨거움	단맛	무겁고 매끄럽다. 피타와 카파 증가. 바타 감소. 활력소. 최음제. 회춘제
캐슈 Cashew	단맛	뜨거움	단맛	무겁고 매끄럽다. 피타와 카파 증가, 바타 감소. 최음제
땅콩	단맛·떫은맛	뜨거움	단맛	무겁고 매끄럽다. 피타와 카파 증가. 적당히 섭취하면 바타에 좋다.
호박	단맛·쓴맛·떫은맛	뜨거움	매운맛	무겁고 건조하다. 기생충을 죽인다. 피타와 카파 증가, 바타 감소
해바라기	단맛·떫은맛	뜨거움	단맛	무겁고 매끄럽다. 피타와 카파를 약간 증가시킴. 바타 감소
호두	단맛·떫은맛	뜨거움	단맛	무겁고 건조하다. 피타와 카파 증가, 바타 감소

약초와 양념

품목	라사	비랴	비파카	속성과 세 가지 도샤에 대한 작용
아니스씨 Anise	매운맛	뜨거움	매운맛	가볍다. 소화 촉진. 해독제. 피타 증가, 바타와 카파 감소
검정 후추	매운맛	뜨거움	매운맛	가볍고 건조하고 거칠다. 소화 촉진. 피타 증가, 바타 자극, 카파 감소
소두구 Cardamon	단맛·매운맛	뜨거움	단맛	소화 촉진. 심장에 좋다. 너무 많이 섭취하면 피타를 자극, 바타와 카파 완화
샐러리씨	매운맛	뜨거움	매운맛	가볍다. 구토를 도움. 피타 증가, 바타와 카파 감소
육계피 肉桂皮	단맛·쓴맛·매운맛	뜨거움	단맛	갈증 완화, 타액 분비 자극, 구강의 건조를 완화. 카파 자극, 바타와 피타 감소
정향 丁香	매운맛	뜨거움	매운맛	소화 촉진, 음식의 맛과 향을 증대. 피타 증가, 바타와 카파 감소
고수씨	매운맛·떫은맛	시원함	단맛	매끄럽고 건조하고 가볍다. 소변볼 때의 후끈후끈한 감각 제거, 흡수를 도움. 바타와 카파 증가, 피타 완화
회향 Cumin	쓴맛·매운맛·떫은맛	뜨거움	매운맛	가볍고 매끄럽고 부드럽다. 소화 촉진, 설사 완화. 피타 자극, 바타와 카파 감소
호로파 葫蘆巴	쓴맛·떫은맛	뜨거움	매운맛	건조하다. 발열과 관절염에 이롭다. 너무 많이 섭취하면 바타와 피타 증가, 카파 감소
마늘	매운맛	뜨거움	매운맛	매끄럽고 부드럽고 무겁다. 항류마티즘성 기침과 기생충에 좋다. 피타 증가, 바타와 카파 완화
생강(분말)	매운맛	뜨거움	매운맛	가볍고 건조하고 거칠다. 소화 촉진. 해독제. 과다하면 피타 증가, 바타와 카파 완화
겨자씨	매운맛	뜨거움	매운맛	매끄럽고 가볍고 날카롭다. 근육통 완화, 피타 증가, 바타와 카파 감소
사프란 Saffron	단맛·떫은맛	시원함	단맛	부드럽다. 치질 완화, 구토증 감소, 객혈 咯血 완화, 바티의 카피 증기, 피티 완화
소금	짠맛	뜨거움	단맛	무겁고 거칠다. 소화 촉진, 고혈압을 일으킨다. 피타와 카파 증가, 바타 완화
참깨(씨)	단맛·쓴맛·떫은맛	뜨거움	매운맛	매끄럽고 무겁고 부드럽다. 활력을 준다. 피타와 카파 증가, 바타 감소
심황	쓴맛·매운맛·떫은맛	뜨거움	매운맛	당뇨에 도움. 소화 촉진, 너무 많이 섭취하면 바타와 피타 증가, 카파 완화

3 병리학

아유르베다 병리학에는 질병 발생의 원인과 건강과 질병의 관계 그리고 발병 후에 나타나는 질병의 과정뿐만 아니라 세 도샤의 특성에 따라 구별되는 질병 등이 포함된다.

질병의 세 가지 원인

조화가 이루어져야 할 세 가지 도샤에 불균형을 가져오면 어떤 형태로

든 질병이 나타난다. 도샤의 균형을 깨뜨리는 원인이 바로 질병의 원인이다. 아래에 도샤의 균형을 깨뜨리는 세 가지 요소들을 거론해 본다.

1. 심신의 잘못된 사용(프라지냐파라다Prajnaparadha)

이 범주 안에는 인생의 자연 질서를 위반하고, 지성·감정·기억을 손상시키는 모든 생각과 행동이 포함된다. 기침·재채기·배설 등 자연적인 욕구의 억제나 지나친 자극, 성행위의 지나친 탐닉, 올바르지 않은 처치, 부적절한 시기에 시작된 치료, 치료제의 오용과 남용, 나쁜 행실과 무례한 행동, 스승이나 어른에 대한 존경심 결여, 해로운 물건의 사용, 지나치게 열광적인 행동의 발휘·폭력행사·나쁜 행동을 하는 사람과의 교류, 건전한 행동에 대한 무관심·분노·공포·탐욕·허영·증오·중독·진실의 은폐·이기적 행동·관습의 무시 등이 포함된다.

2. 감각 목적을 가진 감각기의 불건전한 행위
(아사트미엔드리야타 사묘가Asatmyendriyartha Samyoga)

이 범주 안에는 다섯 가지 감각기관의 지나침·부족·무자극 등이 포함된다. 눈에 대해서는 매우 밝은 물체를 지나치게 응시하거나, 너무 멀리 있는 물체를 오래도록 바라보거나, 일그러진 물체를 보거나, 놀라게 하거나, 흔들거나, 겁을 주거나, 충격을 주거나, 경멸적으로 보거나, 전혀 눈을 사용하지 않는 것등이 포함된다.

청각에는 소음·굉음·찢어지는 듯한 외침·슬픈 울부짖음·거친 언어·친구나 가족의 부음·모욕적이고 폭력적이고 미덥지 않은 소리들이 포함된다.

강하고 강렬한 냄새의 중독은 후각을 너무 많이 사용한 것에 포함된다. 잘못된 사용으로는 구리고, 더럽고, 기분 나쁘고, 시체와 같은 해독한 연기나 가스 등의 냄새를 맡는 것이다. 전혀 냄새를 맡지 않는 것은 후각을 전혀 사용하지 않는 것에 속한다.

규정된 섭생법을 하지 않고 지나치게 음식을 섭취하거나 미각을 전혀 사용하지 않는 것 등이 미각의 불건전한 사용들이다.

지나치게 온욕·냉욕을 하거나 마사지·정유 등을 너무 많이 사용하거나 거칠고, 깨끗하지 않고 해로운 것으로 문지르거나 너무 뜨겁거나 차가운 것을 사용하는 것은 촉각의 건전하지 못한 사용이다.

3 시간과 계절의 영향(칼라-파리나마 Kala-parinama)

일생을 통해 나이·계절·시각 등 각 시점에 맞게 적절한 행동을 하는 것이 중요하다. 시간의 순환과정을 무시하는 낮잠, 해진 후 격렬한 신체적·정신적 활동, 일출·일몰 직후 또는 월경 중 성행위, 겨울철에 너무 덥게 하거나, 여름에 너무 차갑게 하거나 건기에 비가 오는 것 등은 건강에 해롭다.

아유르베다에서는 하루뿐만 아니라 체질에 따라 계절을 나는 생활방법이 있다. 그것은 외부환경과 체내 환경이 서로 관련이 있다는 관점에 근거한다. 곧 체내의 도샤는 환경의 영향을 강하게 받는다는 것이다. 예를 들면 초겨울의 한랭하고 건조한 기후가 바람을 동반하게 되면 같은 속성(추위·건조·바람)을 가진 체내의 바타를 증가시킨다. 또 여름의 더운 기후는 열의 속성을 지니므로 체내의 피타를 증가시킨다. 눈이 오는 겨울의 습한 냉기(冷氣)와 봄의 습한 기운은 카파를 체내에 증가시킨다.

아유르베다에서는 보통 1년을 3개의 도샤에 대응시키고 있다. 국가나 거주지에 따라 차이가 있지만, 카파의 계절은 봄으로 3월부터 6월까지고, 피타의 계절은 여름인 6월부터 가을인 10월까지이다. 바타의 시기는 10월부터 다음해 3월까지이다. 각 계절의 도샤가 주로 증가하더라도 기후의 변화로 다른 도샤도 변화게 된다. 바타가 왕성한 가을이라도 습한 날에는 카파가 증가하게 된다.

바타가 증가하는 가을에서 봄까지는 추위와 건조가 심해 피로나 어지러운 증상들이 나타나기 쉽다. 그렇기 때문에 손발이 차게 되며 관절이나 허리에 통증이 생기기 쉽다. 피타가 증가하는 시기에는 식욕이 떨어지고, 카파가 증가하는 봄에는 춘곤증이나 알레르기성 질환들이 잘 발생한다. 이러한 질환들을 예방하기 위해서는 각 시기에 특정한 도샤가 축적되지 않도록 생활하는 것이 중요하다.

또 인도의 1년을 2개월씩 6계절로 우기·가을·겨울·봄·여름 그리고 초기 우기로 나눌 수 있다. 우기에는 식물들이 성숙되어 있지 못하고 물은 깨끗하지 않다. 습기와 추위 때문에 소화기가 약해지고 피타가 축적되어 가을에 피타의 질병이 잘 생긴다.

겨울에는 식물들이 숙성되어 있고 물은 더욱 깨끗해진다. 많은 식물들을 먹게 되어 카파가 축적되므로 봄에 카파의 질병이 생기기 쉽다. 여름에는 더운 열기로 인해 바타가 축적되어 초기 우기에 바타 질환이 생기게 된다.

각각의 계절에 축적된 도샤는 의사의 적절한 조치와 식이요법 등을 통해 제거된다. 예를 들면 우기에는 떫은맛이나 쓴맛·매운맛의 음식 섭취를 피하고 지나친 운동이나 성생활도 금한다.

가을에는 피타를 가라앉히고 성생활을 금하며 일상음식으로 떫은맛과 단맛·쓴맛을 섭취한다. 겨울에는 성생활이 무방하고, 짠맛·쓴맛·신맛과 매운맛을 포도주와 같이 섭취한다. 봄에는 운동하는 것이 좋고 카파를 제거해야 하며 단맛과 신맛 그리고 부드러운 음식은 적절하지 않다. 여름에는 불필요한 노고와 뜨거운 음식은 피하고 시원해지는 방법을 취한다.

초기 우기에는 바타를 가라앉히고 성생활을 피하며 단맛·신맛·짠맛의 음식을 먹는 것이 좋다.

비정상적인 기후는 식물이나 물에 좋지 않으며 질병과 재앙도 가져온다. 설령 기후는 정상적이라 하더라도 악령·별·운석·나쁜 징조 등과 같이 초자연적인 원인에 의해 천식이나 감기와 같은 질병이 발생할 수 있다고 여긴다.

또 나이에 따른 도샤의 분류도 있다. 20세 무렵까지는 카파의 시기다. 이 시기에는 예민하여 감기나 기침·천식에 잘 걸린다. 20세부터 50세 정도까지는 피타의 시기로 활동적이고 생기 있는 삶을 꾸려 나간다.

중년이 넘은 50세 이후의 시기는 바타가 우세하다. 마르고 숨이 차며 관절염·기억력 저하·피부의 건조함이나 주름이 생기는 것은 바타의 영향 때문이다. 50세 전까지는 기력이 떨어지거나 질병에 걸리더라도 회복력이 강하여 바로 정상 상태로 돌아오지만, 그 이후엔 회복력이 점차 떨어지므로 사트바식 식이가 필요하며 육체적 활동을 줄여야 한다.

아유르베다에서는 좋은 음식과 깨끗한 물, 적절한 휴식, 약을 사용하거나 치료에 좋은 곳으로 이주하거나 종교적 배려는 이러한 질병을 막는데 중요하다고 강조한다.

질병의 세 가지 원인

① 심신의 잘못된 사용	② 감각 목적을 가진 감각기의 불건전한 행위	③ 시간과 계절의 영향
• 자연적 욕구의 억제 • 자연적 욕구의 지나친 자극 • 성행위의 지나친 탐닉 • 나쁜 행실, 무례한 행동 • 스승이나 어른에 대해 존경심 결여 • 해로운 물건을 즐겨 사용함 • 폭력 사용 • 악한 행동을 하는 사람들과 친하게 지냄 • 건전한 행동을 무시 • 분노 · 공포 · 탐욕 · 허영 · 증오 · 중독 • 관례의 무시	• 다섯 가지 감각기관의 과잉 · 부족 · 무자극 • 매우 밝은 물체를 너무 지나치게 응시 • 흔들리거나 놀라거나 충격을 주거나 겁주는 것을 응시 • 눈을 사용하지 않음 • 소음 · 굉음, 찢어지는 듯한 외침 · 부음 · 모욕, 미덥지 않은 소리를 들음 • 불쾌한 냄새 · 독한 향기 · 강렬한 냄새 • 과식 · 기아	• 기후 변화의 무시 • 낮잠 • 일몰 후 과로 • 일출 · 일몰, 생리중의 성행위 • 겨울에 열기, 여름에 한기에 지나치게 노출 • 냉욕 · 온욕, 거친 햇볕, 불결하고 해롭고 매우 뜨겁거나 차가운 물건에 접촉

건강과 질병의 관계

질병의 세 가지 원인인 도샤 · 아그니 · 아마가 두 개의 연관성을 이끌어 낼 수 있다. 즉, 세 도샤의 불균형이나 소화력의 감소를 일으키는 것이다. 그중 소화력의 감소는 불완전 소화로 인한 아마를 만드는데 직접적으로 관여한다. 이 두 가지 활동이 동시에 일어나는 것은 매우 자주 있다. 아마는 생체 에너지의 흐름과 통로를 통해 이루어지는 영양 물질의 공급이나 배설작용을 막는 흰 막대 같은 물질이다. 따라서 여러 조직의 생명력과 기능을 망가뜨려 인체에 영향을 미친다.

일곱 가지 다투는 각각 에너지 측면에서 서로 연결되어 있으므로 하나가 망가지면 다른 쪽도 쉽게 망가질 수 있다. 이것은 소화력이 많이 떨어진 만성질환에서 더욱 뚜렷이 나타난다. 이때 감소된 소화력 때문에 오염된 도샤와 아마의 형성 사이의 원인적 연관성을 확인하기는 어렵다. 다시 말해 우리는 때때로 중요성에도 불구하고 어떤 것이 먼저 발생했는지 말할 수 없다.

지나치게 활성화된 도샤는 옆에 위치한 스로타를 막게 되고 아그니를 억제하고 아마를 형성한다. 또는 먼저 아마가 형성되어 도샤를 혼란시키고 아그니를 감소시킬 수도 있다. 인과 관계를 무시하면 모든 질병은 불균형 상태의 도샤 · 아마 형성 · 스로타의 막힘 · 오염된 다투 등을 동시에 가지게 된다. 서로 관련된 이런 요소들이 모든 질병의 요소가 된다.

질병 발현의 여섯 가지 단계

질병이 발현되는 과정은 복잡하지 않다. 지성 · 감정 · 음식 · 생활 주기 · 감각기관 · 기후 등의 잘못된 사용으로 인해서 도샤의 균형이 깨지게 된다. 이 결과 아그니가 감소하고 아마가 형성된다. 오염된 도샤와 같이 아마는 영양과 에너지의 흐름을 적절하게 막아 아마가 더 축적되게 한다. 이 결과 질병이 나타나게 되는 것이다. 아유르베다에서는 악화된 도샤가 진화하고 분화되는 것을 질병의 여섯 단계 과정으로 설명한다.

이것은 '여섯 계단 다리'라는 의미의 샤타 크리야칼라Shata Kriyakala라 불려진다. 이 단계 중 네 번째 단계가 시작된 이후에야 대증요법對症療法 의사들은 질병을 비로소 처음 인식하고 그때서야 질병을 치료한다. 그러나 아유르베다 의사들은 질병의 1, 2, 3단계에서 인식하고 질병 초기에 치료를 시작하여 회복의 기회를 크게 증가시킨다.

1 산카야(축적)

질병 발생의 첫 단계. 도샤가 그들의 본래의 자리에서 축적되기 시작한다. 즉, 바타는 장·골반강·뼈에, 피타는 소장·간·혈액에 축적된다. 카파는 위장·가슴·분비선에 축적된다. 산카야Sancaya는 주의 깊은 관찰이 있어야 알게 된다. 바타가 축적되면 하복부에 완만한 팽만감과 약간의 변비 성향, 장내 가스의 증가, 건조증, 찬 것을 싫어함, 오후의 피로감, 괜한 불안감 등이 생긴다.

피타가 축적되면 피부의 탄력이 없어진다. 몸 전체에 작열감이 있고, 밤에 위산 분비가 많아진다. 또 체온은 증가하지 않지만 열나고 찬 것을 좋아하고 안절부절 못하게 된다.

카파가 축적되면 무기력하고 몸이 무거울 뿐만 아니라 식욕이 없어지

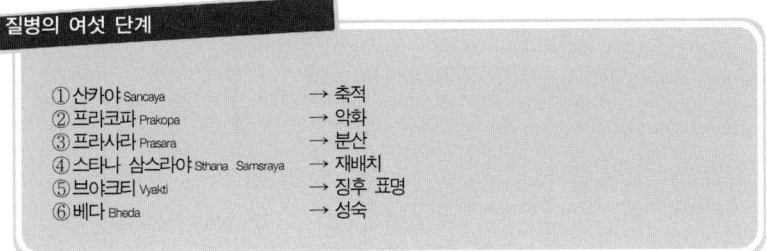

질병의 여섯 단계

① 산카야 Sancaya → 축적
② 프라코파 Prakopa → 악화
③ 프라사라 Prasara → 분산
④ 스타나 삼스라야 Sthana Samsraya → 재배치
⑤ 브야크티 Vyakti → 징후 표명
⑥ 베다 Bheda → 성숙

고 약간의 부종과 근력이 떨어지게 된다.

2. 프라코파(악화)

두 번째 단계로 산카야 안에 축적된 도샤가 매우 악화된다. 악화된 도샤는 아직은 본래 자리에 위치하며 다른 조직으로 퍼지지는 않는다. 프라코파Prakopa의 증상은 산카야 증상보다 더 쉽게 관찰된다. 바타는 장내 가스를 증가시켜 팽만감을 일으키고, 변비나 간헐적인 복통, 식욕 감퇴 등을 일으킨다.

피타는 명치 부위에 작열감을 일으키고, 위산 역류, 지속적인 갈증, 수면장애 등을 일으킨다.

카파는 오심惡心 증세가 있고, 아침에 일어나기 힘들며, 식욕이 불규칙하고 소화불량 등의 특징이 있다.

3. 프라사라(분산)

세 번째 단계에서는 증가된 도샤가 본래 위치에서 신체의 다른 조직으로 흐르기 시작한다. 어느 방향이든 혈액을 통해 약간의 저항을 일으키면서 들어간다. 그리고 악화된 도샤는 근처 기관이나 노폐물로 직접 확산에 의해 분산된다. 또한 본래 위치에서 증상이 진행된다. 이 단계에서 바타는 변비와 관련된 복통·두통·불안·복부 경련·습진·건성피부·관절의 강직·요통·피로감·불면 등으로 나타난다.

피타는 고열·설사·복부 작열감·발진·장염 증상·고약한 체취·구토 등의 원인이 된다.

카파는 점액의 분비증가·기관지염·천식·임파선염·우울·오심·

미열을 동반한 관절 부종 등의 원인이 된다.

4 스타나 삼스라야 (재배치)

네 번째 단계에서는 새로운 위치에서 악화된 도샤의 축적으로 인해 기능부전의 명확한 증상들이 나타나기 시작한다. 이 시기에 환자들은 마침내 대중요법 의사들로부터 치료를 받으려고 시도한다. 침범된 조직은 먼저 발생된 도샤의 불균형이나 손상에 의한 질병 때문에 더 쉽게 병에 걸릴 수도 있다. 도샤는 이들 조직에 영양을 공급하고 배설하는 스로타에 굳게 자리잡게 된다.

5 비야크티 (징후 표명)

이 단계는 증상들이 쉽게 인식되어 대중 의학에서 특별한 질환, 즉 고혈압·당뇨·통풍·담낭염과 같은 질병으로 분류된다. 또한 같은 단계에서 신체적 증상뿐 아니라 정신적 측면인 심리적 현상도 나타나는데, 질병 초기에 나타나는 관련된 정서의 변화나 감정·욕망 등이 해당된다.

6 베다 Bheda (성숙)

질병의 마지막 단계로서 독특한 합병증이 많이 나타난다. 이 단계에서 환자 생명에 대한 질병의 영향이 결정된다. 당뇨병을 예로 들면, 혈당 농도가 다시 일정해지거나 합병증인 신부전·당뇨병성 망막증·족궤양·백내장 등이 나타난다. 그리고 진전된 질병인 우울증·흡수장애가 나타나거나 만성적으로 인정된 질병인 인슐린 의존성 당뇨가 되거나 환자가 죽을 수도 있다.

질병의 세 가지 과정

균형이 깨진 도샤의 이동으로 인해 발생되는 질병의 세 가지(내적·외적·중간적) 과정들이 밝혀졌다. 내적 과정에는 마하 스로타Mahasrota라고 불리는 위장관이 포함된다. 중간과정에는 근육·인대·지방·뼈·골수·신경 및 중요 생명기관 등이 해당된다. 이들 조직들은 내적 과정과 외적 과정 사이에 존재하기 때문에 중간 과정이라 불린다. 외적 과정에는 혈장·혈청·혈액세포·피부·손톱·머리카락과 표면 조직들이 속한다.

내적 과정의 증상을 예로 들면 설사·대장염·변비·복부 종양 등이 있다. 중간과정은 관절염·발열·경련성 질환·근육 경련·부비동염·심혈관 질환·두통·췌장염·골다공증 등이 포함된다. 외적 과정은 여드름·부스럼·육아종·치질 그 밖의 여러 종류의 피부 상태·단독·발열 등이 포함된다.

우리는 육체적·정신적·영적 측면에서의 자연스런 삶을 거부하거나 멀리함으로써 질병이 발생함을 보아왔다. 이러한 치우침은 특별한 도샤의 축적과 질병을 가져오게 된다. 여기서 설명한 과정은 모든 질병에서도 똑같다. 하지만 도샤 단계에 따라 증세가 나타나는 위치, 과정 등에 따라 증상은 여러 가지로 다를 수 있다. 이러한 과정의 이해를 통해 아유르베다는 근본적인 질병치료에 대한 적절한 치료법을 제시하고 있다.

체질에서 예측할 수 있는 질병

체질	걸리기 쉬운 질환	더 나쁜 증상이 나타나기 쉬운 연령
바타	순환기질환(고혈압·협심증·심근경색) 뇌·혈관질환(뇌졸중·신경계 질환) 대장질환·신장질환·요통·두통	노년
피타	위십이지장질환·심질환 간·담·췌장질환·알코올 의존증·피부병	장년
카파	기관지질환·천식·비염 당뇨병·관절염	약년

세 도샤의 질병

세 도샤의 질병은 발생 부위나 증상에 따라서 각 도샤의 특징을 다음과 같이 정리할 수 있다.

발생에 따른 구분

	바타	피타	카파
질병의 발생모습	빠르고 다양하며 불규칙	중간형. 열을 동반	느리고 지속적
악화되는 시간	새벽·황혼	한낮·한밤	아침·저녁
악화되는 계절	가을·초겨울	여름, 늦봄	늦겨울·이른 봄
악화시키는 외적 인자	바람·추위·건조	열·태양·불·습도	축축함·추위
정신상태와 감각상태	망상·공포 무관심·비애·의식소실·불면·기열혐한薔熱嫌寒	감각저하·열광·불안·난폭한 감정·섬망·실면失眠·현훈·혐한嫌寒	느린 지각·의욕상실·비관적·어리석음·수면과다·기열薔熱

부위별 구분

	바타	피타	카파
구강	떫은맛. 건조한 편	쓰거나 매운맛. 타액증가	달거나 짠맛. 풍부한 타액과 점액성 분비물
인후	건조하고 거칠며 식도의 통증과 폐색경향이 있음	인후통·염증·작열감이 있음	종기·팽창(확장)·부종
위	분비물 감소. 불규칙한 식욕, 잦은 트림과 딸꾹질. 폐색감	지나친 식욕, 동통성 또는 따끔한 트림, 작열감, 궤양, 암	지연성 소화, 단맛 또는 점액성 트림
간·담	건조하고 거칠며 부족한 분비물. 불규칙한 활동성	부드럽고 충분한 담즙분비. 담석·염증·농양, 증가된 활동성	종기. 진하고 딱딱하며 소량의 담즙. 저하된 활동성
장	건조하고 연동운동의 장애. 팽창, 가수, 변비	많은 분비량, 빠른 연동운동·염증·궤양·농양·종양·암·출혈·천공	점액 코팅, 느린 연동운동, 폐색, 팽창, 부종, 종양

증상별 구분

	바타	피타	카파
통증	강함. 떨리거나 깨무는 듯하고, 휘젓거나 때리고 찢는 듯한 통증. 다양하고 이동적이며 간헐적임	중간. 타는 듯하고 찌는 듯함	약함. 무겁고 둔중하며 지속적
발열	보통의 체온. 다채롭고 불규칙한 발열, 갈증. 근심, 불안	높은 체온·작열감·갈증·발한·불안정, 열광	낮은 체온·둔마감·둔중감. 지속적 체온 상승
분비물	가스. (가스나 관절 등의) 소리가 있음	출혈·농·담즙	점액·타액
대변	변비 경향. 가스가 많고 건조하고 딱딱함. 양이 적음	보통이나 설사의 경향이 있고 횟수가 잦음. 작열감. 양은 보통	굳고 적은 횟수. 많은 양과 점액변. 소양감
소변	소량. 배뇨곤란, 빈뇨頻尿거나 핍뇨乏尿. 맑은 색	많음. 뿌옇고 작열감. 빈뇨, 황색 또는 적갈색으로 혼탁함	많음. 뿌옇고 적은 횟수. 점액성, 하얗거나 색채가 없음
땀	소량으로 불규칙. 냄새 없음	양이 많고 강한 냄새.	보통. 차고 유쾌한 냄새. 지속적

● 도샤의 균형에 따른 질병

균형 상태

바타	피타	카파
쾌활하다 청명하고 기민한 마음상태 소화기와 비뇨기계의 기능이 완전히 정상적인 배설 육체 조직이 정상적으로 생성 건강한 수면 체력과 저항력이 충분함	안색에 윤기가 있음 만족감을 느낌 완벽한 소화기능 체력이 유연함 지성이 올바름	힘이 충만해 있음 관절이 안정되어 있음 정신적으로 안정됨 고결하고 자애로우며 관대함 힘 있고 균형 잡힌 몸짓을 하고 있음 용기와 활력이 있다

불균형 상태의 정신증상

바타	피타	카파
마음이 불안하고 고민함 성미가 급함 이런 저런 일이 떠오르지만 정리되지 않음 집중력과 주의력이 저하됨 억울하고 부정적인 생각이 되어버림 정신병적 증상이 나타남	분노하고 적의감을 느끼기 쉬움 어떠한 일에 민감해지고 자제력이 없어지게 됨 한을 품게 됨 자학적이 됨	게으르게 됨 사고력이 둔하게 됨 집착이 지나치게 됨 우울한 상태로 됨 탐욕스럽게 됨

불균형 상태의 행동이상

바타	피타	카파
수면이 불량 피로감이 강함 걱정으로 침착하지 못하고 편치 못함 식욕이 떨어짐 행동이 충동적으로 됨 추운 것을 싫어하고 따뜻한 것을 좋아함	화가 나서 폭발하여 버림 다른 사람이 비판하면 의논하기 싫어함 전제군주적인 행동을 함 서서히 하는 것을 참지 못하게 됨	질질 끌고 굼뜨게 됨 변화에 적응하기 어렵게 됨 잠이 많아져 꾸벅꾸벅 조는 듯함 망설이고 주저함

4 진단학

 아유르베다 의사는 환자를 진찰하는 것에 혀를 제외한 모든 감각을 이용한다. 심지어 어떤 티베트의 의사는 혀로써 분비물이나 배설물의 맛을 보기도 한다. 그러나 일반적으로 후각은 미각을 통해 알 수 있는 거의 대부분을 아는데 충분하다. 예를 들어 아마는 고약한 냄새가 나고, 어떤 도샤의 불균형(특별히 피타에서)은 냄새가 나고, 어떤 질병들은 독특한 향을 지닌다(발진 티푸스에 걸린 환자는 쥐냄새가 난다). 감각은 논리적인 인식과 직관을 하는데 쓰일 뿐만 아니라 특히 8가지 중요한 진단 인자 즉, 대변·소변·혀·소리·감촉·시각·외모 및 맥박에 적용된다. 모든 진단방법에 유능한 사람은 없으며 대부분은 한두 가지 방법에 능숙할 뿐이다.

망진

전통적으로 환자는 힘을 소모하기 전에 아침 일찍 아유르베다 의사를 방문하며, 그 전날 밤에는 모든 자극 인자는 피한다. 환자가 방문하면 의사는 망진望診을 시작하는데 눈으로 확인할 수 있는 모든 부위를 검사한다. 점성술적인 진단은 망진의 한 종류이며 특히 얼굴과 눈을 통한 진단이다. 오늘날에는 매우 다양한 형상 체계를 포괄한다. 아유르베다 의사는 먼저 조직의 팽창과 수척을 검사하고 기록한다. 그 다음 피부를 좀 더 자세하게 연구하고, 몸의 노폐물을 검사하고, 구규九竅(눈2·귀2·코2·입·항문·요도구)와 그 분비물을 살펴보며, 특히 설진에 주의를 기울인다. 홍채·손바닥·발바닥과 외이外耳 및 혀는 내부 장기의 병변을 반영하는 지표이다. 자세한 설진은 소화력의 상태나 체내 독소의 운반 여부, 바타 이동의 능률 여부, 통로의 상태 및 여러 정보에 대해 유익하다.

대변 검사는 소화기 계통, 특히 아마의 존재 여부를 알 수 있다. 어느 전문가에 의해 제안되고 A.D 1100년 경 인도에 소개된 소변검사는 티베트 인들에 의해 하나의 기술(예술)로서 정착하게 되었다. 아침에 처음 보는 소변 중 중간 부위를 채취한 것이 검사에 쓰이는데, 티베트 인들은 이것을 세 번 검사한다. 처음에는 따뜻할 때, 그 다음에는 미지근할 때, 마지막에는 식었을 때이다. 건강한 사람에게는 색깔·증기·냄새·거품 등 모든 것이 정상으로 나타난다.

소변은 일반적으로 바타 상태에서는 매우 깨끗하고 밝은 청색이거나 핑크 빛을 띤다. 피타 상태에서는 (다만 환자가 비타민 B를 복용하거나 근대 뿌리를 먹거나, 그 밖에 노란색이나 오렌지색으로 변하게 할 음식물을 섭취한 경우가 아니면) 짙은 노란색이나 오렌지색으로 변하고, 카파 상태에서는 우유와 비슷한 흰색을 띤다. 뿌연 낌새가 있으면 일반적으로 열이 있음을 암시하고, 아마가 소화기 계통에 존재하면 섭취한 음식물 냄새가 난다. 티베트 인들은 종양을 진단하고, 환자의 소생 여부를 결정하고, 정신이 있는지를 알아보기 위해 소변 분석을 한다. 또, 어떤 약물이 환자에게 이로운지 알기 위해 환자 소변에 그 약물을 뿌린다. 만약 가라앉는다면 효과가 없을 것이고 빨리 퍼진다면 매우 빠른 효과가 있을 것이다. 한정된 곳에만 퍼지면 효과는 있되 느릴 것이다.

혀는 맛을 보고 말을 하는 기관이다. 우리는 혀가 젖어 있을 때 혀를 통해 맛을 알 수 있다. 혀가 말라 있으면 맛을 느낄 수 없다. 또한 혀는 말을 하는데 꼭 필요한 기관이며, 혀를 통하여 자신의 생각과 느낌 등 전달할 수 있는 모든 것을 전달한다. 그리고 혀를 잘 살펴봄으로써 몸 전체에서 어떠한 일이 일어나고 있는지를 알 수 있다.

혀를 거울에 비추어 크기와 모양·표면의 상태와 둘레·색깔 등을 자세히 살펴보라. 혀의 색깔이 창백하면 빈혈 증세가 있는 것이다. 그리고 혀가 노란색을 띠고 있으면 쓸개에 담즙이 너무 많거나 간에 이상이 있는 것이다. 또 푸른색을 띠고 있으면 심장에 이상이 있는 것이다.

혀의 여러 부위는 몸의 여러 기관들과 연관되어 있다. 혀의 특정 부위가 변색되어 있거나 약간 올라가거나 내려가 있으면 그와 연관된 기관에 이상이 있다는 증거이다. 예컨대 혀의 둘레가 이빨처럼 들쑥날쑥하다면 소화흡수 기능이 떨어졌음을 나타낸다.

혀의 표면을 덮고 있는 물질은 위·소장·대장에 독소가 있음을 나타낸다. 혀의 뒷부분만이 덮여 있으면 대장에, 중간부분이 덮여 있으면 위와 소장에 독소가 있는 것이다.

혀의 중앙에 세로의 줄은 척추와 여러 가지 감정들이 연관되어 있음을 보여 준다. 이 선이 구부러져 있으면 해당 부위의 척추에 이상이 있다는 증거이다.

얼굴은 마음의 거울로 얼굴에 나타난 여러 가지 선과 주름들은 많은 사실을 보여준다. 체내에 질병이 있으면 그것은 얼굴 위에 나타난다. 거울에 비춰진 얼굴의 이곳저곳을 잘 살펴보면, 이마에 수평으로 그어진 주름은 뿌리 깊은 걱정과 불안이 있음을 보여준다. 양 눈썹 사이의 선은 감정과 관련되어 있는데, 약간 오른쪽 수직으로 그어진 선은 간에서, 왼쪽으로 그어진 선은 비장에서 감정이 억압되어 있음을 보여준다.

아래 눈꺼풀이 부풀어 있는 것은 신장에 이상이 있다는 증거이다. 코나 뺨이 나비 색깔처럼 변색되어 있는 것은 몸이 철분과 엽산葉酸을 잘 흡수하지 못하는 것으로 아그니의 부족으로 신진대사가 활발하지 못하다는 증거이다.

일반적으로 바타 유형의 사람들은 살이 찌기 어렵다. 그래서 그들의 뺨은 쑥 들어가는 것이 보통이다. 그러나 신진대사의 속도가 느린 카파 유형의 사람들은 수분과 지방분을 보유하게 되어 뺨이 포동포동해진다.

코의 생김새를 보고도 어떤 도샤의 유형인지 알 수 있다. 날카로운 코는 피타, 뭉툭한 코는 카파 그리고 구부러진 코는 바타 유형임을 나타낸다.

혀나 얼굴과 마찬가지로 입술도 역시 신체 여러 기관의 건강과 질병을 나타낸다. 입술의 크기·모양·표면 상태·색깔·윤곽 등을 잘 살펴보라. 입술이 말라 있고 거칠면 이는 탈수현상이나 바타성 질환이 있음을 나타낸다. 신경과민이나 두려움도 입술을 마르고 떨리게 한다. 빈혈이 있으면 입술은 창백해진다. 오랜 기간 담배를 피우면 입술은 어두운 갈색으로 변한다. 입술 주위에 계속적으로 염증이 생기면, 이는 수포진水疱疹이나 만성적인 피타성 질환이 있다는 증거이다. 입술 위에 연한 갈색 반점이 여러 개 나타나면 소화 상태가 좋지 않거나 결장에 기생충이 있다는 증거이다. 황달 증상이 있으면 입술은 노랗게 되고, 산소의 결핍으로 심장에 이상이 생기면 입술은 푸른색을 띤다. 입술의 여러 부위의 변색은 연관된 기관의 질병을 나타낸다.

　아유르베다에 의하면 손톱·발톱은 뼈로부터 생기는 폐기물이다. 손톱의 크기·모양·표면 상태·윤곽 등을 살펴보자. 손톱이 탄력 있고 연하고 부드러운지, 아니면 갈라져 있거나 쉽게 부서지는지를 살펴본다. 손톱이 건조하거나 구부러졌거나 거칠거나 쉽게 부서지면 체내에 바타 도샤가 우세한 것이다. 연하고 부드럽고 분홍빛을 띠고 잘 구부러지고 광택이 나면 피타 도샤가 우세한 것이다. 두텁고 강하고 부드럽고 윤곽이 매끄럽고 반짝거리면 카파 도샤가 우세한 것이다. 손톱에 세로로 금이 간 것은 소화 흡수상태가 불량하고, 가로로 홈이 패어 있는 것은 영양 상태가 좋지 않거나 만성적인 질환에 시달리고 있다는 증거이다.

　간혹 손톱 가운데가 불룩해져 구근球根모양을 이루는 경우가 있다. 이런 손톱을 '곤봉형 손톱'이라고 하는데, 이것은 폐와 심장에 이상이 있음을 나타낸다. 손톱이 숟가락처럼 오목해져서 그 안에 물 한 방울을 담을 수 있는 모양이면 철분이 부족한 경우이다. 또 체내에 아연이나 칼슘이 부족하면 손톱 위에 반점이 나타난다.

　손톱의 색깔이 창백한 것은 빈혈 때문이며 지나치게 붉은색이면 적혈구가 너무 많은 것이다. 노란색 손톱은 간에 이상이 있거나 황달 때문이며, 푸른빛 손톱은 심장의 기능이 약화되었기 때문이다.

　각 손가락은 신체의 특정기관과 연관되어 있다. 엄지손가락은 뇌와 두개골, 집게손가락은 폐, 가운데손가락은 소장, 약손가락은 신장 그리고 새끼손가락은 심장과 연관되어 있다. 약손가락에 하얀 반점이 나타났다면 신장에서의 칼슘 축적 때문이다. 또 그 반점이 가운데손가락에 나타났다면 장내에 흡수되지 않은 칼슘이 있으며, 집게손가락에 나타났다면 폐에 칼슘이 축적되었다는 증거이다.

눈이 작고 자주 깜박거리는 것은 체내의 바타 도사가 우세함을 보여준다. 지나치게 눈을 자주 깜박거리는 것은 깊은 신경과민이나 불안 또는 공포 때문이다. 윗 눈꺼풀이 늘어진 것은 불안정·공포·자신감의 결여·바타의 이상 등을 나타낸다.

크고 아름답고 매력적인 눈의 소유자는 카파 유형이다. 피타 유형의 눈은 광채가 있고 빛에 민감하며 흰자위가 붉은 빛을 띠고 근시인 경향이 있다. 아유르베다에 따르면 눈의 에너지는 화의 요소로부터 생긴다. 망막에 화 에너지가 많으면 빛에 민감해지기 때문에, 체내에 화 성분이 많은 피타 유형 사람들의 눈이 대체로 빛에 민감하다.

눈이 돌출되어 있으면 갑상선 기능에 이상이 있는 것이며, 결막이 창백하면 빈혈이, 노란색을 띠고 있으면 간이 약한 것이다. 홍채의 색깔과 모양을 살펴볼 때 홍채가 작은 것은 관절이 약하다는 증거이다. 홍채 주위에 하얀 고리가 있으면 염분과 당분을 너무 많이 섭취한 것이다. 중년에서 이러한 현상이 나타나는 것은 육체의 스트레스 때문일 수도 있다. 특히 중년의 남녀에게서 하얀 고리가 매우 뚜렷하고 흰색이 분명할 경우 관절 기능이 쇠약해졌다는 표시로 봐야 한다. 관절의 기능이 떨어지면 관절염이나 관절에 다른 이상이 생길 가능성이 있다. 홍채에 갈색을 띤 검은 반점이 있다면 장에 흡수되지 않은 철분이 남아 있다는 증거이다.

절진

절진切診은 맥박검사, 인체의 상대적인 열 또는 차가움에 대한 평가 그리고 피부의 단단함·부드러움 또는 거친 정도에 대한 조사를 포함한다. 이 중에서 맥박진찰이 가장 중요하다. 맥을 잡고 진단하는 것은 현재의 상태를 파악하는 방법이다. 맥으로 현재의 도샤 상태가 어떠한가를 파악하는 것으로 본래 바뀌지 않는 체질을 보는 것은 아니다. 그러나 어떤 전통적인 아유르베다 의사들은 맥만을 보고 증상을 알려주면서 환자에게 질문은 하지 않는다. 시다 의학에 이미 그것이 존재했다고 주장하는 일부 근거가 있고, 프라나의 숭배와 연구에 일생을 바쳤던 방랑하는 요가수행자 사이에 훨씬 더 일찍 있었을지는 모르지만, 맥박진찰은 샤른가다라에 의해 최초로 아유르베다에 도입되었다.

맥은 몇 가지 의미를 갖고 있는데, 우선 온 몸에 분포되어 있는 나디nadi라는 뜻이 있고, 피하조직이라고 번역할 수 있는 스나유snayu라는 뜻으로도 쓰인다. 또, 근육조직에 해당하는 탄투tantu라는 의미로도 쓰이는데 탄투는 실이라는 뜻으로 근육의 힘줄이 마치 현악기의 현처럼 실 같다고 해서 붙여진 이름이다. 그 외에 호흡을 할 때 들숨과 날숨을 의미하는 함사바이니hamsa vahini, 또는 함시hamsi라고도 하는데 이것은 맥이 호흡과 관련있음을 의미한다.

맥박진찰은 체내의 프라나의 움직임에 대한 검사이다. 움직일 수 있는 모든 것들은 자신만의 움직임을 갖는다. 각 종족들의 선천적인 특성들은 바타의 특징적인 리듬을 낳는다. 그리고 그것은 특징적인 걸음걸이로서 나타난다. 오리들은 어기적어기적 걷고 개구리들은 깡총깡총 뛴다. 파리들은 가볍게 날며 코끼리들은 제왕처럼 위엄 있게 걷는다. 도샤들의 각 조화는 자신의 특징적인 걸음걸이를 맥박에 나타내지만 근본적으로 모든 걸음걸이가 단지 움직이는 성분인 바타에 기인한다. 맥박진찰은 이러한 걸음걸이에 대한 검사로 어떤 경우에는 특정기관에 대한 검사와 결부되어진다.

맥의 기본사항

	바타	피타	카파
모양	빠르고, 연약하고, 차가운 느낌이고, 가볍고, 가늘고 누르면 사라진다.	두드러지고, 강하고, 폭이 높고, 더운 느낌이고, 강력하고, 누르면 팔을 밀어낸다.	깊고, 느리고, 넓으며, 물결치듯 부드럽고, 두터우며, 서늘하거나 따뜻한 느낌으로 규칙적이다.
손가락위치	약손가락	가운데손가락	집게손가락
운동모양 (동물에 비유)	코브라	개구리	백조

체내의 동맥들 중 어떤 것은 때때로 죽음의 임박에 대한 테스트를 위해 사용된다. 발의 족배동맥과 잠재적 수명을 나타내는 손목의 척골을 포함하여 인체의 어떠한 동맥도 맥박진찰에 이용될 수 있다. 가장 흔하게 사용되는 맥박은 때때로 '영혼의 목격자'라 일컬어지는 요골동맥이다. 108개로 나눠진 맥박움직임들이 설명되어 왔는데 거머리와 뱀이 바타에서 가장 중요하다. 피타에서는 참새·까마귀와 개구리 그리고 카파에서는 백조와 비둘기가 중요하다. 메추라기와 꿩(과의 새)은 세 가지 도샤가 모두 악화된 상태를 설명한다.

맥박은 음식 또는 음료수를 먹기 전 아침 일찍 검사한다. 보통 의사들은 먼저 남자의 오른쪽 팔과 여자의 왼쪽 팔을 검사한다. 몸의 오른쪽 부분은 대부분 사람들에서 남자 쪽이고 남자에게서 보통 우세하다. 왼쪽은 여성 쪽이고 여성에게서 보통 우세하다.

또 나이에 따라, 시간에 따라 두드러지는 도샤의 힘에 의해 맥의 차이가 나타나기도 한다. 아침에는 카파가, 낮에는 피타가, 저녁에는 바타가 두드러지므로 맥에서도 그것이 반영되어 나타난다. 또 어린 시절에는 카파, 청년기에는 피타가, 노년기에는 바타가 두드러진다.

나이에 따른 맥의 차이

16세 이하	카파가 두드러짐
17~50세	피타가 두드러짐
51~70세	피타가 두드러지거나 점차 바타가 증가함
70세 이후	바타가 두드러짐

맥박은 집게손가락·가운데손가락·약손가락 세 손가락으로 검사한다. 맥박진찰을 제대로 하려면 의사는 환자를 마주 바라보면서 두 손의 맥박을 모두 검사해야 한다. 맥박이 나타내는 신체 부위가 오른쪽과 왼쪽 간에 서로 차이를 보이므로 양쪽을 모두 검사하는 것이 바람직하다. 검사자의 집게손가락은 손목주름으로부터 팔꿈치 쪽으로 약 1.22센티미터 떨어진 곳에 가운데손가락과 약손가락을 함께 놓아야 한다. 그러므로 약손가락은 팔꿈치 근처에 있다. 집게손가락은 몸의 바타의 상태와 세기를, 가운데손가락은 피타를 그리고 약손가락은 카파를 검사한다. 새끼손가락은 영

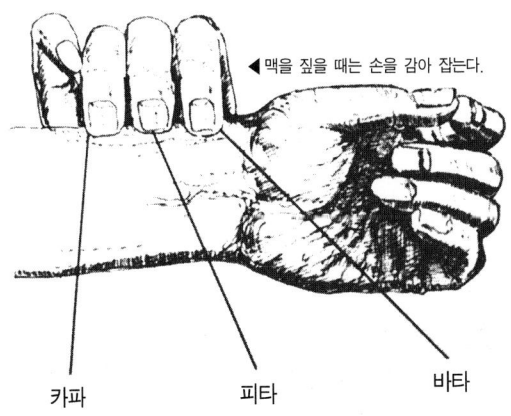

[그림 6] 맥 잡는 법

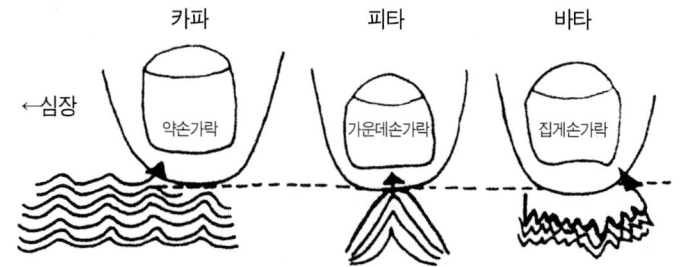

▶ 바타는 집게손가락의 심장에서 먼 쪽으로 피타는 가운데손가락의 중간, 카파는 약손가락의 앞쪽으로 나타난다.

[그림 7] 도샤와 손가락의 위치

혼의 소유만을 조사하기 위해 사용된다.

 심한 운동이나 육체노동을 하거나 마사지·식사·목욕·성행위를 한 뒤나 일광욕 후에는 맥박진찰을 안하는 것이 좋다. 맥박은 뜨거운 열원(熱源) 가까이 앉아 있거나 배가 고플 때, 목욕 도중에도 재서는 안 된다.

 맥박은 손목이 아닌 다른 부위에서도 검사할 수 있다. 머리의 관자놀이 동맥, 쇄골 위의 목에 있는 경(頸)동맥, 팔꿈치 위, 팔 안쪽의 팔동맥, 골반과 만나는 다리 안쪽의 대퇴부 동맥, 발목 뒷쪽에 있는 후부 경골(脛骨)동맥 그리고 발 윗부분의 족배동맥 등에서 할 수 있다.

 바타 맥박은 비교적 불규칙하고, 약하고, 빠르고(1분에 80~95번), 공허하고, 차갑고 변할 수 있다. 그리고 그것은 거머리나 뱀같이 손가락 밑에서 스르르 기어가는 듯한 느낌을 주듯 미끄러진다. 그래서 이러한 형태의 맥박을 뱀 맥박이라 하며, 이는 체내의 바타 도샤가 가중되어 있음을 나타낸다. 피타 맥박은 뜨겁고, 강하고, 가득 차 있고, 규칙적이며, 중간 빠르기(1분에 70~80번)이다. 그리고 강하고 자극적이어서 마치 뛰는 참새·까마귀 또는 개구리같이 손가락 밑에서 뛴다. 이러한 형태의 맥박을 개구리 맥박이라고 한다. 이는 체내에 피타 도샤가 가중되어 있음을 나타낸다. 카파 맥박은 차갑고, 강하고, 가득 차 있고, 규칙적이며 비교적 느리다(1분에 50~60

맥의 일곱 가지 특징

	바타	피타	카파
운동모양	코브라	개구리	백조
맥박수(분당)	80~95	70~80	50~60
리듬감	불규칙하다	규칙적이다	규칙적이다
힘	낮음(+)	높음(+++)	중간(++)
강도와 크기	낮다	높다	중간
느끼는 온도	차다	뜨겁다	따뜻하거나 서늘하다
혈관 벽의 견고성	거칠고 단단하다	탄력 있고 유연하다	부드럽고 두툼하다

변). 그리고 그것은 백조가 물 위를 나아가는 것처럼 손가락들 밑에서 수영한다. 이러한 형태의 맥박을 백조 맥박이라 한다.

맥박을 얕게 또는 깊게 짚어봄으로써 세 가지 도샤의 상태뿐만이 아니라 신체기관의 상태도 파악할 수 있다. 맥박은 심장의 박동과도 일치하지만, 체내에 들어오는 프라나의 흐름에 대해서도 중요한 정보를 제공한다. 프라나의 흐름은 피를 통해서 순환하며 간·신장·심장·뇌 등을 통과한다. 맥박을 얕게 또는 깊게 짚어봄으로써 민감한 검사자는 여러 가지 기관들의 상태를 파악할 수 있다. 그래서 바타 도샤와 연관되어 있는 집게 손가락으로는 체내의 풍 상태를 알 수 있다. 피타 도샤와 연관되어 있는 가운데손가락으로는 화, 카파와 연관된 약손가락으로는 수의 상태를 알 수 있다.

중국 의학의 영향을 받은 티베트 의학에서는 맥진이 발달되었다. 그것은 한의학과 비슷한 방법으로 맥박을 살피는데 환자의 오른쪽 손목 위에 집게손가락을 가볍게 올려놓으면 대장의 활동상태를 느낄 수 있고, 약간 힘을 주어 누르면 폐의 상태를 느낄 수 있다. 오른쪽 손목 위에 집게손가락을 가볍게 올려놓았을 때 매우 강한 맥박이 느껴지면, 이는 대장 내의 바타 도샤가 가중되어 있음을 나타낸다. 또, 힘을 주어 강하게 눌렀을 때 맥박이 강하게 느껴지면, 이는 폐 안에 울혈상태가 나타났음을 보여준다.

오른쪽 손목 위에 가운데손가락을 가볍게 올려놓음으로써 담의 상태를 파악할 수 있고, 힘을 주어 누름으로써 간의 상태를 파악할 수 있다. 마찬가지로 약손가락을 가볍게 올려놓음으로써 바타―피타―카파 간의 조화 여부를 파악할 수 있다.

집게손가락을 환자의 왼쪽 손목 위에 가볍게 올려놓음으로써 소장의 상태를 파악할 수 있다. 그리고 힘을 주어 누름으로써 심장의 상태를 파악할 수 있다. 마찬가지 방법으로 가운데손가락을 통해서 위와 비장의 상태를, 약손가락을 통해서는 방광과 신장의 상태를 파악할 수 있다.

하루 동안에 여러 번 맥박을 검사해 보면 하루 중에도 맥박의 상태가 다양하다. 소변을 보고 난 뒤나 배가 고플 때, 화가 났을 때 맥박 상태는 달라진다. 이러한 변화들을 주의 깊게 관찰함으로써 점차 맥박을 읽는 법을 배우게 되는데 이러한 기술을 배우기 위해서는 주의 집중과 매일 매일의 실행이 요구된다.

인체에 대한 모든 영향은 맥박에, 피부에 그리고 환자의 다른 신체부위에서 나타난다. 맥박진찰은 최소한 환자의 팔에 의사의 손이 접촉하지만, 스바로다야svarodaya라 불리는 심원한 형태의 진찰은 접촉조차 요구하지 않는다. 대신에 의사는 환자의 콧구멍에서 호흡의 방향과 흐름속도에서 미묘한 차이를 조사하는데, 그것은 코에서의 프라나 흐름 상태를 나타낸다. 비마라난다는 이런 방법의 진찰에서 전문가였다. 이 진찰은 극도의 예민함을 요구한다.

의사조차도 맥박에 영향을 준다. 맥박진찰의 정확성은 의사의 예민함과 객관성에 좌우된다. 무의식적인 압력변화, 지각의 비정확성, 정신적인 선입견들은 그것이 거기에 없을지라도 무엇을 찾고 있는지를 발견하는 것을 쉽게 한다. 그래서 티베트 인들은 맥박진찰 전날에는 환자와 의사 모두가 너무 뜨겁거나 차갑고 무거운 음식을 피한다. 빨리 먹거나 과식해도 안 되고 익숙하지 않은 것은 먹지 않아야 한다. 그리고 정력적인 활동이나 성생활을 해서도 안 된다. 자지 않거나 너무 말을 많이 하거나 걱정이나 논쟁을 해서도 안 된다고 주장한다.

문진

문진聞診에는 청진과 심장박동, 호흡음 그리고 두 개의 부서진 뼈의 끝이 마찰되면서 내는 마찰음과 같은 손상이나 질병으로 인한 소리를 듣는 것이 포함된다. 그러나 대부분은 환자의 병력을 이끌어내기 위해, 가능한 원인들을 결정하기 위해, 과거와 현재의 증상들을 이끌어내기 위해 그리고 환자가 자신의 상태를 어떻게 보는지 알기 위해 말로 이루어진다.

어떤 의사들은 환자음성의 톤만으로 진찰하기도 한다. 훌륭한 의사는 환자가 말할 때 말 이면의 진실이나 부족을 듣는다. 진정으로 회복되기를 바라는 환자와, 회복에 대해 확신하지 못하는 환자는 치료에 대한 매우 다른 두 가지 반응을 보인다.

의사가 환자의 의지를 확신하지 못한다면 치료 중에 문제가 발생할 것이 확실하다. 환자의 말 사이에서 전달되는 메시지를 듣고 신체 언어를 읽을 수 있는 의사는 생체의 진실한 상태에 대해 잘못 이끌리지 않을 것이다.

때때로 악화되는 시기의 차이는 질환을 병리적으로 구별시켜 주기도 한다. 류마티스성 관절염의 통증은 관절부위가 밤에 거의 움직임이 없는 대신 아침에 보통 더 악화된다. 운동은 뻣뻣함과 통증을 줄여준다. 반대로 골관절염은 움직임이 있는 낮에 더 악화된다. 때때로 어떤 한 부위의 증세는 다른 부위의 상태에 대한 정보를 제공할 수 있다. 예를 들어 슬굴곡근이나 위쪽 종아리근육에서의 팽팽함은 일반적으로 결장에서의 팽팽함을 나타낸다. 또한 체내에 종양이 어디 있든지 간에 종양 위 피부는 검푸르게 되고 빨리 더러워지는 경향이 있다.

도샤가 포함된 유형을 결정하기 위해서는 주의 깊게 증상들을 평가해야 한다. 바그바타가 바타 없이는 어떤 아픔도 없고, 피타 없이는 어떤 염증도 없으며, 카파 없이는 어떤 고름형성도 없다고 말했듯이, 증세를 만드는 주된 도샤의 영향으로 나머지 도샤는 바뀔 수 있다. 순수한 바타의 통증은 장이나 신장 또는 담관에서 강열하고, 터지고 찢어지는 것 같으며 찌르는 통증으로 나타난다.

차가운 음식을 너무 빨리 먹을 때 겪는 갑작스런 강렬한 통증 역시 갑자기 증가한 차가움에 의해 생성된 바타 때문이다. 피타통증은 햇볕에 타거나 위궤양 통증처럼 작열하고, 당기고 빨아내는 통증이다. 반면에 압박에 의해 일어나는 카파통증은 막힌 코와 같이 무디고, 무겁고, 짜증나는 통증이다.

바타나 카파에 의한 염증은 비교적 온순하지만, 피타염증은 불같이 붉으며 타오른다. 바타 고름은 양이 적고 얇으며 흐르지 않는다. 그리고 피타 고름은 뜨겁고 노랗거나 녹색이며 핏자국이 난다. 그리고 카파 고름은 양이 많고 하얗거나 하얀 빛을 띤 녹색이며 자극적이고 썩는 냄새가 난다. 양이 많고 맑고 하얀 가래를 내는 기침은 카파의 한기寒氣와 물기 때문이다. 노랗거나 녹색인 가래와 염증을 가진 것은 피타의 습기 찬 열이 원인이다. 그리고 특히 냉기를 가진 마른기침이 만성적이라면 보통 바타의 차가운 건조함 때문이다.

보통 감기는 지나친 카파에 의해 생길 수 있다. 그러면 피타·바타에 의해 점액 통로에 조정될 수 있는 양보다 더 많은 점액이 생성되고, 점액의 자유로운 흐름을 막기 때문에 실제 점액이 증가하지 않아도 점액이 쌓이게 된다. 피타로 인한 감기는 피타의 열과 강도로 막히는데, 그것들은 점액성의 얇은 막에 염증을 만들고 스로타를 막는다. 반면에 바타는 건조하고 차갑고 수렴하는 성질들이 스로타의 흐름을 억제한다.

이 세 가지 다른 감기는 세 가지 다른 증상을 낳는다. 카파에서는 여러 분비물이 증가된다. 피타 유형에서는 민감함과 열이 그리고 바타에서는 두통을 포함하는 기도의 수축과 통증이 우세하다.

인체의 전형적인 바타 중세에는 증가된 운동(설사·빈맥·불수의 경련들·현기증·불면증), 감소된 운동(서맥·느린 순환·하반신불수·경련·정자운동 부족으로 인한 불임·귀머거리·기절·마비), 남용된 운동(하품·딸꾹질·경련·실어증적인 말·떨림·무도병·정신착란·환각·열광 등등), 그리고 한 조직의 다른 조직으로부터의 분리(피부의 갈라짐·머리카락 끝의 갈라짐·관절의 이탈·골절·기형·탈수·위축·건망증·류마티즘 등등) 등이 포함된다.

피타 증상은 소화장애·설사·위산과다증·발열·염증·땀분비 증가·작열감·기절·괴저·궤양·출혈·발적·발진·황달·빈혈·모반·주근깨 등등을 포함한다. 카파 증상은 기본적으로 아마의 증상들이다. 죽상동맥경화증·갑상선종·창백·기침·압박감·졸음·감기·탁음·신중身重·몸의 창백과 유성油性·과잉 점액분비·비만·가려움 등등이 주된 증상이다.

예후

질병 중 치료될 수 있는 질병은 치료되어야 하고 완화될 수 있는 질병은 완화시키는 치료를 해야 한다. 치료할 수 없는 질병인 경우 치료하지 말아야 한다. 1년 이상 지속되어온 병은 보통 불치이다. 베다 경전을 외우는 사람·왕·여자·아주 어린 아이·노인·소심하고 허약한 사람·공무원·불량배·자신의 병을 숨기는 사람·억제력이 없는 사람·가난한 사람·고아들은 치료 가능한 병에서도 치료가 어려울 수 있다고 수스루타에서는 말한다.

예후가 항상 명확한 것은 아니므로 차라카는 환자가 죽어갈 때 어떻게 결정할 것인가에 대한 문제에 관해 12장으로 된 책을 썼다. '감각에 대한 항목 the Section on the Senses'이라 불리는 그의 저서에서 꿈·육감·환자 그림자의 변화, (불길한) 전조를 포함한 의사와 환자의 감각적 인지와 관련된 바람직하지 않은 징후는 죽을 때를 예고하는 방식이라고 했다.

그 중 제12장은 환자의 침상으로 의사를 청할 때 보내진 전령과 관계된 징조를 언급하고 있다. 징조 자체만으로 특별한 힘은 없으나 나쁜 징조가 있는 경우 치료는 훨씬 힘들거나 안 되는 경우가 있다고 여긴다.

예를 들어, 만약 전령이 헝클어진 상태로 오거나 의사가 전령이 도착했을 때 남면南面하고 있는 경우, 의사가 종교적으로 보아 불경한 상태에 있다면 생명력이나 부귀가 멀어진다고 본다. 그러나 전령이 잘 차려입고 상서로운 공기와 좋은 시간대에 도착한다면 그 징조는 좋은 징조이며 치료도 바람직한 결과를 나타낼 것이라고 여긴다. 환자가 집에서 엎드려 있다면 불길하다.

의사도 자신이 치료하고 있는 환자에 대한 좋은 징조를 보아야 한다. 요구르트 · 쌀 · 황소 · 왕 · 보석 · 물이 가득한 단지 · 백마 · 과일 · 어른들의 무릎에 앉은 어린아이들 · 밧줄에 매인 한 마리의 동물 · 뒤집힌 지구 · 타오르는 불꽃 · 사탕과자 · 흰 꽃 · 먹음직한 음식 · 차에 가득 찬 사람 · 송아지를 지닌 암소 · 망아지를 지닌 암말 · 자식을 데리고 있는 여자 · 흔히 볼 수 있는 찌르레기 · 백조 · 푸른 어치 · 공작의 수컷과 몇몇 다른 새들 · 코끼리의 엄니 · 갈고리 십자 고동 · 거울 · 베다 종교의 암송문과 우산 등이 좋은 징조에 속한다.

징조와 마찬가지로 꿈도 의사와 환자에 있어서 중요한 의미가 된다. 차라카에 따르면 달 · 태양 · 신 · 왕 · 살아있는 친구 · 브라만 계급사람(아마도 나중에 삽입된 것 같음) · 암소 · 타오르는 불 또는 성지 참배 등의 꿈은 건강과 행복을 가져오고 적과의 싸움에서의 승리 · 북동쪽으로의 여행 · 궁전이나 산을 오르는 것 · 황소나 코끼리를 타는 꿈은 건강을 가져온다.

꽃 · 깨끗한 옷 · 고기 · 생선 · 과일 또는 거머리 · 벌(꿀벌 · 호박벌)에게 물리는 것 또는 뱀이 질병으로부터 구해주는 꿈 등은 그 사람이 아프다면 건강을 주고 건강하다면 부를 가져다준다. 심지어 금지된 행위를 하거나 쓰레기에 뒤범벅되거나 울거나 혹은 죽어가거나 날고기를 먹는 꿈은 아마도 부와 건강을 얻을 조짐이다. 그러나 산에서 떨어지거나 까마귀에게 먹히거나, 커다란 검은색 버팔로를 타고 해질녘에 남쪽으로 가는 꿈은 불행한 꿈이다. 나쁜 꿈의 영향으로부터 벗어나려면 꿈 이야기를 누구에게도 말하지 않고 성생활을 삼가며, 성직자와 의논하고 경전을 암송하면 된다.

예후가 심각할 때 의사는 그 사실을 환자나 가족이 알아도 충격이 없을 때까지 알려지지 않도록 주의해야 한다. 왜냐하면 환자는 어떤 기적에 의해 일어날 수도 있기 때문이다. 또 환자가 단순히 생명을 연장하기를 원해도 죽어가는 환자에게 약물과 치료비를 소모하는 것은 좋지 않다.

환자의 죽음은 의사의 좋은 명성을 그르친다. 의사는 죽어 가는 환자의 집 안에서는 음식이나 물을 먹어서도 안 된다. 왜냐하면 그 환경이 죽음이라는 불길함으로 오염되어 있기 때문이다. 치료할 수 없는 환자의 정신과 육체는 건강을 주는 에너지에 더 이상 반응하지 않는다. 죽음의 때가 왔을 때, 환자는 외부 행위나 치료 등에 의해 혼란되지 않는 고요하고 깨끗한 마음을 준비해야 된다.

예후에는 다음의 4가지 공통 예후가 있다.

1 쉽게 치료되는 경우

계절, 지역의 기후, 환자의 체질이나 조직에 연관되어 강화되지 않은 하나의 도샤에 의해 생긴, 완만한 원인과 증상을 지닌 합병증 없는 급성 질병은 오직 하나의 스로타와 하나의 질병통로에만 장애를 주고, 인체가 약물치료에 잘 견디고 4가지의 모든 치료요소(의사·간호원·치료·환자)가 바람직하고 생명 부분에는 장애를 주지 않는다.

2 어렵게 치료되는 경우

생명(이 깃드는) 부분에 영향을 미치는 만성적 고통·임산부·노약자·어린이의 질병, 2개의 도샤나 스로타에 연관되거나 어떤 계절의 특성이나 연관 있는 도샤를 강화시키는 구성요소가 있거나 복잡하게 얽힌 요소가 있는 질병은 치료가 어렵다.

3 호전될 수 없는 경우

매우 만성적이거나 수술을 필요로 하거나 생명이 깃든 육체에 영향을 미치거나 증상들이 서로 상충되는 질병들은 치료받는 동안은 호전되나 치료를 멈추면 다시 예전상태로 악화된다. 치료는 환자에게 있어서 와해되는 구조물에 기둥의 역할을 하는 것과 같다.

4 치료할 수 없는 경우

세 개의 도샤, 세 개의 도샤와 관련된 모든 스로타, 모든 감각기관과 운동기관, 너무 허약하거나 피로로 인해 흥분이나 영원한 혼수상태를 초래하는 모든 질환은 치료할 수 없다. 선천적인 불치병은 환자가 내세에 좀 더 건강한 육체를 얻기 위해서라도 치료되어야 한다.

5 치법

　질병의 치료는 일종의 정신적인 행보와 같다. 환자가 치료자에게 방문하는 것은 하나의 순례여행과 같으며, 그 여행의 최고점에서 의사 또는 성직자에 의해 이루어지는 치료의식은 아마의 형태로 환자 내면에 깊이 저장되어 있는 죄악이나 잘못된 식이요법 등을 제거함으로써 인체의 불 요소가 선명해질 수 있게 된다.
　매 순간 인체가 소화산물을 흡수하는 것처럼 인간은 과거를 만들어낸다. 이제 우리는 과거를 다룸으로써 우리가 자신 있게 올바른 미래로 나아갈 수 있으며, 그 안에서 조직은 순수하고 건강해질 것이며 체내에 축적되었던 쓰레기는 효율적으로 분비되고 도샤는 균형을 이룰 것이다.
　우리 대부분은 무분별한 생활로 축적된 많은 독소를 가지고 있는데, 이러한 모든 독소들은 일시에 배설되지 않으며 우리의 몸을 해친다. 우리는 이러한 독에 익숙하게 되었고 인체가 평형 상태를 유지하는데 일부분이 되었다. 때문에 그러한 모든 것들을 한꺼번에 제거하게 되면 오히려 육체의 심각한 불균형과 정신을 혼란시켜서 이전의 자신을 유지하지 못할 것이다. 만약 강제로 제거하려 한다면 몸은 저절로 저항하게 된다. 우리는 몸의 현명함(지혜)을 존중하고 기쁘게 할 정도로 독소를 배설해야 한다. 몸을 정화하는 것은 길고 느린 과정이며, 여러 층의 독소를 없애기 위해서는 많은 순환과정이 필요하다.

우리는 마치 느리게 자라는 나무가 안내했던 것처럼 그 과정을 안내하여 새롭게 발전시켜야 한다. 우리가 다시 타락하고 갑자기 옛날의 건강하지 못한 상태로 돌아갔을 때, 걸음을 배우는 어린 아이처럼 다시 자신을 회복시키는 것을 배워야만 한다.

아유르베다의 장점은 면역체계를 조절하는 본질을 보호하면서도 점진적이고 빠른 치료를 하는 것이다. 가능한 한 위험한 것을 덜 위험한 것으로 바꾸고, 더욱 작은 위험으로부터 자신을 떼어 놓음으로써 점진적으로 제거할 수 있다면 즉각적인 제거보다 면역에 좋다. 의학적인 도움 없이 생활에 자신을 순응할 시간을 주기 위해서는 의학적 치료를 갑자기 멈춰서는 안 되고 점진적으로 끝나도록 해야 한다. 그 변화와 자아재정리가 충분히 이루어진다면 그 치료가 끝난 뒤에 어떠한 변형된 위기에도 잘 대처할 수 있도록 변화되었음을 알 수 있을 것이다.

치료의 종류

치료에는 대상에 따라 3가지 요법이 있다. 육체적 수준에서 계절과 기후에 맞는 식이요법과 활동 그리고 구체적 치료를 행하는 '과학적인' 요법, 어떤 목적에 관한 욕구로부터 정신(마음)을 억제시키는 '마음의 정복' 그리고 모든 종류의 신성한 의식과 고행을 포함한 '신적인 요법Divine Therapy'이 있다.

육체 수준의 의학적 시도는 4가지 형태가 있는데, 식이요법·활동성·정화와 완화이다. 도샤가 축적되면 식이요법과 활동성에 있어 변화가 있어야만 한다. 도샤가 악화되었을 때 그것과 반대되는 물질로써 완화 내지는 경감시키는 것이 가장 좋다. 일단 도샤가 축적된 곳으로부터 새어나온다면 거기서부터 도샤를 제거하는 것이 좋다. 만약 이것이 불가능하다면 악화된 도샤는 약으로써 중화시켜야 한다. 도샤가 인체의 약한 부분에 한정된다면 국소적인 치료만 필요하다.

차라카는 치료하는 방법을 농업에 비유하여 설명했다. 가벼운 질병은 마치 웅덩이의 물이 햇볕과 바람에 의해서 빨리 증발되는 것처럼 단식을 포함한 식이요법의 조절로 충분하다. 중등中等 정도의 병에 대해서는 마치 연못이나 우물에 모래나 재를 넣으면 바람과 햇볕에 마르는 것을 돕는 것처럼 식이요법과 온화한 약물치료가 필요하다. 심한 질병은 마치 물이 범람한 논에 물꼬를 틈으로써 쉽게 물이 빠지는 것처럼 적극적인 정화가 필요하다.

이러한 과정에서 중요한 것은 경작에 맞게 배수하는 것처럼 체내의 배수이다. 물이 잘 빠져 좋은 씨앗들이 제 계절에 뿌려지고 좋은 열매를 맺듯 몸에 수액의 대사가 잘 진행될 때 건강이라는 풍작을 거두게 된다.

가뭄으로 인한 질병은 대체로 정확하게 반대되는 원리, 즉 다시 말해서 영양공급과 안정요법에 의해 치료된다. 치료는 보통 질병 또는 원인과 반대되는 물질과 기능이 필요하다. 그러나 피타로 인한 농양에 붙이는 뜨거운 찜질약, 구토치료에 부여되는 토제(吐劑), 알코올중독 치료에 부여된 작은 양의 포도주 그리고 바타에 광적인 환자에게 사용되는 충격요법 또는 으름장과 같이 성질이 비슷한 물질이 투약되는 경우도 있다.

아유르베다 치료의 기본적인 원리는 변하지 않는다. 그러나 질병에 적용되는 방법은 경우마다 다르다. '치료는 용량에 기원한다'는 말처럼 어느 특별한 환자에 대해 특별한 요법의 효과는 투약 용량에 달려 있다. 그 용량은 환자의 종족·기후·관련된 도샤·질병의 정도 대 환자의 저항력·환자의 나이와 체질·특별한 징후·환자의 사회적 환경·치료의 목적·의사가 좋아하는 치료방법 등에 달려 있다.

'질병시기'와 계절을 포함한 시간의 흐름은 시기에 따라 다르게 간주되기 때문에 특히 중요하다. 질병에 따라 치료는 완전히 다르게 구별되기도 하고 아주 다른 질병들도 가끔씩 같은 요법을 공유하기도 한다. 질병도 관련된 요소의 양에 따라 환자마다 다르게 치료될 수 있다. 한두 개의 도샤만 질병에 관여해도, 어떤 의사들은 머리부터 발끝까지(처음에는 카파, 다음엔 피타, 다음엔 바타) 치료되어야만 한다고 가르친다. 왜냐하면 기관들이 카파로 둘러싸일 때, 식욕을 잃어버려 충분한 음식물 섭취를 하지 못하므로 도샤를 통제할 능력을 잃어버리기 때문이다.

수스루타와 어떤 사람들은 소화력의 중요성 때문에 특히 열병과 설사에 있어서 피타가 먼저 조절되어야 한다고 강조한다. 그 다음에 바타, 마지막으로 카파가 조절되어야 한다고 한다. 또한 본래 바타가 가장 강한 도샤이고 피타가 그 다음으로 강하기 때문에 바타·피타·카파 순으로 조절되어야 한다는 견해도 있다.

1 도샤에 대한 일반적인 치료

바그바타는 도샤 중에서 가장 불안한 것을 먼저 돌봐야 한다고 주장한다. 이러한 접근에서 모든 것 중에서 가장 심한 합병증(병발증)이 먼저 치료되어야 한다고 설명했는데, 수스루타도 옳다고 여겼다.

가끔씩 또한 우연하게도 치료를 했지만 결국 악화되어 극도로 약화된 도샤가 몸에서 떠날 때, 최후의 마지막 불꽃처럼 강력한 증후를 낳기도 한다. 능숙한 의사라면 그런 거짓 증후에 속아서는 안 된다.

차라카는 성공적인 의학적 치료를 위해서는 핵심적인 4가지 요소인 의사·치료·간호사·환자가 중요하다고 주장한다. 의사는 이론과 실제에 전문적이고 숙련되어야 하며 몸과 마음이 온전해야 한다. 이용이 간편해야 하고 적절하며 다양한 형태의 높은 수준의 치료법이 있어야 한다. 훌륭한 간호사는 지식이 있고 숙련되고 동정심이 있으며 순결해야 한다. 이상적인 환자는 용기 있고 자신이 느끼는 것을 표현할 수 있으며 의사의 지시를 명심하고 주의 깊게 따르는 사람이다. 이러한 모든 자질은 환자가 더 쉽게 낫도록 도와준다.

고타마 붓다는 환자를 치료하기 쉽게 만드는 5가지 자질과 훌륭한 간호사의 5가지 자세를 제안했다. 그 목록은 차라카의 제안과 비슷하다. 이 구성의 첫째는 의사에게 부여된다. 의사는 질병과 치료법을 모두 알고 간호사와 환자에게 적절한 약과 식이요법을 처방해야 한다. 이 요소들 중 어느 하나에 결함만 있어도 치료과정은 방해를 받는다. 유용한 것을 이용할 수 있는 숙련되고 독창적인 의사는 환자·치료·간호사에게 어떤 결점이 있더라도 보완할 수 있다. 반면 무능한 의사는 모든 요건들이 최상일지라도 치료를 성공적으로 하지 못할 것이다. '머리 위로 떨어지는 벼락에서 살아남을 사람이 있을지라도, 무능한 의사가 처방한 약의 치명적인 영향에서 피하기를 기대할 수는 없다'고 말한 차라카는 무능을 '공포의 최상의 원인'이라 불렀다. 유능한 의사만이 환자의 회복과정에서 용기와 신념을 줄 수 있다.

티베트 의학에서도 의사의 중요성에 대해서 다음과 같이 강조한다. 진정한 의사의 모습은 모든 질병과 이에 대한 대책을 정확하게 아는 것이다. 질병에 대한 결정이 내려지면 모든 아픔을 낫게 하고 건강을 증진시키는 의료를 행하는 사람이 되어야 한다.

2 의사의 세 가지 유형

의사에는 세 가지 유형이 있다. 더 이상 뛰어날 수 없는 의사, 특별한 의사 그리고 보통의 의사다. 더 이상 뛰어 날 수 없는 의사는 모든 아픔과 질병을 해결한 부처다. 특별한 의사는 차라카와 같이 과거에 대단했던 권위자들이고, 세 번째 보통 의사는 선생님의 가르침에만 따르는 의사이거나 가르침조차도 제대로 받지 못한 사람들이다.

정통성이 없는 의사는 여우가 왕관이나 사자의 왕국을 탈취하는 것과 닮았다. 마찬가지로 의학적인 학술의 의미를 모르는 의사는 장님으로 태어나 물질적인 목적을 이루려는 것과 같다. 경험이나 실제적인 기술이 부족한 의사는 알지 못하는 길을 출발하는 사람과 닮았다. 진단방법을 모르는 의사는 친구도 없는 해외를 유랑하는 사람과 닮았고, 진맥이나 소변검사를 못하는 의사는 사냥한 새를 놓아줄 줄 모르는 사냥꾼과 닮았다.

질병에 관한 예후를 못하는 의사는 연설을 못하는 두목과 닮았고, 치료원리를 모르는 의사는 어둠 속에서 과녁을 쏘는 사람과 닮았다. 식이요법과 행동요법을 모르는 의사는 적에게 권리를 인도하는 사람과 닮았고, 안정적인 약물 조제를 준비할 줄 모르는 의사는 농작을 모르는 농부와 닮았다. 하제下劑(설사약)의 조제를 준비하지 못하는 의사는 사막에 물을 뿌리는 사람과 닮았고, 의료용 도구가 없는 의사는 군장비가 없는 전사와 닮았다. 마지막으로 유혈(사혈)과 뜸을 모르는 의사는 내버려둔 집에 있는 도둑과 닮았다. 이러한 의사는 의사의 모습을 한 죽음의 사신이라고 불린다.

의사가 환자에게 전달하는 내용은 원래부터 있던 것이 아니라, 치료과정에서 나오게 된 것이다. 질병과 치료에 대한 의사의 해석은 항상 객관적인 기준보다 더 중요하다. 그리고 치료에 대한 정의는 의사마다 달라질 수 있다. 환자와의 의사소통은, 특히 요즘처럼 많은 사람들이 온갖 종류의 자극에 과다 노출되어 있는 때에는 의사의 역할이 중요하다. 환자와의 대화가 분명하고 정확해서 다른 상황의 환자들과 의사 소통이 되지 않아 생기는 오해로 치료과정을 망치지 않도록 하는 것은 항상 의사의 책임이다. 의사는 환자들에게 서로 도움 되는 대화법을 가르쳐야 한다.

훌륭한 의사는 훌륭한 교사이다. '의사'라는 단어는 라틴어의 '가르치다'라는 의미에서 나온 것이다. 의사는 환자의 일시적인 교사로, 그의 생활이 환자가 배우는 건강의 좋은 본보기가 되어야 한다. 권위가 있는 아유르베다 의사는 아유르베다식의 삶을 산다.

아유르베다는 때로 비활동적인 물질로 변장한 활동적인 치료법을 사용하는 반대의 접근도 쓴다. 폐병에 대한 고찰에서 차라카는 만일 환자에게 튀긴 벌레와 같은, 그가 거부하거나 먹기 싫어하는 다양한 음식이 의학적으로 필요하다면, 거짓말을 해서라도 그것을 주어 치료를 확실하게 해야 한다고 진술한다.

오늘날 미국에서 이러한 온정주의는 의료 과오 소송을 낼 것이다. 차라카 시대에서조차도 환자를 잘못 치료한 의사에게 정부는 벌금을 과했다. 그러나 이 방식은 인도에서 의사와 환자가 자신의 역할을 신중하게 받아들이고 그 역할을 충실하게 수행했기 때문에(때로 여전히) 잘 이용된다.

치료의 방법

　막대한 시간과 연금술 연구 덕택에, 몇몇의 광물질조합제가 만병통치약처럼 인식되고 있으나 어떠한 치료도 결코 만병통치약은 아니다. 모든 사물은 치료에 있어서 나름의 위치를 가지고 있으며, 심지어 구더기 같은 것도 신체조직을 파괴할 수도 있고 괴사조직을 먹어 없앰으로써 생명을 구할 수도 있다.
　어떠한 것도 절대적으로 좋거나 나쁘지는 않다. 비록 백설탕을 지나치게 먹었을 때는 몸을 해칠 수 있으나, 그것은 염증표면을 누그러뜨리고 외과적으로 사용될 때 상처치유를 돕는다. 양배추 주스는 궤양을 치료할 수 있으나 지나치게 날 것으로 많이 먹었을 때는 갑상선종을 일으킬 수 있다.
　어떤 것도 만병통치약도 아니며 무효하지도 않다. '아무것도 하지 않는 것이 의학이다'라는 교과서의 말대로 억제는 많은 질병에 도움이 된다. 치료법을 아는 것은 근본적으로 무엇을 하고, 무엇을 하지 말아야 하는지, 언제 하고, 언제 하지 말아야 하는지를 아는 것이다. 먼저 가장 단순한 방법을 찾아 사용하는 것이 중요하다.
　도샤의 균형을 돕기 위해서 아유르베다는 5가지 감각을 사용한다. 정화기술·수술·약물·뜸질·식이요법·초본·광물질·마사지와 또 다른 육체의 활동·삽침지혈법Acupressure·마르마포인트의 처치·요가를 포함한 운동·인도의 고전음악·방향요법Aroma Therapy·꽃과 보배Gem의 정수요법·동종요법·색채요법·명상·심상Visualization·노래와 의식 같은 잠재적 치료를 포함한다. 반면에 침술 같은 것은 고전 아유르베다에 나타나지 않지만 지금은 이론체계에 맞춰져 있다.

어떤 치료방법들은 한때는 널리 이용된 방법이었지만 지금은 인도에서 거의 이용되지 않고 있다. 반면에 더욱 널리 알려진 것이 있다. 예를 들어 수세기 동안 요가수행자들에 의해 치료법으로 사용되어 왔던 요가는 지금은 몇몇 아유르베다 의사에 의해 '요가요법'이라고 성문화되고 있다.

아유르베다에 응용되는 치료법은 여러 종류가 있다. 그것을 크게 두 부류로 나눈다면 보법補法(Brimhana)과 사법瀉法(Langhana)이다.

사법은 체내의 지나침을 줄여주는 방법으로 과체중이나 독소의 축적, 악화된 기질을 조절하는 것을 말한다. 사법은 질병을 일으킬 수 있는 여러 인자들을 제거하는데, 급성질환에 사용되어 인체의 면역체계나 내부의 정화기능이 작용될 수 있도록 해준다.

보법은 체내의 모자라는 것을 보태준다는 의미인데 저체중이나 신체의 쇠약, 조직의 나약 등에 사용되는 방법이다. 보법은 부적당한 에너지를 바로잡거나 부족한 물질을 보충하여 질병을 다스리는데 주로 만성질환에 사용하거나 사법을 사용한 뒤에 쓰인다.

치료에 있어서 대개는 사법이 먼저 시행되고 보법이 나중에 사용되는 것이 일반적이다. 왜냐하면 독소나 과량의 치우친 기질이 있을 때 보법을 쓰게 되면 상태가 더욱 나빠지기 때문이다. 그러나 사법을 쓰기에 몸이 너무 허약해 있는 경우에는 보법을 먼저 쓰기도 한다.

1 도샤에 대한 일반적인 치료

① 바타

바타의 주요 치료방법은 안팎으로, 바타의 건조하고 차가운 성질에 반대로 작용하는 열과 기름을 사용하는 것이다. 모든 정화법은 부드러워야 하며, 가장 좋은 방법은 관장이다. 짠맛은 식욕과 소화를 증진하고, 항경련 효과와 약간의 완화효과를 가지고 있다. 그러므로 의약품과 식품에 있어서 가장 중요한 것은 맛이다. 그 다음으로 신맛·단맛의 순서로 효과를 발휘한다.

의료용 술도 유익하여 100배 또는 1000배의 효능을 가지고 있다. 모든 종류의 안마도 좋다. 쇼크 치료에 있어서 어떤 경우에는 '기억을 없애는 치료'(Deprogramming 같은 것)와 묶어놓는 방법이 사용된다. 환자는 분노를 없애고 많은 즐거움을 느끼면서 충분한 휴식을 취해야 한다. 바타가 악화되었을 때, 환자에게는 몸과 마음의 행복을 가져다주는 자유롭게 흐르는 운하와 같은 '좋은 장소'가 필요하다.

묶어놓는 것은 신경을 안정시키고 지지하므로 혈관이나 스로타의 자유로운 흐름을 돕는다. 이러한 이유로 광인狂人에게 구속복이 사용되고, 아기들을 빨리 잠들게 하기 위해 천으로 둘둘 감아둔다. 인도의 여성들은 출산 후 비워진 자궁 속에 바타가 축적되는 것을 막기 위해 천으로 배를 묶어 놓는다. 또한 종종 머리주위를 머리띠로 꽉 묶어 놓음으로써 피로나 긴장으로 인한 두통을 막을 수 있다.

② 피타

피타는 차갑게 되어야 한다. 통변과 사혈瀉血이 피타에 우선적인 정화법이다. 왜냐하면 통변과 사혈은 열이 가장 많이 집중되어 있는 소화관과 혈액의 과도한 열을 재빨리 내보내는 작용을 한다. 쓴맛은 가장 중요한 맛이고, 단맛과 떫은맛이 그 다음이다. 단내 나는 향기는 피타의 강한 냄새를 극복하는 데 도움을 준다.

특히 백단향·연꽃·장미를 차갑게 하면 도움을 줄 수 있다. 냉수목욕·월광욕·진주목걸이(특히 냉각되어진)·흰 옷·연못에 둘러 싸여진 푸른 정원 속의 집들은 몸을 차갑게 해준다. 부드러운 음악과 마음을 안정시키고 진정시키는 명상을 포함하여 피타의 본성적인 강렬함을 감소시킬 수 있는 어떠한 방법도 도움을 줄 수 있다.

화$_k$는 너무 강하기 때문에 환자는 내부의 화를 바쁘게 활동하도록 유지해야 한다. 날 음식을 먹는 것도 도움이 될 수 있으며, 정신적인 화를 바쁘게 유지하기 위해서 많은 문제를 해결해야 하는 일이나 취미를 갖는 것도 도움이 된다.

③ 카파

카파는 본성인 이완과 무기력을 깨는 긴장과 활동을 필요로 한다. 매운맛은 화와 기$_氣$의 요소로 구성되어 있으며 카파를 조절하는데 가장 중요한 맛이고, 쓴맛과 떫은맛이 그 다음이다. 그러나 아마가 존재할 때는 쓴맛으로 스로타를 깨끗이 하고, 매운맛으로 아그니를 되살리고, 떫은맛으로 과도한 습기를 제거한다. 통변도 사용되지만 카파에게는 최토(치료를 목적으로 하는 구토)가 주요한 정화법이다.

모든 약과 음식은 뜨겁고 강렬하고 건조해야 한다. 소량의 묵은 포도주와 술을 마시거나 밤을 새우는 것은 카파를 줄일 수 있다. 그리고 성교·레슬링·달리기·뛰어오르기 같은 땀이 많이 나는 격렬한 운동이나 단식·흡연·거칠고 마른 따뜻한 옷가지 그리고 매우 뜨거운 물로 목욕하는 것도 카파를 줄일 수 있다. 가능한 한 환자는 책임감을 가져야 하고,

보통의 기분전환인 '영원한 행복을 목적으로 하여 인생의 안락을 포기하는 것'에 빠지는 것은 막아야 한다.

2 명상

명상Meditation은 인간의 삶에 각성 상태, 조화와 자연스러운 질서를 가져온다. 명상을 통해 정신적 지성이 각성하게 되면 삶이 행복하고 평화로우며 창조적인 것으로 된다. 명상은 깨어있는 상태에서 인간의 마음을 심오하고 고요한 상태로 유지하는 기술로 잠자거나 꿈을 꾸거나 활동하는 상태와는 다른 단순하고도 의식의 제한이 없는 것이다.

아유르베다의 성현들은 인간의 본성과 실체에 대한 가장 심오한 개념을 논리가 아닌 직접적 경험을 통해 인식했는데 그것은 감각적 경험이 아니라 직관을 통해서였다. 육체가 쉬고 있을 때는 감각은 대상물로부터 떨어져 있지만, 마음은 접촉하지 않은 상태에서도 에너지의 흐름이 이루어진다. 이 에너지가 인식의 수준을 향상시키고 직관력을 높여준다. 그러면 전에 알지 못했던 개인적이고 우주적인 힘을 알게 된다.

마음은 본래 호수와도 같이 고요하다. 그런 호수와도 같은 마음이 온갖 생각으로 흔들거린다. 흔들리는 마음을 가라앉히기 위해 여러 가지 방법들이 연구되어 왔는데 그 중 감각을 이용하는 방법이 명상이다. 감각 가운데 시각과 청각이 가장 예민하며 그것들은 끊임없이 마음을 움직이게 하여 힘을 소모시킨다. 명상은 이렇게 예민한 감각과 소리(만트라)와 형체(트라탁Tratak)를 이용한다.

명상법에는 사구나Saguna(드러난다는 뜻)와 니르구나Nirguna(드러나지 않는다는 뜻) 두 가지가 있다. 사구나 명상에서는 마음이 쉽게 머물 수 있는 구체적 대상·형상·상징물·만트라 등에 정신을 집중한다. 니르구나 명상에서는 말로는 표현할 수 없는 어떤 추상적인 것에 정신을 집중한다. 사구나 명상에서는 명상자가 명상 대상과 떨어져 있으므로 이원론적인 반면에, 니르구나 명상에서는 명상자가 명상 대상과 하나가 된다. 그렇지만 두 가지 명상법 모두 구나를 초월한다는 목적은 같다.

명상에 있어서 가장 중요한 것은 매일 규칙적으로 같은 장소, 같은 시간에 하는 것이다. 식사시간이 되면 배가 고프듯이 명상할 시간이 되면 마음으로 명상이 그려져야 한다. 가장 좋은 시간대는 새벽녘과 황혼녘으로 이때 대기가 영적인 에너지로 충만하다. 또 지구의 자장이 주는 미묘한 영향을 느끼기 좋은 방향은 동쪽과 북쪽이다.

명상을 시작하기 전에 과거·현재·미래를 모두 잊고 숨을 고르게 하여 프라나의 흐름을 조절하고 마음을 안정시킨다. 일반적으로 명상의 원칙과 다른 형태의 명상도 있는데, 조용히 앉아서 호흡을 지켜보는 방법이다. 호흡이란 바로 삶의 에너지인 프라나의 움직임이고, 이는 들이쉼과 내쉼이라는 두 개의 과정으로 이루어진다. 들이쉼은 차고 내쉼은 따뜻한데, 이 둘이 자연스러운 생체리듬을 형성한다.

일반적인 명상의 원칙

① 명상장소를 마련한다. 분위기가 마음을 가라앉힐 것이다.
② 일상생활과 떨어진 시간을 택한다. 새벽녘과 황혼녘이 좋다.
③ 매일 똑같은 시간과 장소를 이용하면 마음이 쉽게 집중한다.
④ 등·목·머리를 일직선으로 하고 동쪽이나 북쪽을 향해 앉는다.
⑤ 명상을 하는 동안 고요하도록 자기암시를 한다.
⑥ 숨을 고른다. 5분간 깊게 숨쉬다가 늦춘다.
⑦ 숨은 리드미컬하게 쉰다. 약 3초간에 걸쳐 들이쉬고 내쉰다.
⑧ 처음에는 마음이 떠돌아다니도록 둔다. 강제로 집중하면 더욱 요동할 뿐이다.
⑨ 집중점 —아지나 차크라나 아나하타 차크라—에 마음을 집중한다.
⑩ 선택한 명상법을 적용하여 명상대상을 집중점에 실어 명상한다.
⑪ 마음이 깨끗해졌을 때 명상이 찾아온다. 그러나 아직까지 이원성이 있다.
⑫ 오랜 수행 뒤에 이원성이 사라지고 삼매가 찾아온다.

호흡을 통하여 우리는 우주 소리의 진동을 알게 된다. 우주 소리, 즉 소리 없는 소리인 옴Aum은 남성적 측면과 여성적 측면 모두를 지니고 있다. 남성적인 측면은 훔Hum이고 여성적인 에너지는 소So이다. 들이쉬는 동안 소의 진동을 느끼게 되고, 내쉬는 동안에는 훔의 진동을 느끼게 된다.

옴은 완전을 의미한다. 브라만Brahman이요, 아트만Atman인 완전은 네 개의 요소를 가진다. A · U · M 그리고 옴이라는 성음聖音이다. A는 외계를 인식하는 깨어 있는 상태 속에 있는 첫 번째 요소로서, 바이스바나라Vaisvanara(모든 사람에게 공통된 것)라고 불린다. U는 내적으로 인식하는, 즉 꿈속에 있는 상태로 타이자사Taijasa라고 불린다. 깊은 잠 속에 있는 상태가 프라즈나Prajna라고 하는 M이다. 마지막인 옴은 안과 밖 그 어느 쪽도 인식하지 않는다. 아는 것도 아니고 모르는 것도 아닌 상태이다. 보이지도 않고 말로 설명할 수도 없고, 만질 수도 없는 그 자체의 자아에 대한 체험으로, 고요하고 친화적이며 유일무이한 상태이다. 이른바 순수자아다.

성음의 가치는 일찍이 베다시대부터 알려져 왔는데 『야주르베다Yajur veda』의 시기부터 만트라Mantra · 옴OM은 브라만이나 베다 그리고 모든 위대한 신들과 동등한 자격으로 절대적인 위세를 가졌었다.

이 호흡을 통한 명상방법에 의해 우리의 개체 의식은 우주 의식과 결합하게 된다. 호흡을 하면서 소——훔, 훔——소의 소리를 들어 보라. 그러면 점차 호흡이 가라앉고 자연스럽게 된다. 생각을 넘어 시간과 공간, 나아가서 원인과 결과까지 넘어서게 된다. 한계는 사라지고 의식은 비워지게 되며, 그 비어 있음을 통하여 의식이 확장된다.

이렇게 개인적 의식이 우주 의식 속으로 녹아들면, 완전한 평화상태인 삼매에 이르게 된다. 이 상태가 되면 평화와 기쁨이 은총이 되어 가득해진다. 삶이 변화되고 매일 매일의 생활이 새롭고 신선한 경험이 된다. 한 마디로 삶 자체가 명상이 된다. 명상이란 삶과 유리된 어떤 것이 아니라

바로 삶의 일부분이다. 삶이 명상이요 명상이 삶이다. 창조적인 지성이 우리의 몸과 마음과 의식 안에서 작용함에 따라 모든 문제가 그 안에서 사라질 것이다.

명상은 삶에 조화를 이루기 위해서 꼭 필요하다. 그러나 앞에 열거된 명상을 통한 열매들은 오직 규칙적이고 꾸준한 실행을 통해서만 얻을 수 있는 것들임을 명심해야 한다.

3 단식

단식Fasting을 하기 전에 우선 각자의 도샤 유형을 고려해야 한다. 서양인들은 간혹 자신들의 도샤 유형을 고려하지 않고 열흘·보름·20일 또는 그 이상 단식을 하곤 한다. 이는 매우 해로운 결과를 가져온다.

바타 유형의 사람은 3일 이상 단식을 해서는 안 된다. 단식은 체내의 가벼운 속성을 증가시키는데 바타 역시 가볍기 때문이다. 따라서 단식이 오래 지속되면 바타 도샤에 이상이 생기게 된다. 결국 공포·불안·신경과민 등을 일으켜 몸이 허약해진다.

피타 유형의 사람에게도 역시 단식기간에 대한 제약이 필요하다. 나흘 이상의 단식은 피타 도샤를 가중시키며 체내의 화 요소를 증가시킨다. 이 증가된 피타 도샤가 분노·증오·현기증 등 심리적·육체적 반작용을 일으킨다.

반면, 카파 유형의 사람들은 오랜 기간 단식을 해도 좋다. 그들은 단식을 함에 따라 몸과 마음이 가벼워지고, 의식이 열리며, 각성되는 즐거운 기분을 느끼게 된다. 의식이 명료해지고 이해력도 증가된다.

주스를 마시는 단식을 할 경우, 포도 주스는 바타 도샤에, 석류 주스는 피타 도샤에, 사과 주스는 카파 도샤에 좋다. 단식기간 동안 매일 물과 섞은 주스를 1~1과 2분의 1리터 정도씩 마시는 것이 좋다.

단식기간 동안 소화기관은 휴식을 취하게 된다. 이 기간 동안 아그니에 어떤 부담도 주지 않는 것이 중요하다. 단식기간 동안 아그니는 점화된 상태로 있으며, 소화시킬 음식이 없기 때문에 오랫동안 장내에 쌓여 있던 독소들을 서서히 태우게 된다.

아유르베다에서는 단식기간 동안 생강이나 후추·카레 등을 섭취하는 것도 좋다고 가르친다. 이들은 뜨겁고 짜릿한 속성들을 가지고 있어서 소화기관 내에 있는 독소를 중화시키는데 도움이 될 수 있기 때문이다. 이들을 차로 만들어서 마시면 독소를 태워 없애는 아그니를 타오르게 하는데 도움이 된다.

단식기간 동안 육체적인 기력과 정력 등도 살펴보아야 한다. 이들이 현저하게 약화되면 단식을 중단해야 한다. 그러나 열병·감기·변비증·관절통 등의 질환이 있을 때 단식이 바람직하다. 또 대장에 독소가 있을 경우에도 단식을 권유한다.

정상적이고 건강한 사람의 경우는 최소한 일주일에 하루는 따뜻한 물만 마시는 단식을 하면 좋다(하루에 1~2리터의 물). 이렇게 하면 소화기관이 휴식을 할 수 있게 된다.

4 요가

아유르베다 의하면 요가Yoga수행은 건강을 유지하는데 매우 중요한 기본적인 방법이다. 인도에 있어서 아유르베다와 요가는 자매지간이라 할 수 있으며, 요가수행을 하려는 사람들은 그 전에 미리 아유르베다를 연구하는 것이 보통이다. 왜냐하면, 아유르베다는 육체에 관한 과학이라 할 수 있고, 우선 육체가 제대로 준비되어야만 제대로 요가라는 영적 수행을 할 수 있기 때문이다.

요가는 어원상 '함께 묶는다', '단단히 붙잡아 둔다'라는 의미로 '유즈yuj'라는 어근으로부터 파생되었다. 일반적으로 어떤 금욕적인 기법이나 명상하는 방법으로 통하기도 한다. 요가의 수행은 요가의 아버지라 불리는 파탄잘리Patanjali에 의해 『요가경Yoga-sutras』에서 체계화되었다.

요가에는 파탄잘리의 고전 요가와 함께 무수한 형태의 속된, 비체계적인 요가, 불교나 자이나교의 요가와 같은 구성에 있어서 정통과는 다른 신비적인 요가들도 있다. 이와 같은 다양한 형태를 용납하는 것은 요가가 '묶는다'는 뜻의 어근으로부터 출발했다는 것을 인식한다면 그리 색다른 것은 아니다. 요가가 강조하는 것은 신적인 도움을 요청하기 전에 자신의 정신을 집중하여 의식을 더럽히는 산만한 마음이나 습관적인 행동을 없애는 극기훈련에 대한 인간의 노력에 있다.

요가는 시행하는 목적에 따라 여러 종류가 있다. 지혜를 기르는 수양법인 지나나Jnana 요가, 정적情的인 욕망을 가꾸고 조절하는 수양법인 박티Bhakti 요가, 오직 정의의 편에서 언제나 이기심을 떠나서 자기의 의무를 완수할 수 있도록 자기 자신을 행동으로 훈련시키는 수양법인 하타Hatha 요가, 사람에게 내포되어 있지만 쓰이지 않는 잠재력을 일으켜 이용하기 위한 수양법인 쿤달리니Kundalini 요가, 정신집중으로 삼매三昧에 들게 하는 수양법인 라자Raja 요가가 있다.

요가는 건강과 행복과 장수를 누리는데 많은 도움을 준다. 파탄잘리는 요가를 8가지로 체계화시켰는데, 신경 계통의 조절·규칙·정화·자세·집중·명상·각성·완전한 평온상태 등이다.

요가는 인간을 평온한 균형상태로 유지시켜 준다. 따라서 요가수행은 예방효과와 치료효과를 동시에 가지고 있다. 요가수행은 신경 호르몬과 신진대사에 자연스러운 질서와 균형을 가져오고, 내분비 계통의 기능을 증진시켜 스트레스와 관련된 질병(고혈압·당뇨·천식·비만 등) 치료에 효과적이다.

아유르베다가 생활의 과학인데 반해 요가는 궁극적 실체와의 결합을 가르치는 과학이다. 요가수행을 하는 요기들이 어떤 자세를 취하거나 규칙을 따를 때 그들은 에너지센터에 축적되어 움직이지 않던 에너지들을 깨워서 작용하도록 한다. 그런데 이 가라앉아 있던 에너지들이 작용하기 시작하면서 요기들은 일시적으로 어떤 신체적·정신적 질환에 걸릴 수도 있다. 왜냐하면, 육체와 마음과 의식을 정화하는 과정에서 질병을 일으키는 독소가 방출될 수 있기 때문이다. 이때 아유르베다에서 가르치는 진단과 치료방법을 이용하면 요기들은 그 질병들에 효과적으로 대처할 수 있게 된다.

일곱 개의 차크라

첫 번째 물라다라 차크라는 선골신경총에 해당한다. 이곳에 쿤달리니가 잠자고 있다. 이 차크라는 노란 빛으로 4개의 꽃잎을 가지며, 구성하는 요소는 지이고 만트라는 '람'이다.
두 번째 스와디스타나Swadhisthana 차크라는 전립선신경총에 해당한다. 이 차크라는 흰 빛으로 6개의 꽃잎을 가지며, 요소는 물이고, 만트라는 '밤'이다.
세 번째 차크라인 마니푸라Manipura 차크라는 태양신경총에 해당하며, 배꼽부분에 위치하고 프라나의 주된 저장소이다. 이 차크라는 붉은 빛으로 10개의 꽃잎을 가지며, 요소는 화이고, 만트라는 '림'이다.
네 번째 차크라인 아나하타Anahata 차크라는 심장 주변에 위치하며, 심장신경총에 대응된다. 이 차크라는 연기빛으로 12개의 꽃잎을 가지며, 요소는 풍이고 만트라는 '얌'이다.
다섯 번째 차크라는 비슈다Vishudha 차크라로 인후부분에 위치하며, 후두신경총에 해당한다. 바다처럼 푸르른 이 차크라는 16개의 꽃잎을 가지며, 공의 요소를 관장하고 만트라는 '함'이다.
여섯 번째 차크라인 아지나Ajna 차크라는 양미간 사이에 위치하며 동굴신경총에 해당한다. 눈보다도 하얀 이 차크라는 2개의 꽃잎을 갖는다. 마음이 머무는 곳으로 만트라는 '옴'이다.
일곱 번째 차크라인 사하스라라Sahasrara는 뇌의 송과선과 일치한다. 이 차크라는 1천 개의 꽃으로 상징되며 차크라의 왕에 해당하는 절대세계이다. 쿤달리니가 이곳에 이르면 요가수행자는 사마디에 들며, 초의식을 넘어선다. 몸은 물질세계에서 활동하지만 시간·공간·인과의 사슬을 넘어서 참 존재의 경지에 이른 것이다.

모든 요가수행에서 가장 중요한 것은 프라나(生氣)의 흐름이다. 프라나는 물질 안에 존재하지만 물질은 아니다. 또 공기 안에 존재하지만 산소는 아니다. 프라나는 공기·음식·물 그리고 햇살 안에 존재하는 미묘한 힘이며 모든 물질에 생동감을 불어 넣는다. 아사나(요가자세)와 프라나야마(호흡법)를 수행하면 더 많은 프라나가 체내에 들어와 활력과 힘을 준다.

요가를 수행하는 사람들은 육체 외에 두 개의 몸이 더 존재한다고 여기는데 심체(心體)와 영체(靈體)가 그것이다. 프라나는 육체와 영체를 잇는 매개체이다. 그렇지만 주로 영체의 나디Nadi 안에서 흐른다. 프라나는 음적 에너지와 양적 에너지로 존재한다. 프라나는 상승하는 성질을 가진 구심적인 힘이고, 아파나Apana는 하강하는 성질을 가진 원심적 힘이다. 이 두 힘이 물라다라Muladhara 차크라에서 결합할 때 쿤달리니가 깨어난다.

차크라는 심령체에 존재하는 에너지의 중심으로 모두 일곱 개가 있다. 여섯 개는 수슘나Sushumna를 따라서 있고, 일곱 번째 차크라는 정수리에 존재한다. 각 차크라에서 관장하는 나디의 숫자는 연꽃잎의 숫자로 표시된다. 연꽃잎은 쿤달리니가 그 차크라를 통과할 때 발생하는 소리진동을 의미한다. 각 차크라는 고유한 빛깔·원소·뿌리소리를 갖고 있으며, 육체의 각 신경절에 대응된다.

아유르베다에서는 각 개개인의 도샤 유형에 따라 어떤 유형의 요가가 적절한지를 제시한다.

바타 유형의 사람은 골반과 직장 부위에 압박을 가하는 자세가 좋은데 하복부와 골반에 압력을 가하는 자세가 좋다. 연꽃 자세·무릎 꿇은 상태에서 뒤로 몸을 젖히는 자세·발을 뻗고 앉아서 무릎에 머리 대기·쟁기 자세·메뚜기 자세·시체 자세·코브라 자세·머리로 서기 자세·양 다리나 다리 들어올리기가 좋다.

피타 유형의 사람은 아그니를 강화시키는 자세가 좋은데, 피타가 있는

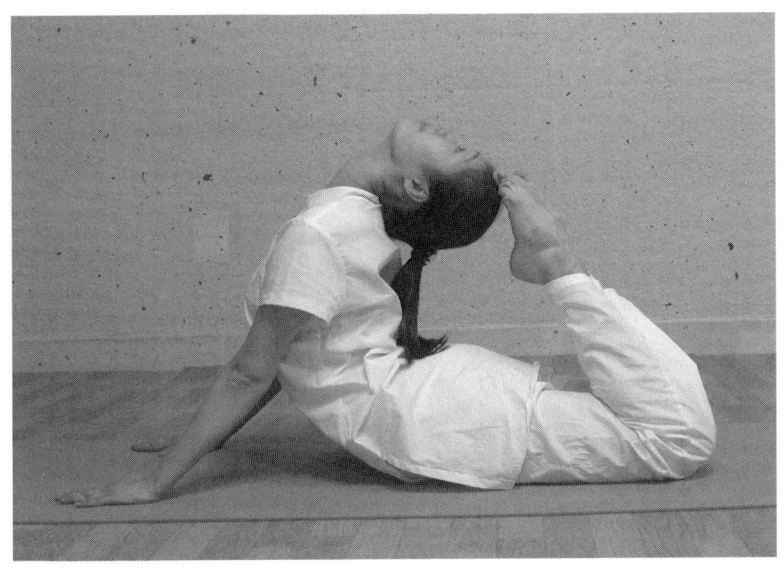

[그림 8] 코브라 자세

부위인 위·간·비장·소장을 자극하면 좋다. 감춰진 연꽃 자세·무릎에 귀 대기·활 자세·척추 반비틀기·물고기 자세·어깨로 서기·반 바퀴 자세가 좋다.

카파 유형의 사람은 카파가 위치하고 있는 부위인 가슴·어깨·머리 부분을 자극하는 것이 좋다. 척추 비틀기·까마귀 자세·보우트 자세·사자 자세·어깨 서기·무릎에 머리 대기·나무 자세·변형 바퀴 자세가 좋다.

피타 유형의 사람은 '머리로 서기' 자세를 오래 하면 안 된다. 만약, 오래 하면 정신적인 균형을 잃게 된다. 마찬가지로 바타 유형의 사람은 '어깨로 서기' 자세를 오래 해서는 안 된다. 왜냐하면 이 자세에서는 일곱 번째 경추골(대추혈)에 너무 많은 체중이 실리기 때문이다. 이 경추골은 매우

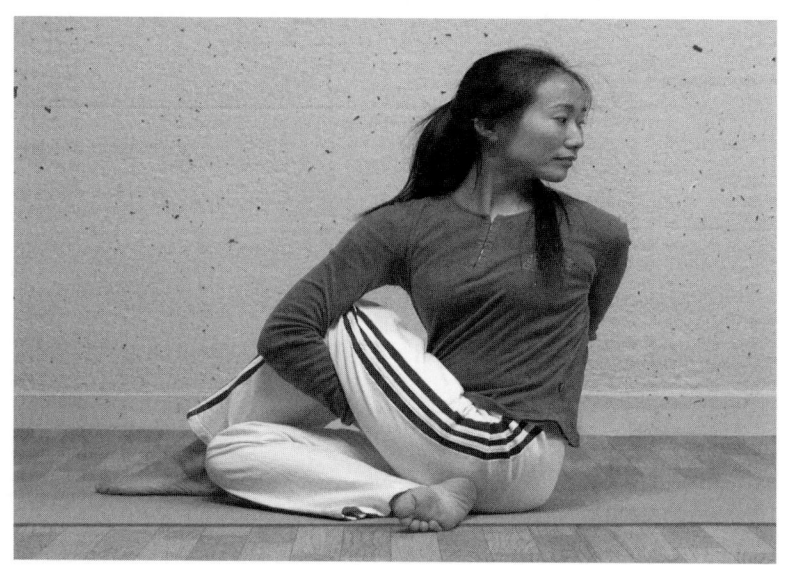

[그림 9] 척추 반 비틀기 자세

민감하여 바타 도샤의 미묘한 뼈 구조가 척추의 한 부분을 어긋나게 할 수도 있기 때문이다. 분노를 억압하면 척추가 오른쪽으로 어긋날 수 있으며, 공포를 억압하면 왼쪽으로 어긋날 수 있다. 또 카파 유형의 사람은 '감춰진 연꽃 자세'를 오랜 시간 하면 안 된다. 왜냐하면, 이 자세는 부신선副腎腺에 직접적인 압박을 가하기 때문이다.

5 호흡법

프라나야마Pranayama라고 불리는 호흡 훈련은 의식에 거의 완전한 균형 상태를 가져오는 요가의 치료 요법이다. 호흡 조절을 함에 따라 우리는 '순수 본질'을 체험하게 되고 평화와 사랑의 진정한 의미를 알게 된다. 호흡 조절에는 많은 치료 효과가 있으며 창조성도 개발시킨다. 그것은 삶에 기쁨과 축복을 가져다 준다.

아더 유잉Arthur H. Ewing에 의한 호흡법에 의하면 모두 다섯 가지 종류가 있다. 프라나Prana · 아파나Apana · 사마나Samana · 우다나Udana · 비야나Vyana 등이 그것이다.

프라나는 배꼽이나 혹은 심장으로부터 위로 움직이는 호흡이다. 아파나는 여러 가지 의미를 가지고 있는데 항문과 음낭·대장·배꼽 등의 호흡을 의미한다. 사마나는 복부에 제한되어 있는 호흡으로 소화작용을 책임진다. 우다나는 죽음 혹은 삼매의 상태에서 영혼을 머리로 운반하는 호흡이다. 비야나는 사지를 관통하는 호흡이다.

요가와 마찬가지로 호흡 훈련에도 여러 가지 방법이 있다. 아유르베다에서는 각자의 도샤 유형에 따라 어떤 방법이 바람직한지를 제시한다. 피타 유형의 사람은 왼쪽 콧구멍으로 호흡하는 방식을 취해야 한다. 이 방법에서는 왼쪽 콧구멍으로 들이쉬고 오른쪽 콧구멍으로 내쉬는데, 엄지손가락과 가운데손가락을 이용해서 콧구멍을 열고 닫는다. 이 방법은 체내의 여성 에너지를 증가시킴으로써 몸을 시원하게 하는 효과가 있다.

카파 유형의 사람은 오른쪽 콧구멍으로 호흡하는 방식을 취해야 한다. 이 방법에서는 앞의 방법과 반대로 오른쪽으로 들이쉬고 왼쪽으로 내쉰다. 이 방법은 남성 에너지를 자극함으로써 몸을 덥게 하는 효과가 있다.

바타 유형의 사람은 교대로 바꾸는 방법을 취해야 한다. 바타 도샤는 활동적인 힘이기 때문에 콧구멍 위치를 바꾸어서 호흡하는 방법이 균형을 가져온다.

몸이 뚱뚱한 사람은 '불의 호흡'이라 불리는 호흡방법을 택해야 한다. 먼저 편안한 자세로 앉은 뒤 숨을 깊게 들이쉰 다음 코를 통하여 빠르고

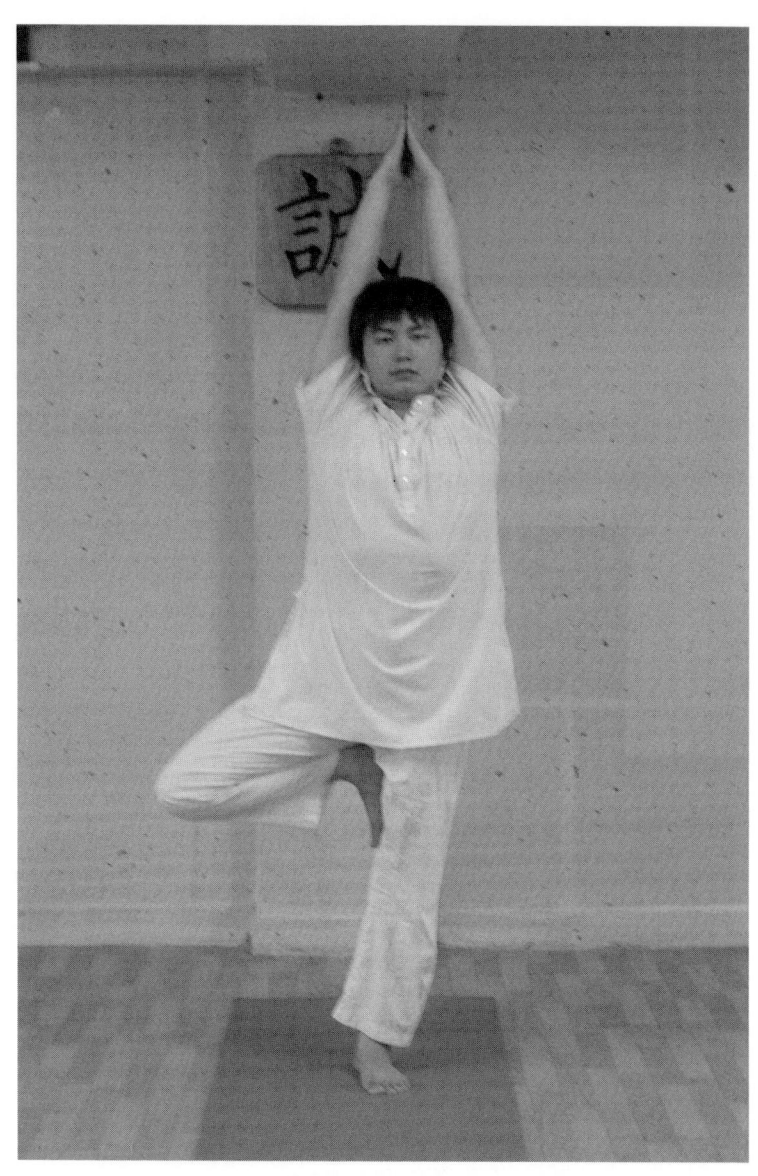

[그림 1] 나무 자세

세게 내쉰다. 지방질의 산화작용에 도움이 되는 이 방법은 5분 동안 계속해야 하는데, 1분은 '불의 호흡' 방식을 취하고 그 다음 1분은 평상시의 호흡으로 진행한다.

이렇게 하면 3킬로미터 정도를 달린 효과가 있다. 지나치게 뚱뚱한 사람이 '불의 호흡'을 하면 땀을 많이 흘려 목이 마르게 되고 시원한 음료수를 찾게 된다. 그러나 차가운 음료수는 체내의 지방분을 증가시키기 때문에 이때 차가운 음료수를 마셔서는 안 된다.

호흡 훈련을 통해서 폐·심장 또는 기타 다른 기관들이 정화되며 체내의 프라나 통로인 코도 정화된다. 그러나 이 호흡 훈련이 신중하고 체계적으로 이루어지지 않으면 관련 기관들에 이상이 생긴다. 즉, 호흡 훈련은 올바르게 하면 많은 질병을 치유할 수 있지만, 제대로 하지 않으면 오히려 병을 일으킨다. 따라서 풍부한 경험이 있는 사람의 안내가 없이는 호흡 훈련을 함부로 해서는 안 된다.

6 마사지

젊음과 아름다움의 비밀은 적절한 체액순환과 규칙적인 노폐물 배설에 달려있다는 하리쉬 조하리의 말에 가장 적합한 것이 마사지Massage다. 아유르베다에서는 마사지가 다이어트나 다른 생활습관만큼 건강과 아름다움을 가꾸는데 중요하게 평가를 받는다.

많은 인도사람에게 마사지는 태어나서 죽을 때까지 매일 해야 되는 중요한 일과 중 하나이다. 세 살 이전의 아기들은 매일, 여섯 살까지는 적어도 일주일에 두 번 마사지를 받는다. 여섯 살부터는 가족 구성원들이 서로 마사지를 해줄 수 있다. 부부가 서로 마사지를 해주면 생활에서 발생하는 온갖 스트레스를 풀 수 있다. 산모와 신생아는 출산 후 40일간 매일 보양의 마사지를 하는 게 특히 좋다. 효과적인 전통 덕택에 인도의 여자들은 아름답고 매력적으로 건강을 유지한다.

오늘날 현대 생활을 하는 우리들은 예전의 가족간 우애와 사랑이 담긴 마사지의 이점을 얻기는 어렵다. 단지 스스로 마사지를 하여 몸보다는 정신적인 안정을 얻는데 그칠 뿐이다. 기분전환과 긴장이완의 효과 외에도 마사지의 기능이 있다.

간단히 말해 마사지는 젊고 생기 있고 아름다우며 건강하게 만들어 준다. 마사지는 가능한 한 자주하는 것이 좋다. 전신 마사지가 어려우면 매일 발 마사지와 3일에 한 번 꼴로 머리 마사지를 한다.

마사지는 체내 에너지의 움직임과 연관된 치료법이다. 건강을 유지하고 바타―피타―카파 세 가지 도샤 간의 균형을 유지하는 방법으로 아유르베다에서는 여러 가지 기름을 사용한 마사지 방법을 권유하고 있다. 마사지 형태와 기름의 종류는 각 개인의 도샤 유형에 의해 결정된다.

바타 도샤가 가중된 상황이라면 육체를 안정시키고 균형잡기 위해 참기름 마사지 방법이 좋다. 피부의 털 방향과 반대로 문지르면 기름이 털구멍 속으로 쉽게 침투된다. 바타 유형의 사람들은 피부가 건조하고 털구멍이 막혀 있기 때문에 이러한 방법이 바람직하다.

피타 유형의 사람들을 위해서는 해바라기 기름이나 백단향白檀香 기름을 쓰는 것이 좋다. 이러한 기름들은 시원한 속성을 지니고 있기 때문이다.

카파 유형의 사람들은 옥수수 기름·창포 뿌리 기름을 사용하거나 기름을 사용하지 않고 그냥 하는 것이 좋다.

질환의 종류에 따라 알맞은 마사지 방법이 있다. 예컨대, 혈액이 침체되어 있거나 혈액순환 상태가 좋지 않을 때에는 심장 쪽을 향해 마사지하는 것이 좋다. 근육이 경련을 일으키거나 경직되었을 때에는 근섬유 방향을 따라 하는 것이 좋다. 카파성 질환에 대해서는 카파 시간대인 아침에,

바타성 질환은 저녁에 그리고 피타성 질환은 오후에 마사지를 해야 한다. 카파 유형의 사람에게는 깊숙한 마사지가 좋고 바타와 피타 유형의 사람들에게는 부드러운 마사지가 좋다.

아유르베다에서는 전신 마사지는 물론 부분 마사지를 통해서도 원하는 효과를 얻을 수 있다고 한다. 그러므로 전신 마사지를 행하기 어려운 경우 부분 마사지로 좋은 결과를 얻을 수 있다.

① 아유르베다 셀프 마사지 기법

이상적으로는 이른 아침 따뜻한 목욕을 하기 전에 하는 것이 좋지만 많은 사람들은 저녁에 휴식의 과정으로 이용한다. 적어도 20분 정도는 정상적인 소모활동 전에 누워 쉴 수 있는 여유가 필요하다.

잘 응고된 참기름(도사에 따라 적합한 정유를 허브 추출물이나 다른 정유와 같이 섞어 써도 무방)을 4분의 1컵 따뜻하게 한다. 쉬운 방법은 플라스틱 병에 넣어 피부에서 따뜻함이 느껴지도록 뜨거운 물에 데운다.(나머지 참기름은 냉장보관) 다음엔 이완, 심호흡을 하고 손바닥을 비벼 따뜻해지도록 한다. 이것은 손에 에너지를 발생시켜 접촉할 때 기분을 좋게 한다.

■ 머리 마사지

머리카락 중앙 부위, 눈썹에서 8손가락 폭 넓이 위(앞 천문 위치)에 기름을 붓는다. 샴푸로 머리를 감듯 양쪽 귀쪽으로 위에서 아래로 마사지하여 기름을 흘러내린다. 다음에 중앙 왕관자리(앞 천문에서 3손가락 폭 넓이 뒤쪽)에 기름을 붓고 다시 머리에서 귀쪽으로 마사지한다. 머리를 앞쪽으로 숙여 뒷머리와 목이 만나는 지점에 기름을 붓고 손으로 머리에서 귀 뒤쪽으로 쓰다듬어 준다. 그러면 머리 전체에 기름이 발라진다.

두 손으로 머리 전체를 부드럽게 두드려 준다. 이것은 순환에 자극을 주고 신경계를 각성시켜 준다. 다음에 머리카락을 작은 뗏장 같은 단위로 두개골을 따라 문질러 주고 머리를 모근으로부터 부드럽게 잡아당긴다. 이것은 머리를 압박하는 근육의 긴장을 이완시킨다. 부분적으로는 앞에서 기름을 부었던 세 부분의 머리카락을 당겨주면 좋다.

■ 얼굴 마사지

기름을 묻힌 손가락 끝으로 이마, 얼굴, 양 눈썹 사이에서 바깥쪽으로 머리카락 라인이 있는 곳까지 두드린다. 이어서 얼굴 중심선에서 바깥쪽, 위쪽으로 윤곽선을 따라 계속 두드린다. 이마 · 눈의 위아래 · 코로부터 볼 쪽으로, 입술의 위쪽과 아래쪽, 턱과 아래턱까지, 턱 아래쪽은 두드리고 턱끝은 톡톡 쫀다.

■ 목 마사지

(여기서부터는 잘 미끄러지도록 손에 기름을 듬뿍 묻혀야 한다. 특히, 중점을 두는 모든 관절에는 기름을 아끼지 말아야 한다.)
네 손가락을 싸서 뒷목을 위쪽으로 쓰다듬는데 오른손으로 왼쪽 목을, 왼손으로 오른쪽 목을 쓰다듬어 올린다. 앞 목을 문지를 때는 양쪽으로 내려오는데 기도에 강한 압박을 주지 않도록 주의한다. 일반적으로 몸의 뒤쪽을 올리고, 앞쪽은 내리는 방향으로 마사지한다.

■ 팔 마사지

손바닥과 모든 손가락으로 우선 오른손으로는 왼쪽 팔을 마사지하고, 어깨, 팔꿈치, 손목은 작은 동심원으로 강하게 자극한다. 앞쪽과 안쪽의 근육은 위에서 아래로 근육의 윤곽을 따라 내려오며 마사지한다. 그리고 바깥쪽의 뒤쪽근육은 한 동작으로 위쪽 방향으로 한다. 자연스런 굴곡과 형태는 이 방법으로 잘 풀어간다. 다음에는 왼손으로 오른팔을 같은 방법으로 한다.

■ 몸통 마사지

손을 편평하게 펴서 몸의 중심선에서 위, 바깥쪽으로 크게 원을 그리며 마사지한다. 어깨에서 시작하여 가슴, 갈비뼈 아래쪽의 순서로 한다. 복부 마사지는 배꼽부터 시계방향으로 나선형으로 돌려나간다. (오른쪽에서 위로 올리고 윗배를 가로질러 왼쪽으로 내려가 배꼽 아래서는 왼쪽에서 오른쪽으로 가로질러 간다.)

등 마사지는 척추 아래쪽에서 시작해서 위, 바깥쪽으로 늑골을 따라 돌린다. 완벽하게 하려면 어깨의 끝에서 꽉 쥐어준다.

■ 다리 마사지

엉덩이부분은 시계방향으로 크게 문지른다. 다리 전체에 기름을 바르는데 털이 난 방향과 반대방향으로 마사지해야 잘 스며든다. 두 손을 쓸 때 한 손은 다리 안쪽, 다른 손은 다리 바깥쪽을 맡는다. 다리의 앞쪽은 위에서 아래로 내리는데, 엉덩이에서 시작하여 대퇴부 중앙을 따라 안쪽과 아래쪽으로 내려온다. 다리의 뒤쪽은 위로 올리는데 무릎 앞쪽에서 시작하여 안쪽에서 위쪽으로 중앙선을 따라 올린다. 다리는 오른쪽을 먼저 한다.

다리 아래의 앞쪽은 무릎에서 발목까지 위에서 내리면서 마사지하고, 뒤쪽은 발목에서 오금까지 다리 윗부분과 같은 방식으로 한다. 발은 손과 같이 내리면서 마사지하고 발가락은 손가락과 같이 훑어 내린다. 특히 발의 돌출 부위와 발가락 뿌리와 끝에 주의를 힌다. 발바닥은 기름을 충분히 발라 발바닥끼리 잘 비벼준다. 발의 반사요법 도표는 발바닥 부위와 상응하는 인체의 기관과 구조를 잘 설명하고 있다. 아프거나 까진 부위는 부드럽게 만진다.

항상 발의 신장(腎臟) 부위를 부드럽게 돌려주는 것으로 끝낸다. 소량의 따뜻한 참기름을 귀와 코·비강·항문·생식기에도 떨어뜨려 마사지하는 것으로 끝낸다. 마사지 후에는 잠시 휴식을 취한다. 영양식을 복용하고, 남은 기름을 제거하기 위한 따뜻한 샤워도 필요하다. 물이 그냥 흘러내리지 않도록 칙피아(병아리콩, 이집트콩) 가루와 물과 우유를 섞은 반죽을 린스 전에 사용한다. 이것은 기름 제거를 쉽게 하고 피부를 부드럽고 활력 있게 도와준다. 반면에 비누는 피부를 더 깊게 문질러내고 일시적으로 피부 각질을 파괴시킨다. 이 각질은 불필요한 물질이 체내로 들어가는 것을 막는 첫 번째 관문이다.

비누는 몸에 남아 피부를 자양하고 보호하는 기능을 발휘하는 기름을 제거해준다. 비누를 쓸 경우 순수하고 부드러운 카스틸 비누나 아유르베다 비누를 쓰는 것이 좋다. 칙피아 반죽과 칙피아(서양에서는 가밤조 콩Garbamzo bean으로 알려졌다) 가루는 중동이나 인도에서 유용하게 사용된다. 건강식품 상점에서 많이 팔리는 가루는 너무 거칠어 피부에 바로 사용하기 어렵다. 샤워 시에 사용하는 칙피아 반죽은 8찻숟갈, 물 또는 우유 반 컵을 섞어 만든다. 샤워 시 먼저 반죽을 온 몸에 바르고 부드럽게 헹구어 낸다.

칙피아 반죽 대신 칙피아 가루를 사용하여 직접 피부에 문지를 수 있다. 몸에 가루를 바르고 몇 분 정도 기름을 흡수하게 한 뒤 따뜻한 물로 헹군다. 두 방법 모두 피부를 부드럽고 윤택하게 해준다. 헹군 뒤 우유 가루나 정유를 넣은 따뜻한 물로 목욕하면 좋다. 우유는 피부를 부드럽게 하고 자양하며, 정유는 몸과 마음을 편안하게 해준다. 아로마 요법·색채·보석요법에 체질과 조건에 따른 내용이 있다. 머리에 많은 양의 기름을 사용했다면 다시 머리를 감는 것이 좋다.

■ 손 마사지

손이나 발가락 마사지는 전신마사지와 같이 하거나 별도로 시행한다.

경혈(침을 놓는 곳)이나 손가락 끝으로 흐르는 경락을 따라 깊게 자극한다. 발의 반사요법과 마찬가지로 손도 몸의 여러 기관과 연계된 체계가 있다. 특별한 곳을 마사지 할 때는 처음엔 부드럽고 짧게 해야 한다. 손도 (발과 마찬가지로) 손바닥 중앙에 있는 신장점은 부드럽게 마사지 하는 것으로 끝낸다. 이것은 손 마사지를 하는 동안 분비되는 호르몬을 잘 작용하게 해준다. 임신 중에는 특별한 점을 자극하면 분비 호르몬이 태아의 발육을 지연시키므로 하지 말아야 한다.

따뜻한 정유 몇 방울을 손바닥에 떨어뜨리고, 반대손 엄지손가락으로 손목에서 손가락쪽으로, 바깥쪽에서 집게손가락 뿌리쪽으로 강하게 눌러주며 새끼손가락에서 끝낸다. 손바닥에 있는 반사요법 점에 주의를 한다.

■ 발 마사지

뱀이 독수리에게 접근하지 않듯이 자기 전 발 마사지를 하는 사람에겐 질병이 가까이 하지 않는다는 고대의 인도 격언이 있을 정도로 발을 마사지 하는 것은 매우 효과가 있다. 전통에 따르면 몸의 아름다움은 곧고 강한 허리에서 나온다고 한다. 척추로부터 나오는 강건한 신경은 우리 몸

손을 마사지하는 순서

① 손바닥의 손가락 뿌리쪽을 작은 원을 그려 마사지한다.
② 손을 뒤집어 손등에 있는 힘줄을 골을 따라 손복에서부터 마사지한다. 엄지손가락과 집게손가락 사이(합곡혈)를 눌러주는데 이곳은 소화를 돕고 두통을 덜어주는 효과가 있다.
③ 엄지손가락과 나머지 손가락 마사지: 엄지손가락의 뿌리를 앞뒤로 돌아가며 두드려준다. 다음엔 다른 손가락들도 앞뒤를 돌아가며 두드려준다. 여러 차례에 걸쳐 손가락간의 관절에 신경 써서 두드려준다. 대개 세 번 정도 반복하면 손가락에 에너지가 자유스럽게 흐르는 것을 느끼게 된다.
④ 손톱의 중앙과 주변 지점을 짧게 눌러 자극 준다. 여러 번 반복한다.
⑤ 손 마사지가 끝나면 손바닥 끼리 부비고, 손바닥(의 열)을 손등에 덮어 이완시킨다. 이 과정을 매우 활력 있는 것으로 주의를 기울여 해야 하는 작은 부위다. 통증이나 뻣뻣함이 마사지 중 나타나면 중국 쇠구슬로 (굴려) 풀어줄 수 있다. 이 구슬은 손 운동이나 손의 힘을 강하게 해주기에 재미있고 부드럽게 되어 있다.

모든 장기에 양질의 자극을 전해주고, 우아한 움직임이 나오도록 해준다. 그러나 오늘날에 있어서는 척추만이 아니라 강렬하면서도 부드러운 발걸음을 내고 우리의 에너지 바탕이 되는 발이 필요하다.

손이나 귀와 마찬가지로 발바닥 자극으로 우리 몸의 기관은 자극받고, 정화되며, 균형을 유지할 수 있다. 그래서 맨발로 다니는 것을 강조한다. 그러기에 조약돌 해변을 걷거나 아침 이슬이 있는 잔디밭 위를 뛰는 것만큼 좋은 것이 없다.

발 마사지는 발(바닥)의 건조·둔마감·거침·피로 그리고 발뒤꿈치의 균열을 막거나 치료해준다. 걷거나 뛰면 발은 건강해진다. 발 반사요법 상으로 인체기관에 해당하는 발바닥 점을 자극하면 급성 통증은 약화되고, 기관과 자세가 좋아진다. 아유르베다 외과의사 바그바타에 의하면 발바닥 신경은 눈과 귀에도 연관되어 있어서, 발을 마사지하면 이곳의 기능도 좋아진다.

잠자기 전의 발 마사지는 수면을 좋게 한다. 손과 마찬가지로 발의 특정 지점을 부드럽고 짧게 자극한다. 필요와 조건에 맞춰 정유를 사용하는

부위별 발마사지

① 발목 마사지
발목을 활기차게, 특히 발목관절의 안팎 뼈 주위는 더욱 강조해서 문질러준다. 발뒤꿈치 근육과 연결되어 있는 아킬레스건을 꽉 쥐고 훑어준다. 이런 마사지와 자극을 여러 번 반복한다.
② 발 안쪽 마사지
발뒤꿈치를 붙잡아 손바닥 위에 올려놓고 다른 손의 엄지손가락으로 강력하게 발목에서 발가락 쪽으로 문지른다. 두 번 반복한다.
③ 발가락 마사지
엄지발가락에서 새끼발가락까지 발가락의 양쪽 면을 훑어낸다. 발가락은 잡아당기고 돌리며 모든 면에 기름을 바른다. 발가락 사이도 기름을 잘 바른다.
④ 발바닥 반사부위 마사지
반사요법 도표에 따라서 머리·목·어깨·척추·문제 부위에 이어 마지막에 신장부위를 자극한다.(임신 중에는 발의 반사 신경을 자극하지 않는다.)

데 주로 참기름을 많이 쓴다. 참깨와 브라미 정유는 숙면을 도와준다. (기름이 잘 스며드는 잠옷과 양말을 신어야 침대 시트를 깨끗이 유지할 수 있다) 겨자 정유는 찬 공기로 인한 건조함을 막아주고 근육의 성장통을 막아준다. 많은 활동을 한 다리에는 라벤더나 로즈마리 정유에 기본 정유를 섞은 것이 효과가 좋다

마사지를 하는 동안 항상 자신에게 생기와 영양분을 공급하고 있다고 생각하는 것이 중요하다. 마사지는 몸 전체에 있는 에너지 운동을 증가시키는 것이다. 또 몸을 정화시켜 체내의 독소를 제거하고, 에너지 통로를 소통시켜 에너지가 마르마포인트에 잘 소통되도록 한다. 그러면 몸과 마음으로 하여금 다시 젊어지게 한다.

7 향기요법

향은 종교적 목적이나 치료 목적으로 예전부터 동서양을 막론하고 사용되어 왔다. 치료에 있어서는 특히 정신적 질환에 많이 쓰여 왔는데 이것은 질병을 쫓아내는 방어적 의미와 마음을 가라앉히고 심신을 정화시키는 순화의 의미가 복합으로 작용한 까닭이다.

향의 가장 큰 작용은 마음을 안정되게 하는 것이다. 그럼으로써 생기를 얻고, 체내의 각 요소들이 평형이나 균형상태를 찾게 되며 정신이 맑아진다. 또 주변의 공기를 정화시키고 물리적 환경이나 영적인 분위기를 돋우어 사람이 부정적 사고나 자세, 혼란된 의식으로부터 벗어나도록 도와준다.

오늘날 향기요법은 전세계에 걸쳐 수세기 동안 사랑받고 보존되어 온 약초의학의 한 부류로 재생했다. 귀금속·보석·직물·향신료와 함께 천연향유도 옛날부터 높이 평가 받아왔다. 이집트시대엔 대중적이었고, 포

에니 사람은 아랍·그리스·로마로 수출했다. 의학의 아버지라 불리는 히포크라테스는 의학적 목적을 위해 고급기름을 사용한 훈증소독법과 찜질에 대해 언급했다.

로마인들은 향수를 애용했다. 몸·모발·옷 심지어는 침구류를 장식하는 데도 사용했다. 로마제국 말기엔 방향제에 대한 지식이 널리 퍼져서 페르시아와 아랍국가로 흘러들어 갔다. 천재적인 아랍 외과의사이고 학자이며, 다작의 작가인 아비케나(980~1037 A.D.)는 이슬람 전통으로 가장 소중히 여기는 꽃인 장미에 대한 책에 인생을 바쳤다.

십자군은 천연 정유를 유럽으로 되가져 갔다. 15세기 말에 라벤더·세이지·로즈마리 같은 유럽원산지인 약초들이 정제되었다. 이러한 방향성 약제는 유행성 질환에 가장 효과적인 예방제로 르네상스시대에 크게 대중화되었다. 방향제와 정유는 치료효과가 의심되는 의약품에 포함되어, 1818년경 프랑스에서 발간된 약전에 실려 출판되기까지 의약품으로서도 많이 애용되었다. 그러나 향수·화장품·영양소에는 계속 사용되고 있다.

1928년 가티포세Gattefosse라는 프랑스 화학자가 다시 정유를 재생시켰다. 또 다른 프랑스 사람인 장 발네Jean Valnet 박사가 『향기요법Aroma-therapie』을 1964년에 발간하여 방향제를 약초치료의 근간으로 다시 정립하였다. 그의 학생 중 한 사람인 마가릿 모리Marguerite Maury 부인이 처음으로 정유를 화장품의 향수와 의학적 치료제로 다시 사용하였다.

그녀는 오랜 노력 끝에 체질과 특별한 건강상의 문제점(인도 의학의 견지에서 보면 몸과 마음과 영혼을 일체로 치료하고 관리하는)에 잘 맞는 개인용 향기제품을 만들었다. 정유는 지금도 천연화장품 회사에서 광범위하게 쓰이고, 점차 의약품 분야에서도 다시 인정받고 있다.

인도에서는 증류한 꽃 수액이 5천 년 전부터 사용되어 왔다. 천연 그대로 증류한 제품이 인더스 계곡 문명과 관련된 파키스탄에서 최초로 발견되었다. 고고학자들은 B.C 3천 년부터 방향성 약초 조제품으로 사용된 것이 확실한 향기용기를 발견했다. B.C 2천 년의 베다문학에는 육계·생강·몰약·샌달우드를 포함한 700개가 넘는 물질이 열거되어 있다. 몸과 마음에 사용한 기술도 있는데, 이것이 치료술로 발전했음을 강조하고 있다.

향수는 물론 연기·바람·냄새 또는 정유essence의 의미를 갖는 향유Attars가 종교적 행사에서 마음을 안정시키고 명상에 폭 넓게 사용되었다. 향유는 향기의 예술을 완벽하게 만들고, 몸에 바르는 기름 제품으로 아유르베다 의약품의 한 부분이다. 의약품으로서 향유는 정신적·감정적 혼란이 일차적 원인이 되는 질병이 있을 때 가장 효과적인 것으로 알려졌다.

향유는 특히 긴장상태나 우울상태에 더 효과적이다. 향유가 피부질환과 감정에 가장 영향력이 크다는 점은, 향유로 아유르베다 화장품을 만들게 하는 가장 훌륭한 이유다.

① 정유란 무엇인가?

오샤디Oshadi는 인도 단어로 약초란 뜻이다. 글자로는 '삶을 주는 것' 또는 '빛의 전달자'라는 뜻인데, 이 단어는 자체가 정유의 작용을 잘 설명한다.

식물 세포의 형성은 태양의 작용에 의하고, 정유는 태양의 치유 에너지의 저장소이다. 정유는 꽃·잎·향신료·과일·향기 나는 나무제품, 약초에 있는 모든 향기의 자원이다. 정유를 식물의 '생명혈액'이라고 묘사한 프랑스의 향기치료사 마르셀 라바브Marcel Lavabre는 '정유는 삶에 기쁨을 주는 식물 최고의 정수'라고까지 표현했다. 그러한 방향제는 몸과 마음을 고무시키고, 감각을 즐겁게 하며 어디서 접하든 간에 자연의 느낌을 가져다 준다.

많은 정유는 방부와 향균 효과가 있다. 면역기능을 증강시켜서 병균 감염에 도움을 주기도 하고 건강세포의 재생과 증식에 자극을 주는 잠재력을 갖고 있다. 정유는 건강을 유지하고 향기로움을 주는 동시에 정신 작용에 규칙성과 균형을 유지하게 한다.

정유의 약물로서의 치료력은 광범위하고 심오하다. 오늘날 고맙게도 약초 의약품으로 약전에 기록되어 있다. 유럽에서는 정유가 전통적인 의학의 범주로 빠르게 들어가고 있다. 예를 들면 라벤더 정유는 심한 화상에 사용되는가 하면 장미 정유는 탐닉(중독)·우울증에 사용되고 또 경미한 진정제가 필요한 정신 건강에 사용된다.

각각의 정유나 혼합된 정유는 효능이 발휘되는 독특한 조건이나 개인적 특성에 구별되는 나름대로의 분명한 구별이 있다. 정유가 증상을 일으킨 기저基底의 정신 상태뿐만 아니라 특별한 육체적 원인까지도 관리하는데 효과적이라는 아유르베다의 관점은 흥미롭다. 예를 들어 클레리 샐비어Clary Sage는 염증이 난 피부를 안정시킬 뿐만 아니라 정신적 불안정·근심·긴장과 피로도 경감시켜 준다. 그러므로 정유는 작업상 압박으로 피타가 증가하여 피부 발적이 일어난 경우에 훌륭한 치료효과를 보인다. 그러므로 클레리 셀비어는 피타 도샤의 균형을 잡는데 두 부분을 도와주는 것이다.

② 정유의 작용 경로와 영향력

정유는 피부와 후각기 두 경로를 통해 몸과 마음에 영향을 끼친다고 알려져 왔다.

정유가 바디기름·향수기름·로션·스프레이 안개 또는 목욕물로서 피부에 사용될 때, 정유의 분자구조가 매우 작기 때문에 피부에 쉽게 스며든다. 모공과 땀구멍 등 모든 피부세포 주변에 있는 세포 간 액에 바로 스며들어 모세혈관이나 임파선에 도달한다. 그런 후 모든 세포로 운반되는데 심지어는 뇌혈관장벽Blood-brain Barrier에도 스며들어 뇌의 외면계Outer Portion에서 작용한다.

우리가 향기를 맡으면 공기 중 작은 정유 알갱이가 후각기의 상피세포나 코 위쪽의 냄새 감지기를 작동시킨다. 그리고 자극은 신경시냅스(연결고리)를 통해 운동신경 활동, 감정과 기억의 일차구동을 일정하게 하는 뇌의 변연계까지 전달된다. 또 자극은 체온·갈증·배고픔·혈당수치·성장·수면과 기상의 형태·성적 충동·감정 등의 신체적 기능을 조절하는 시상하부로 전달된다. 시상하부에서는 소화·감정이나 성적인 행동·스트레스에 대한 반응·모든 대사과정을 조절하는 내분비계를 활성화시키는 뇌하수체로 전달된다.

몸과 마음에 끼치는 영향력 중에는 정도를 넘어서는 것이 있다. 이때 식물의 삶의 정수인 정유는 인체의 생명력을 결집시키고, 몸과 마음과 영적으로 잘 살 수 있도록 에너지와 영감을 갖게 한다.

정유가 전신·마음·영혼에 끼치는 시간은 15분 남짓이다. 이런 효과는 2~3시간 지속되는 육체적 운동과는 달리 축적되지 않는다.

③ 정유의 품질

향기요법이 널리 보급되어서 많은 생산품이 나온다. 품질이 낮은 제품은 비록 냄새는 향긋하지만 우리가 원하는 이로운 효과는 별로 없다. 품질과 효과가 높은 고급제품을 원한다면 다섯 가지에 주의하여 선택한다.

④ 각 도샤에 맞는 정유의 선택

아유르베다에서 방향제는 도샤의 균형을 위해 각 성질에 맞게 선택한다. 향기는 몸을 덥거나 차게 하는 효과와 마음을 안정시키는 정신적 효과를 갖고 있다.

향기요법은 체질에 따라 치료법이 구분되는데 바타 체질은 아로마 정유, 피타는 아로마 포트Aroma Pot요법 그리고 카파는 증기흡입요법이 좋다. 그렇지만 어느 정도는 세 가지 체질 모두에 효과적이다.

바타 체질은 마음이 진정되고 신경계가 강화되며, 무기력이나 근심·공포·과민성으로부터 벗어나는데 좋다.

피타 체질은 감정을 냉정하게 해주고 마음의 동요를 가라앉히며, 분노를 풀어준다.

카파 체질은 마음을 강화시켜 주고, 인식능력을 향상시키며 둔마감을 깨치게 한다. 특히 꽃의 정유는 카파를 증가시키는데 카파의 증가로 인해 사랑이나 우호적 감정을 증가시키는 효과가 있다. 그러므로 방향요법은 바타나 피타보다는 카파의 증진에 더욱 효과적인 방법이다.

바타를 위한 정유는 달거나 약간 시고, 따뜻하며, 자양하고 윤활시키는 효능이 있고 신경계나 마음을 안정시킨다. 바타를 조절하는 기본 법칙은 중용이다. 정유는 특히 강력하기 때문에 처방에 집중 치료하는 용도로만 사용되어야 한다. 바타의 경우 너무 강력한 향기는 오히려 악화시킬 수 있는데, 클레리 셀비어·양아욱(제라니움)·육계·사이프리스·정향·자스민·사향·오렌지·장미·샌달우드(따뜻하게 사용) 등은 바타를 균형 있게 한다.

질 좋은 정유를 선택하는 방법

① 좋은 제품의 정유는 방울로 떨어진 마개를 가진 황갈색 병에 넣어져 있다. 손가락으로 비볐을 때 기름기가 느껴지지 않는다.
② 증발시켰을 때 떨어진 지점이나 조직에 기름진 점이 남지 않는다.
③ 물에서 흩어지거나 우유 자국 같은 흔적을 남기지 않는다.
④ 알코올 냄새가 나지 않는다.
⑤ 실온이나 서늘한 곳에서 직사광선을 피해 보관한다.

바타에 가장 좋은 기초 기름은 차게 압축된 참기름이다. 참기름은 따뜻하고 가라앉으며, 자양하고, 깊게 안정시키고 윤활하게 한다. 참기름은 피부의 7겹을 모두 통과하는 것으로 알려진 유일한 기름이다. 아보카도·당근 씨·비타민 E 기름도 심한 건성 피부에 많은 영양을 줄 수 있다.

피타에 좋은 기름은 달고 약간은 떫거나 쓰다. 몸을 차게 하고 불안·조바심·분노·반항성과 같은 감정을 조절하는데 유용하다. 카밀레·치자·자스민·인동덩굴·연(蓮)·레몬 그래스·멜리사Melissa·박하·장미·자단향·샌달우드·베르티베르트 등은 피타를 조절하는 방향제이다.

정유를 몸에 바르기 위한 기구와 방법

①확산기
정유를 작은 입자 상태로 공기 중으로 퍼뜨리는 유리로 된 네불라이저로 구성된 작은 크기의 기구다. 정유 입자는 매우 작아서 공기 중에 순수하고, 좋은 향기를 가진 채 온 방 안으로 퍼져 방 안에 있는 사람들에게 효과를 발휘한다. 사용시 작은 소음이 있으나 강력하게 퍼지므로 짧은 시간만 사용한다.

②세라믹 확산기
그릇에 있는 물과 정유가 촛불의 열기로 확산된다. 부드럽고 조용해서 조용히 휴식을 취하는 환경일 때 좋다. 마사지나 공부·명상·수면 시에도 적당하다.

③향기 포트
정유를 담은 작은 진흙 병으로 차 안이나 옷장·벽장 등에 방향제를 확산시킨다.

④전구 링
정유를 충분히 적신 카드보드Cardboard나 세라믹으로 만든다. 전구가 켜졌을 때 발생하는 열로 향기가 방 안으로 퍼진다.

⑤분향
정유를 사용한 가장 오래된 방법 중의 하나다. 약초를 말려 따로 쓰거나 여러 가지를 섞어 다양한 환경과 치료 효과를 볼 수 있다. 아메리카 토속 처방으로는 셀비어나 달콤한 풀 같은 약초들을 각각 눌러서 스틱모양이나 덩어리, 또는 단단한 다발로 만든다. 통양의 진통적 방법으로는 곱게 빻은 가루로 막대모양의 향이나 향 구슬, 숯과 같은 향가루를 만든다. 전통적 분향법은 기도나 명상 시에 사용하는데 조용하고 맑은 환경을 만들기 위해서는 아무 때나 사용한다. 티베트 아유르베다 재료로 만든 특별한 용도의 의료용 향도 있다.

⑥화장품
정유·로션·샴푸·컨디셔너·훈증·마스크·압축된 목욕 소금·샤워용 젤 등으로 여러 형태로 사용된다. 정유는 유일하게 피부의 모든 층을 투과하는 능력이 있어 피부를 좋게 하고·치료·재성의 효과가 있다. 좋은 품질의 정유는 기름·로션·비누와 같은 천연화장품과 쉽게 섞여 그 효과를 증가시킨다.

전통적으로 장미와 샌달우드는 아유르베다 화장품에 광범위하게 사용되었다. 샌달우드를 기도나 명상 중에 제3의 눈부분(앞 눈썹 가운데)에 쓰면 마음을 안정시키고 머리를 차게 한다.

피타의 가장 좋은 기초 기름은 코코넛이다. 서양 사람들에게는 약간 두텁다고 느껴진다. 해바라기·잇꽃·호호바 기름은 물론 참기름도 찬 성질의 정유와 섞이면 대체할 수 있다. 버터를 맑게 한 기$_{Ghee}$는 은이나 구리 그릇에서 물로 세정한 것을 쓰는데 인도에서 치료효과와 피타를 가라앉히는 성질로 높이 평가받아 왔다. 기는 매우 텁텁하고 기름져 아주 건조한 기후가 아니라면 의약품으로 사용하는 것이 좋다. 100번 이상 세정한 백 년 이상 된 기는 만병통치약으로 여긴다.

카파를 위한 정유는 자극적이고 약간 텁텁하거나 쓰고, 맵고, 가볍고, 삼나무와 같고 따뜻하여 몸과 마음을 자극한다. 나무·육계·사향·유칼립투스·몰약·파촐리·소나무·세이지 등의 방향제가 있다.

유칼립투스는 머리를 맑게 하고 공기 정화를 도와주는 확산제로 사용된다. 또한 가슴에 문질러 울혈을 풀어주거나 헤르페스 수포(또는 다른 모양의 수포)에 희석해서 발라준다. 보통 높은 농도로 희석하여 피부에 한 번 직접 발라 준다. 유칼립투스의 강력한 방향은 일반적인 화장 목적에는 적합하지 않다.

카파의 기초 기름으로는 겨자·마자인·호호바·올리브·아몬드 기름이 쓰인다. 식물에서 추출한 모든 기초 기름은 차게 압축하고 가능하면 무공해로 사용한다. 차게 압축한 기름은 비타민 B, E가 풍부하고 재료 특유의 자연 성분들이 들어 있다. 무공해 제품은 항상 생기 있고 활기차게 만들어 준다.

⑤ 정유를 사용하는 방법

목욕시 상승제 선택

세정 시	4방울의 바실, 3방울의 로즈마리, 3방울의 레몬
보통 피부	5방울의 등황유Neroli, 3방울의 장미, 1컵의 우유 1순가락의 꿀
지성피부	5방울의 바실, 2방울의 레몬, 2컵의 사과즙 식초
건성피부	6방울의 로사 모스키타, 6방울의 베르가못, 2순가락의 참기름 1순가락의 꿀
지치고 얼룩진 피부	6방울의 클레어리 세이지, 2방울의 레몬, 2컵의 사과즙 식초
얼룩진 피부	5방울의 차나무 정유, 5방울의 라벤더, 2컵의 사과즙 식초
일반적인 소독용	3방울의 양아욱(제라니움), 3방울의 로즈마리, 3방울의 향나무(주니퍼), 2방울의 라벤더
신경 피로	2방울의 바실, 4방울의 양아욱, 4방울의 라벤더
재활력을 위해	2방울의 회향, 4방울의 향나무, 2방울의 로즈마리
기운 차리기	3방울의 클레어리 세이지, 3방울의 베르가못, 3방울의 일랑일랑 나무
햇볕에 탄 데	6방울의 서양박하Peppermint, 9방울의 라벤더, 3순가락의 호호바, 1순가락의 꿀

　방향요법은 정유 6~10방울을 대략 2리터의 끓는 물에 넣은 뒤 얼굴에 증기를 쇄거나 수건에 적신 뒤 얼굴을 대고 향기를 흡입한다. 흡입시간은 대략 5~15분 정도가 적당하다. 방향 훈증기는 세라믹용기에 10~15방울의 정유가 섞인 뜨거운 물에 그 안이나 밑에 조그만 촛불을 켜서 향기가 퍼지도록 하는 것이다. 훈증시간은 한번에 2~3시간 정도 지속한다.

　⑥ 목욕 기름 복합체

　보통 정유는 '상승제Synergies'라 불리는 것과 섞어 사용한다. 상승제는 모든 기름과 같이 쓰여 정유의 향기는 물론 의학적 기능과 치료력을 증가시킨다. 좋은 상승제는 자연적으로 사람의 코와 마음을 자극하여 개인의 체질이나 성격 등 증상이나 원인 환경에 대해 적절하게 대응한다.

상승제를 잘 섞는 것은 예술과 같다. 마사지 기름 상승제 처방은 피부 관리나 치료부분에서 사용하는 다른 상품이나 조건을 사용할 수 있다.

세 도샤를 진정시키는 정유

바타	피타	카파
오렌지	백단향	삼나무
서양삼나무	장미	육계
향나무	라벤더	사향
일랑일랑나무	치자나무	유칼립투스
시나몬	샤프란	몰약
사이프리스	쟈스민	파출리
쟈스민	연(로터스)	소나무
제라늄	베티베르트	세이지
장미		

8 판차 카르마

고대 이집트인들은 토하거나 사하제를 사용하여 인체의 독을 제거하고자 노력했다. 아유르베다에서도 판차 카르마Panchakarma 요법을 시행한다. 판차Pancha는 '다섯'을 카르마Karma는 '행위' 또는 '과정'을 의미한다.

이 다섯 가지 과정은 구토嘔吐・하제下劑 또는 완하제緩下劑・관장제灌腸劑와 비강 안에 약품을 투여하거나 사혈瀉血을 하는 것 등이다. '다섯 가지 요법'에는 두 가지 다른 분류가 있다. 차라카는 관장의 두 가지 종류로 사하제와 기름(완하법)을 따로 구분한 반면에, 다른 학자들은 이 두 종류를 함께 취급하고 사혈을 제5번째로 추가했다.

오늘날 대다수 아유르베다 학자들은 후자의 방법으로 분류한다. 단지 환자가 질병에 대해 상대적으로 강할 때 알맞은 다섯 가지 요법은 체력을 고갈시키는지(랑가나 요법:사법瀉法 구토·하제로 대변을 보게 하기, 하제에 의한 관장·비강 투약·사혈) 또는 인체에 영양공급(브리마나 요법:보법補法 기름관장·비강을 통한 영양공급 그리고 그와 유사한 것)을 하는 것인지에 따라 두 종류로 나뉜다.

다섯 가지 요법은 계절이나 제사의식 그리고 인생과 같이 처음·중간·끝을 분명하게 구분한다. 아이들은 성인이 될 때까지 그들에게 할당된 임무를 수행하도록 교육받는다. 그 후에 은퇴하여 휴식한다. 그리고 다른 사람들에게 조언을 준다. 인생의 주요한 활동은 성인기에 일어나지만 인생은 예비적인 성장기와 노년기 없이는 완성될 수 없다. 마찬가지로 다섯 가지 요법도 예비단계와 중요한 정화 그리고 치료 후의 관리 등을 강조한다. 만약, 오래되고 건조한 막대를 갑자기 구부리려 한다면, 그것은 아마 부러질 것이다. 그러나 그것을 기름에 적시고 부드럽고 따뜻하게 한다면 막대는 젊었을 때의 유순함을 얻게 될 것이고 쉽게 구부릴 수도 있을 것이다.

마찬가지로 처음에 기름을 먹이고 따뜻하게 하여 통로를 열고 배설물을 액화시키지 않고, 사지가 비정상적 도샤로 가득 찬 상태에서 곧바로 정화를 시행하고자 한다면, 정화는 유기체를 약화시킬 것이고 축적된 도샤는 유기체의 조직과 매우 끈적끈적하게 결합될 것이 확실하다. 환자에게 도샤를 정화하기 위해 몇 달 동안 약하게 대장을 세척하는 현대의 '자연요법사Natural Therpists'는 때로 바타 도샤의 심각한 약화를 가져온 된다.

정화를 시도하기 전에, 몸을 곤란에 빠뜨린 도샤의 형성에 대해 과거로부터 현재까지를 알아야 한다. 몸 안에서 도샤가 다시 원활하게 된다면 그것은 다섯 가지 요법에 의해 배출되게 된다. 교과서에서는 정화과정이

다양한 신에 대한 기도와 치료의 시작과 함께 의식화되었음을 말해 준다. 이러한 의식화는 조화로운 삶의 리듬을 재생시키기 위해 대우주와 소우주의 재편성을 도와주었다.

그러나 우주시간에 대한 관심은 이제 더 이상 아유르베다 치료에 사용되지 않으며, 그 방법의 효력보다는 현 상태에 대해 더 많은 설명을 하고 있다. 아유르베다식의 정화 후의 행위는 남아있는 지나친 도샤를 제거하기 위해 행해지며(예를 들면 토한 후 담배를 피우게 함), 도샤가 균형을 다시 찾고 정상으로 되돌아 올 때까지 인체를 보호하기 위해서 평온한 치료를 뒤따라 행한다. 그 후에 치료는 질환에 의해 영향 받은 각각의 육체를 강화시키고 더 깊은 질환에 저항하도록 행해진다. 이것은 원기회복의 일종이다.

① **구토**嘔吐

일반적으로 아침에 일어나는 구토Emesis는 카파·식욕상실·몇몇의 종양과 위로 움직이는 신맛의 피타(이것은 Beartburn(가슴앓이)을 일으킨다)에 의한 열과 호흡기계병을 치료하기 위해 특별히 사용된다. 아유르베다에서 가장 중요한 구토제는 마다나Madana이다. 마다나는 치료받아야 할 환자의 특수한 조건에 따라서 여러 방법으로 준비된다.

예를 들면, 신물이 오르는 피타에서는 우유에 부글부글 끓이고, 지나친 카파에서는 우유를 요구르트로 바꾼다. 다른 상황에서는 액체버터Ghee·잼·기름·좌약·가루·마실 것·달인 즙·설탕절임으로 만든다. 감도가 예민한 환자에게는 연(Lotus)에 마다나 가루를 첨가하여 냄새를 맡게 한다. 구토에 사용되는 다른 물질로는 혈갈血竭이나 겨자씨·일반 소금과 수세미가 포함된다.

폐에 울혈이 있어 기관지염·기침·감기·천식 등이 자주 발생될 경우, 아유르베다에서는 구토법을 통하여 점액을 발생시키는 카파를 제거한다. 먼저 감초나 창포의 뿌리로 만든 차를 3~4잔 마신 뒤, 혀를 문지르면 구토가 일어나고 이때 억압된 감정이 해소된다. 또는 아침에 이를 닦기 전 2잔의 소금물을 마시면 카파가 가중되는데, 그리고 나서 혀를 문지르면 구토가 일어난다. 일단 점액이 해소되면 환자는 즉시 편안함을 느낀다. 충혈·씨근거림·숨 가쁜 증상 등이 사라지고 부비동Sinus이 정화된다.

구토법은 피부질환·만성 천식·당뇨·만성 감기·임파 장애·만성 소화불량·부종·간질·만성 부비동질환·편도선염 등에도 적용될 수 있다.

■ 준비와 시행

구토법을 하기 전 날, 기름 마사지와 찜질을 한다. 사흘 전부터 대변이 매끄러워지고 구역감을 느낄 정도로 하루에 두세 번, 한 잔 정도의 기름을 마셔야 한다. 또, 체내의 카파 도샤를 가중시키기 위해서 카파성 음식을 먹어야 한다. 구토법은 아침에(카파 시간대) 해야 한다. 환자는 당일 아침 많은 양의 소금과 함께 바스마티 라이스Basmati Rice와 요구르트를 먹어야 하는데, 이는 위 안의 카파를 더욱 가중시킨다. 가슴이나 등에 열을 가해 주면 카파는 액화된다.

환자는 조용히 무릎 높이 정도의 의자에 앉아서 감초즙과 꿀 또는 창포 뿌리차를 마신다. 미리 마신 양을 체크해 두면 나중에 마신 양과 토한 양 사이의 관계를 알 수 있다. 액을 마신 뒤 욕지기가 나면 토할 수 있도록 혀를 문지르고 담즙이 나올 때까지 구토를 계속한다.

구토법의 성공 여부는 구토 횟수와 양에 의해 결정된다. 횟수는 최고가 8번, 중간이 6번, 최소가 4번이며, 양은 최대가 약 1리터, 중간이 0.75리터, 최소가 0.5리터이다.

② **하법**下法(Purgation)

아유르베다에서 사용되는 하제에는 여러 약제에 트리팔라Triphala, 소변(특히 암소)이 포함되며, 민감한 환자에게는 건포도와 우유를 사용한다. 피마자유는 아마가 너무 많은 상황에서 특별히 사용된다. 트리브르트Ipomoea Turpetbum는 아유르베다의 가장 안정된 하제이다. 그것은 카파와 피타를 조용하게 하지만 건조함 때문에 바타를 악화시킨다.

• 사후 처치	휴식·단식·약용담배 흡연 등이 좋으며 소변·대변·트림·기침·재채기 등은 참지 않는 것이 좋다.
• 효능, 효과	기침·감기·천식·카파성 발열·구역감·식욕 상실·빈혈·하혈·피부질환·당뇨·임파 장애·만성 소화불량·부종·간질·만성 부비동질환·잦은 편도선염
• 금 기	어린아이·노인·비만·굶주림·심장질환·폐질환·상혈·월경·임신·체중감소, 슬픔
• 구 토 제	감초·창포·소금·백두구·마전자馬錢子

마다나와 같이 트리브르트는 가루·잼·부드러운 음료 등과 같은 다양한 조제품으로 만들고 계절에 따라 다른 매체와 함께 처방된다. 바라문주협婆羅門皂莢은 온화하기 때문에 특별히 아이들·노인들·허약한 사람들 그리고 예민한 사람들에게 알맞다. 가장 강력한 아유르베다의 사하제는 파두巴豆로 만드는데 너무 강해서 하제의 효과가 피부에 바른 기름까지 쫓는다. 그 기름은 때로 질병의 혈압 혹은 뇌척수액의 압력을 갑자기 낮추기 위해서 현대 의학에 사용된다.

지나치게 많은 담즙이 분비되어 쓸개나 간 또는 장에 축적되면 알레르기성 발진이나 여드름이 생긴다. 또 피부염과 같은 피부질환과 복수나 황달 등이 생길 수 있다. 이러한 증상들의 치료에 아유르베다에서는 하제 또는 완하제를 쓴다. 이 치료법에는 여러 가지 약초들이 이용될 수 있다. 예컨대, 센나의 잎으로 만든 차는 순한 완하제다. 그러나 바타 유형의 사람이 이 차를 마시면 움켜쥐는 듯한 통증을 느낄 수가 있는데, 그 차가 대장 내에서의 연동운동을 촉진시키기 때문이다.

바타나 피타 유형의 사람들에게 잘 듣는 완하제는 찻숟가락 두 개 정도의 버터 기름을 탄 뜨거운 우유 한 잔이다. 자기 전에 이것을 마시면 담즙 이상을 일으키는 과다한 피타를 감소시키는데 도움이 된다. 실제로 하제는 과다한 피타에서 생기는 문제들을 완전히 치료할 수 있다.

- 사후 처치   효능, 효과: 피부질환 · 만성 발열 · 치질 · 복부 종양 · 기생충 · 통풍痛風 · 황달
- 금   기   어린이 · 노인 · 쇠약 · 급성 발열 · 낮은 아그니 · 소화불량 · 하혈 · 폐질환 · 설사 · 위속의 이물異物 · 구토요법 직후 · 궤양성 대장염 · 탈장
- 하제, 완하제   센나 · 말린 오얏 · 겨 · 아마씨 껍질 · 민들레 뿌리 · 우유 · 소금 · 피마자 기름 · 건포도 · 망고 주스

하제를 쓸 때는 음식조절이 중요하다. 도샤를 가중시키거나 세 가지 도샤의 균형을 깨뜨리는 음식은 먹지 않아야 한다. 하제는 아그니 도샤가 적은 사람과 열이 높거나 심한 변비가 있는 사람은 피해야 한다. 또 직장이나 폐강肺腔에서 출혈이 있는 사람도 금물이다. 또한 위에 이물異物이 있거나 관장한 뒤 몸이 허약하거나 수척, 탈장이 된 경우에도 복용하면 안 된다.

하제요법은 피타와 혈액의 독소를 정화하는 방법이다. 구토요법을 한 뒤 사흘 뒤부터 할 수 있다. 그리고 하제요법을 하기 전에 직장과 복부에 기름 마사지와 찜질을 해야 한다. 이것은 땀샘 · 소장 · 결장 · 신장 · 위 ·

간·비장 등을 정화하는 방법이다.

치료목적의 구토 혹은 설사의 합병증은 치료하는 방법에 대한 조언과 함께 목록으로 되어 있다. 예를 들면, 쉽게 설사하는 사람이 구토제를 먹었거나 혹은 구토에 잘 반응하지 않는 사람 혹은 굶주린 상태 혹은 카파가 많이 증가되지 않았을 때, 혹은 만일 약의 1회 복용량이 너무 강하거나 너무 약하거나 너무 적을 때, 혹은 이전 음식이 완전히 소화되기 전에 섭취하여 구토제가 아래로 내려가서 하제로서 작용하는 경우 등이다.

이런 경우에 치료자는 유화요법을 시행한 후에 구토제를 주어야 한다. 다른 상황에서 때때로 약은 질병을 발병시킨 도샤를 제거하지 못하고 단지 도샤를 흔들어서 부종·딸꾹질·기절·갈증·장딴지의 통증·대퇴의 무력감 등을 일으키기도 한다.

이러한 경우에 의사는 환자에게 소금이 포함된 기름을 발라서 발한을 일으켜야 한다. 건조하고 습하지 않은 지역에 사는 동물의 고기국물로 구성된 식사에 의한 배설관장을 강하게 한 뒤 기름관장을 한다. 그리고 유화요법을 하고 마지막으로 정화시키는 약을 반복해서 준다. 지나치게 강한 정화는 계속적인 구토와 설사를 일으킨다. 이런 경우는 원칙을 무시하고 자신들 마음대로 치료했기 때문이다.

③ 관장灌腸

몇 명의 권위자들은 관장Enema은 의사들이 알아야 할 최고의 치료라고 주장한다. 많은 관장 처방을 위한 약초들 외에 고깃국이나 치료용 포도주, 심지어 생혈生血을 힘을 생산하기 위해 관장에 사용된다. 공작·메추라기·큰도마뱀Monitor Lizard·몽구스·정글 고양이·호저·큰쥐Bandicoot Rat(인도산)와 같은 고기를 우유에 넣고 끓이는 것과, 우유 없이 끓이는 생선국은 지금은 거의 사용되지 않는 처방이다.

관장은 소화액 분비체계를 고갈시키지 않고, 소화액을 정화시킬 뿐만 아니라 자양에도 사용될 수 있다는 점에서 구토나 하법과 다르다. 신체의 힘을 유지하고 기관이 비어 있음으로 인한 바타의 악화를 방지하기 위해서 사람들은 관장 전에 약간의 딱딱한 음식을 먹어야 한다. 그리고 관장 후에는 국과 같은 뜨겁고 가벼운 음식을 먹어야 한다.

관장 물질의 최대 용량은 모든 액체와 반죽을 포함해서 약 250밀리리터이다. 일반적으로 반죽은 최대 110그램이 사용되나 몇 명의 권위자는 반죽을 함께 사용하는 것을 피한다. 꿀은 때때로 첨가되고, 전체 양의 5분의 1~6분의 1은 지방물질이다. 식물성 기름·액체 버터·동물성 지방과 골수 등 모든 것이 사용될 수 있다.

지방은 식물의 달인 즙을 단독으로 사용할 경우 대장을 건조하게 하고 다시 바타를 악화시키기 때문에 포함된다. 치료 관장은 때때로 바타의 강도에 따라서 전체 8회, 15회, 30회의 과정으로 한다. 기름만으로(110~230그램) 시작하는 그 과정은 각각 정화관장(약초 달인 즙을 포함)과 기름관장으로 나눈다. 관장의 형태는 환자와 질병의 힘과 시간의 순환과 환자의 성질과 상황에 포함되어 있는 도샤를 고려한 후에 결정한다.

자양관장은 많은 수분이 고갈될 필요가 있는 사람들(비만·당뇨병 그리고 많은 피부질병)에게 해서는 안 되며, 탈수시키는 관장은 자양이 필요한 사람들에게는 해서는 안 된다. 후추 같은 쵀음 약초는 관장으로 쵀음시키고, 원기를 회복시키는 약초들은 관장으로 원기를 회복시킨다. 암소의 소변·소금·보리·알칼리 또는 겨자와 같은 물질을 첨가하면 관장을 강렬하게 하고, 폐색된 것을 더 잘 제거하게 한다.

반면에 우유·액체 버터 그리고 온화하고 달콤한 약들은 관장이 더 온화하고 또한 더 자양시켜 준다. 온화한 관장물은 일반적으로 부피에 있어서는 730그램 정도이며, 다른 관장물보다 음식 규정 혹은 제한이 적다. 반면에 110그램 정도 또는 더 적은 기름으로 구성된 관장은 어떤 제한이 없다. 과로하거나 지나친 노동 또는 지나친 성관계나 여행으로 과로했거나 바타에 의해 쇠약해진 사람들에게 규칙적으로 사용할 수 있다.

인기 있는 관장처방 중 하나는 기름과 꿀관장이다. 이것은 기름과 꿀에 암염嚴鹽 · 나도고수(미나리과 식물)의 즙을 더해 만드는데, 사용에 제한이 거의 없으며 많은 효과가 있다.

적절한 예비가열과 기름칠 없이 혹은 약하거나 기름기가 충분하지 못한 물질이나 약물 혹은 너무 진한 관장은 도리어 도샤를 악화시켜 도샤를 제거하지 못한다. 관장이 환자에게 완벽하게 시행되지 않으면 통증 · 팽창 · 소화무력을 일으킨다. 가열과 기름칠 · 좌약 그리고 암소의 오줌 혹은 치료용 포도주와 함께 하는 관장은 이러한 상황을 바로잡는다.

너무 강한 관장은 일반적으로 폐색 대신에 설사를 일으키는데 과량의 하제로 생긴 부작용 증상과 같다. 강한 관장은 너무 온화한 관장에 의해 발생된 침체를 치료하는데 사용한다. 기름기 있고 달콤하고 온화한 관장은 강한 관장으로 생긴 지나친 고갈을 회복시키기 위해 사용된다. 또한 마사지나 호흡조절 그리고 심지어 쇼크도 부적절한 관장의 나쁜 효과를 조절하는데 사용된다.

몇 개의 다른 치료도 관장의 범주에 포함된다. 질 세척Vaginal Douche은 월경시 경련이나 질 건조와 같은 다른 상황을 감소시키는데 사용되고 주로 기름 한 가지로 구성된다. 귀는 어떤 감염으로 인해 생긴 통증이나 이명 · 귀먹음에 기름을 가득 채운다. 눈은 밀가루 반죽으로 눈 주위에 댐을 만들어 생긴 연못에 기름과 액체 버터를 채움으로써 진정되고 강화되며 이완된다.

머리관장은 일상적인 관장과는 구별된다. 처음에 환자의 머리를 짧게 자르고 긴 가죽 혹은 윗부분이 없는 플라스틱 모자로 귀와 눈썹 위에 확실하게 고정시키고 천이나 밀가루 반죽으로 봉인한다. 기름은 그때 머리 꼭대기 위로 2~5센티미터 정도가 될 때까지 설치된 기구 안으로 붓는다. 바타 질병에서는 약 30분 동안 그대로 두고, 피타에서는 조금 짧게, 카파에서는 매우 짧게 한다. 즉 환자의 눈·코·입으로부터 점액이 흘러나올 때까지 그대로 둔다.

이 조치는 일반적으로 3, 5, 7일 동안 저녁에 행해진다. 머리에서 기름을 제거한 후에는 발바닥·손바닥·어깨·귀 뒷부분을 따뜻해질 때까지 부드럽게 문질러야 한다. 그 후에 환자에게 기름을 바르고 목욕시킨다.

머리관장은 주로 머리의 바타 질병에 주어지며 핀과 바늘로 찔러도 모를 정도의 감각 상실·안면마비·불면증·두통·머리카락 손실 혹은 정신이상도 포함한다. 머리관장이 아니면 안정되기 어려운 사람들에게서 놀랄 만한 안정을 갖게 하는 경우도 있다. 기름이 뇌를 관통하는지 안하는지는 확실하지 않지만, 식물성 기름의 평균 분자보다도 훨씬 큰 광견병바이러스Rabies Virus가 신경을 따라 뇌로부터 머리카락 뿌리로 이동하는 것을 생각해 볼 때, 기름이 같은 길을 가지 않는다 할 이유가 없다.

관장제의 종류와 효능효과

① 기름 반잔에서 한 잔 정도의 따뜻한 참기름(만성 변비중의 경우)을 사용한다. 다만 당뇨·비만·소화불량·낮은 아그니·비장의 확장·무의식 상태에서는 사용하지 않는다.

② 달인 즙 반잔의 따뜻한 참기름에 반잔의 적설초Gotu Kola 또는 나래지치 달인 즙을 섞은 것을 사용한다. 다만 쇠약증·딸꾹질·치질·항문의 염증·설사·임신·당뇨·복수가 찰 경우에는 사용하지 않는다.

③ 고영양품 따뜻한 우유 한 잔, 고기국물 한 잔, 골수가 들어 있는 뼈를 삶은 국물 한 잔을 이용한다. 다만 당뇨·비만·임파 장애·복수가 찰 경우에는 사용하지 않는다.

이러한 관장제를 사용했을 경우 변비증·팽창증·등 아래의 통증·통풍·류머티즘·좌골신경통·관절염·신경질환·바타성 두통·근위축증·체중 감소 등에 효과를 볼 수 있다.

아유르베다에서 제시하는 관장법은 참기름·창포 기름·약초 달인 즙 등을 액체 상태로 직장 안에 넣는 방법이다. 이러한 방법으로 바타성 질환을 완전히 치료할 수 있으며, 변비증·장내의 가스 팽창증·만성 발열·감기·성性적 질환·신장 결석·심장 통증·구토증 등의 통증·목의 통증·위산과다증 등을 완화시킨다. 좌골신경통·관절염·류마티즘·통풍痛風 등과 같은 여러 바타성 질환도 관장법으로 치료된다. 바타는 질병의 발생과 매우 긴밀한 관계가 있으며, 최소한 80가지의 바타성 질환이 있는데, 관장법을 통하여 이 중 80퍼센트를 완치시킬 수 있다.

환자가 설사를 하거나 직장에 출혈이 있을 때는 약품을 사용한 관장을 해서는 안 된다. 또 기름을 사용한 관장은 만성 소화불량·기침·천식·설사·당뇨·심한 빈혈이 있는 환자에게 해서는 안 된다. 노인이나 일곱 살 미만의 어린이에게도 금물이다. 약초 달인 즙을 사용하는 관장법은 급성 발열·설사·감기·마비·심장 통증·심한 복통 또는 심하게 야윈 사람에게는 사용해서는 안 된다. 기름이나 약초 달인 즙을 사용하는 관장법의 경우 최소한 30분 이상 있어야 한다. 가능하다면 더 오래 있는 편이 바람직하다.

바타는 질병을 일으키는 가장 중요한 요인이다. 바타는 대변·소변·담즙 등의 배설물들을 보유하고 배설하는 역할을 한다. 바타는 주로 결장 내에 있으며 뼈 안에도 있다. 따라서 직장에 대한 치료는 아스티 다투에 작용한다. 결장의 점막은 뼈에 영양을 공급하는 뼈의 표피와 연관되어 있다. 따라서 직장에 대한 치료효과는 뼈와 같은 심층조직으로 침투되어 잘못을 바로잡는다.

④ 비강 투약

코 안에 약물을 투여하는 것을 나샤Nasya라 한다. 목·코·부비동 또는 머리에 축적되어 있는 도샤는 이 방법으로 제거될 수 있다. 코는 뇌와 의식으로 들어가는 문이다. 프라나, 즉 생명 에너지가 숨을 따라 코를 통하여 체내로 들어온다. 이 프라나가 감각기능과 운동기능을 유지시키는데, 코에 약품을 투여함으로써 대뇌의 기능이나 운동기능 또는 감각 기능에 영향을 미치는 프라나의 이상을 바로 잡을 수 있다.

이 방법은 코의 건조, 부비동의 충혈·목쉼·편두통·경련 그리고 눈에 이상이 있는 경우에 이용될 수 있다. 그러나 목욕·식사·성행위·음주 후에는 사용해서는 안 되며, 임신이나 월경 중에도 금물이다.

비강 투약은 머리의 모든 질병에 좋은 정화법이다. 이것은 도샤에 따라 다양한 형태가 있다. 카파를 위한 배출(검은 후추처럼 마른 분말을 사용하는 것), 바타를 위한 자양(주로 치료용 기름을 사용) 그리고 바타와 피타를 위한 정화(일반적인 기름 혹은 액체버터)가 있다. 효과가 좋은 일상적인 치료방법은 치료용 기름이나 액체 버터의 방울을 코 안으로 넣어주는 것과 점막을 약손가락으로 마사지하는 것이다.

■ **분말을 넣는 방법**
관을 이용해서 분말을 코 안에 집어넣는 방법으로 두통이 있거나 머리가 무겁게 느껴질 때 또는 감기나 코에서 고름이 나올 때, 눈이 끈적끈적할 때, 목이 쉬었을 때, 정맥동염, 경련, 기생충, 피부질환, 간질, 나른함, 파킨슨씨병, 만성 비염, 집착, 탐욕, 색정 등 카파성 질환의 경우에 사용된다.

■ **영양학적 방법**
버터 기름과 소금을 사용하는 방법은 편두통, 코가 건조할 때, 신경과민, 불안, 공포, 현기증, 공허감, 소극성, 하수증, 목이 뻣뻣할 때, 부비동이 건조할 때, 후각이 마비되었을 때 등과 같은 바타성 질환에 사용한다.

■ 진정제를 쓰는 방법

알로에 베라Aloe Vera 주스, 따뜻한 우유, 천문동 뿌리로 만든 주스, 적설초 주스 등을 사용한다. 이 방법은 탈모증, 결막염, 귓속이 울리는 증상과 같은 피타성 질환에만 사용한다.

■ 기름을 쓰는 방법

달인 즙과 기름을 함께 해서 바타―카파―피타의 질환에 두루 사용한다.

■ 코를 마사지하는 방법

새끼손가락을 깨끗하게 한 다음 기름에 담갔다가 가능한 한 콧속 깊이 밀어 넣는다. 손가락을 억지로 깊이 넣어서는 안 된다. 서서히 집어넣으면서 처음에는 시계방향, 다음에는 다시 시계 반대방향으로 코의 안쪽을 부드럽게 마사지한다. 이 방법은 심층조직을 이완시키는데 도움을 주며, 매일 행하거나 스트레스를 받을 때면 아무 때나 해도 좋다.

침대 위에 누워서 머리를 뒤로 젖혀 코를 위로 향하게 한다. 각각의 콧구멍에 다섯 방울의 기름이나 달인 즙을 떨어뜨린 뒤, 그 상태로 1분 이상 누워 있는다. 나중에 입으로 넘어 온 기름은 뱉어낸다.

■ 금기

임신 · 월경 · 성행위 후, 목욕이나 식사 또는 음주 후

■ 사용 물질

창포 분말 · 적설초 · 양파 · 마늘 · 검정 후추 · 고추 · 생강 · 버터 기름Ghee

⑤ 사혈瀉血

소화기관을 통해 혈관 속으로 흡수된 독소는 체내를 순환하게 된다. 독소는 피부 밑이나 접골 부위에 질병을 일으키는데 이것을 제거하고 피를

정화하는 것이 필요하다. 두드러기·발진·습진·여드름·옴·만성 가려움증 등과 같이 반복적으로 나타나는 피부질환에는 사혈의 방법을 사용한다. 또한 간이나 비장이 부었을 때, 통풍이 있을 때도 효과적이다.

피타는 혈액의 폐기물에서 나타나는데 발진이나 여드름 같은 피타성 질환에서는 독소가 혈관을 타고 순환한다. 그러므로 여러 가지 피타성 질환의 경우 혈관에서 약간의 피를 뽑아내는 것은 피 속의 독소에 의해 생기는 긴장을 해소시키는 데 도움이 된다.

사혈은 혈류 속에 있으면서 혈액의 면역 기전을 증진시키는 항독소 물질을 자극하기도 한다. 그래서 독소를 중화시키고 혈액과 뼈에서 생기는 여러 가지 질환을 근본적으로 치료할 수 있도록 한다. 사혈은 빈혈·부종·허약한 경우에는 금기이며, 어린이나 노인에게도 사용할 수 없다.

너무 많은 설탕·소금·요구르트나 신맛을 내는 음식들은 혈액에 나쁜 영향을 끼친다. 혈액에 생기는 어떤 질병의 경우에는 혈액을 깨끗하게 유지하기 위해 이런 음식들을 먹지 못하게 하기도 한다.

우엉뿌리로 만든 차는 가장 좋은 혈액순환제이다. 혈액을 통해 번지는 알레르기·발진·여드름 같은 질병의 경우 환자는 우유 완하제를 마신다. 그리고 그 다음 날 저녁 우엉뿌리로 만든 차를 마시면 좋다. 한 잔의 뜨거운 물에 1찻숟가락을 타서 만든다. 매일 밤 이 차를 마시면 우엉뿌리의 도샤가 피를 정화시킨다. 혈액을 순환시키는 다른 약초로는 사프란·백단향·심황·창포 등이 있다. 석류 주스·오렌지 주스·천문동 뿌리 등도 혈액질환에 좋다. 이러한 약초나 음료수들은 사혈을 끝낸 다음에 복용하는 것이 좋다.

모든 외과적 문제의 절반이 사혈에 의해 성공적으로 취급될 수 있다고 주장한 수스루타는 사혈의 위험도 잘 알고 있었다. 그는 잘못된 천자(穿刺)의 20여 형태를 언급했으며 환자를 약하게 하는 지나친 사혈은 결코 허락되어서는 안 된다는 것을 강조했다. 사혈은 농양과 다른 감염, 간장이나 비장의 울혈·만성 두통·정맥 울혈과 머리와 목의 종양·좌골신경통·음낭 수종·복수 그리고 임파질환에 주로 사용된다. 거머리는 주로 국소적인 병과 정맥 천자에 주로 사용된다. 사혈은 필요에 따라 신체 모든 부분에 행해질 수 있는데 심지어 혀 아래 그리고 음경 위에도 행해진다.(천자 전에 음경을 발기시켜야 한다)

9 기름요법

기름·지방·골수 또는 버터 기름을 바르거나 섭취하는 것은 환자가 정화를 준비하는데 사용된다. 몇몇 바타 상태 특히 수척해진 경우에는 치료방법으로도 사용된다. 기름요법은 지나친 술이나 성행위를 즐기거나 걱정거리가 많은 사람에게 좋다. 나이가 매우 많고 적거나 야위어서 또는 혈액이나 정액을 지나치게 손실한 사람 그리고 눈에 질환이 있는 사람에게 유용하다.

기름요법을 말하는 스네바Sneha라는 용어는 치료를 목적으로 몸에 발라 몸을 이롭게 하는 미끈한 또는 유상(油狀)의 물질에 대한 포괄적인 용어로서, '사랑'을 의미하기도 한다. 지방은 실제 인체에 화학적인 작용을 일으켜 사랑(치료효과)을 전달한다고 한다.

많은 기름이 여러 가지 목적으로 사용되나 아유르베다에서는 바타성 질환에 가장 많이 사용한다. 신경계의 질환이나 뼈, 깊은 부위의 조직손상에 많이 쓰이는 기름요법은 먹기도 하지만 주로 외용의 방법으로 활용된다. 외용의 방법으로는 비강을 통해 주입하는 방법, 귀나 입, 다른 여러 구멍을 통해 집어넣거나 관장, 마사지의 방법도 있으며 피부의 여러 곳에 바르는 경우도 해당한다. 기름은 기름 자체의 효능으로 영양분을 공급하거나 불필요한 물질을 제거하는 경우 이외에도 방향요법으로도 사용된다. 특히 치료목적의 구토나 관장을 하기 전에 필요한 내과적 기름치료는 종종 참기름 또는 젖소 기름으로, 환자에 따라 용량과 종류를 조절하여 3~5일간 하루에 두 번 내지 세 번 정도 실시한다. 기름이 배설물 속에 소화되지 않은 상태로 배출되면 소화관이 완전히 기름으로 발린 것이라고 확신할 수 있다.

　기름요법은 카파가 증대된 상태나 아마가 대량으로 존재할 때는 피하거나 조정해야 한다. 먹고 바르는 기름치료를 동시에 사용하는 경우는 드물다.

　바타 체질에 있어서 가장 좋은 것은 참기름이다. 참기름은 7겹으로 되어 있는 피부의 조직을 뚫고 들어가 모든 기관이나 조직을 자양할 수 있기 때문이다. 참기름 대신 아몬드 기름이나 올리브 기름을 사용하기도 한다.

　피타 체질에는 코코넛 기름이 가장 좋고 해바라기 기름도 많이 쓰인다. 참기름은 피타 체질에는 잘 안 쓰는데, 한랭성 약초와 같이 쓰는 경우 피타를 가라앉히는 효능을 발휘하기 때문이다.

　카파 체질에는 보통 겨자 기름이 많이 사용되지만 아마인亞麻仁 기름도 사용된다. 그러나 기름요법은 본래 바타에 적절한 요법이어서 카파가 많이 올라간 상태에서는 피하는 것이 좋다.

10 발한요법 發汗療法

　기름요법 후에 환자는 틀림없이 땀을 흘리게 될 것이다. 땀을 흘리는 것은 비정상적인 도샤를 유체상태로 만들어 체내에서 쉽게 흐르도록 하는 것이다. 땀을 나게 하는 두 가지 주요한 방법은 외부로부터 열을 가하거나 몸에 열이 나도록 하는 것이다. 운동을 하거나 두꺼운 옷이나 담요를 두르는 것, 배고플 때나 알코올을 마시면 열이 난다. 분노가 생길 때도 마찬가지이다. 좀 더 적극적으로 온도를 높이는 방법으로는 잘 보온된 주거 환경, 약을 투입한 증기 또는 사우나, 뜨거운 물병, 일광욕, 불(즉 적외선등)에 노출, 겨자와 같은 매운 물질의 찜질, 뜨거운 목욕 혹은 샤워(특별히 약을 첨가한 기름 혹은 물) 그리고 뜨거운 팩을 쓸 수 있다.

예를 들면, 동반된 통증과 종창을 경감시키기 위한 약초와 암염巖鹽으로 요리한 쌀의 환약이다. 비비향 뿌리・보리・참깨・검은 콩・대추나무 그리고 북채풀 같은 식물들은 몸에 땀을 더 쉽게 흘리게 한다. 치료를 목적으로 하는 발한은 임신・출혈성 질환・환각성 물질(특히 알코올)의 최근 사용・격렬한 분노, 증오 혹은 질투, 매우 뚱뚱하거나 마른 사람 그리고 설사・황달・빈혈・소모성 질환 그리고 최근에 식중독에 걸린 사람들에게는 사용해서는 안 된다. 지나친 발한은 기절・현기증・구역질・열 그리고 그와 같은 다른 질환으로 고통 받는 환자는 반드시 피해야 한다.

11 온법溫法

열 혹은 알칼리를 사용하여 신체의 부분을 달구는 것은 때때로 궤양・화농성 임파선염・치질・종양(암과 같은 것)・탈장・관절의 감염이나 심지어는 축농증과 같은 병에 외과수술 대신 사용된다.

직장의 통로를 막는 치루를 치료하는 독특한 방법이 있다. 실을 알칼리 혼합물에 담그고 건조시킨 후 장관 안으로 통과시켜 양끝을 묶는다. 알칼리들은 화학적으로 통로가 닫히는 것을 방해하는 궤사조직을 달군다. 지루하고 비효과적인 보통 수술과 달리, 성공률이 높아 인도의 많은 병원에서 행해진다.

마비와 같은 병에 사용되는 가벼운 불 치료는 마르마포인트 위로 의약물질을 태우는 것으로 중국의 뜸치료와 비슷하다.

염소똥·암소 혹은 황소의 이빨·화살촉·금속탐침 혹은 꿀·조당粗糖·액체 버터·기름 등을 가열하여 치료하는 온법은 복수(水腫症)와 뼈가 돌출된 경우에 사용된다. 치료 강도에는 단계가 있다. 예를 들면, 간장과 비장의 만성적인 팽창에 발한이 처음으로 시도되고, 다음에는 알칼리를 포함한 연고의 외용과 알칼리의 섭취가 시도되고, 마지막으로는 피부에 발라타카Bhallataka(semecarpus anacardium)의 기름을 외용한다. 만일 이러한 방법들이 효과가 없으면 다음으로 복부에 표시하여 외과적 수술을 행한다.

12 완화요법緩和療法

심한 독소를 제거하기 위해서는 우선 완화의 방법을 쓴다. 이 방법에는 단식을 통하여 아그니를 점화시키고, 소화작용을 자극함으로써 독소를 중화시키는 방법도 포함된다. 생강이나 검정 후추와 같은 뜨겁고 매운 식물을 이용해서도 독소를 중화시킬 수 있다. 또한 오래 굶거나 물을 마시지 않는 방법·운동·일광욕·신선한 공기를 쐬는 방법 등도 독소를 중화시키는 방법이다.

치료를 시작하기 전에, 의사는 먼저 환자의 몸이 아마로 가득 채워졌는지 아닌시를 확실하게 알아야 한다. 만약 아마로 가득 채워졌다면 최근 만들어진 아마가 대부분 소화되어 몸에서 나갈 때까지 환자는 하루 또는 이틀간 단식해야 한다. 그런 후 아마가 주요한 요인이 아니라면 질병의 힘에 대항하는 환자의 체력을 측정해야 한다. 만약 환자가 상대적으로 강하고 병이 상대적으로 약하다면 다섯 가지 치법Panchakarma으로 적극적인 정화법이 실시되어야 한다.

반면 환자가 상대적으로 약하고 병이 상대적으로 강할 때는 적극적인 정화법을 쓰는 것은 현명하지 못하다. 왜냐하면 정화법은 비록 병적이지만 물질을 추출하므로 몸을 어느 정도 약하게 한다. 보유 장기가 비는 것과, 이로 인하여 몸이 약해지는 것은 바타를 증가시킬 수도 있으며, 증가된 바타는 잠재적으로 질병을 발전시킬 수 있다.

정화작용 후나 또는 병이 강하고 환자가 약한 경우나 임신부와 같이 환자의 몸이 정화법을 견디기에 적당하지 않은 사람들에게는, 완화요법이나 진정요법이 억압된 도샤에 대하여 취해져야 할 순서이다. 전통적인 진정 섭생법에는 일곱 가지 방법이 있다. 인체에 축적된 아마를 요리하는 것 · 소화력을 증진시키는 것 · 단식 · 금주 · 운동 · 일광욕 그리고 풍욕 등이다.

이 중에서 단식은 '모든 의료 중에서 가장 우선되고 중요한 것'으로 알려졌다. 단식은 음식이나 물 없이도 가능하며 물이나 국이나 주스 등의 액체만으로도 가능하고, 쌀이나 콩요리 같은 하나의 음식만으로도 가능하다. 해당되는 상태를 치료하는 데 있어 유용한 많은 다른 음식들로도 할 수 있다.

단식은 몸으로 하여금 아마를 소화시키게 한다. 그리고 소화열을 다시 깨우고 스로타를 청소하며, 조직의 과도한 습기를 제거하게 한다. 단식이 아무리 훌륭한 치료법이라 할지라도, 지나친 단식은, 특히 몇몇 자연요법가가 추천하는 한 번에 몇 주일씩 단식하는 것은 조직을 파괴하고 마음과 육체 간의 결합을 방해하기 때문에 더욱 강력하고 새로운 질병을 가져온다.

다른 약물과 마찬가지로 단식은 환자 개인에 맞게 이루어져야 한다. 절대적인 단식, 심지어 물까지도 단식하는 것은, 아유르베다에서는 환자가 아마로 철저히 막혀서 식욕을 완전히 잃었을 때에만 최대 이틀간 실행한다. 식욕이 어느 정도 돌아오면, 일반적으로 쌀이나 보리로 만든 묽은 죽을 주고, 점진적으로 콩 스프나 쌀과 함께 요리한 콩을 준다. 그리고 소화기의 화火가 불붙고 더 많은 영양이 필요할 때 다른 음식을 준다.

일단 질병의 격렬한 단계가 지나면 환자를 진정시키기 위한 섭생법이 뒤따르는데, 식이요법이 중심역할을 한다. 약물은 치료하는 환자의 상태에 따라 하루 동안 다양한 횟수로 조절한다. 또 질병의 종류나 상태에 따라 여러 가지 복용법을 사용한다.

아침 공복에 복용하는 것은 카파질환이나 양생에 대한 경우이다. 음식섭취 1시간 30분 전에 복용하는 것은 바타 중 아파나 바유Apana Vayu의 장애에 대해 약을 쓸 경우이다. 식사 도중 복용하는 경우는 바타 중 사마나 바유 장애가 있거나 피타질환인 경우에 해당한다. 점심식사 1시간 30분 뒤에 약을 복용하는 것은 바타 중 비야나 바유에 장애가 있을 때이고, 저녁식사 1시간 30분 뒤에 복용하는 것은 바타 중 우다나 바유에 장애가 있을 때 쓰는 방법이다. 음식을 먹기 시작할 때 약을 복용하는 방법은 환자가 예민하거나 약이 강력할 경우 사용한다. 식간복食間服은 바타 중 비야나 바유의 장애거나 머리질환일 경우에 해당한다. 식사 처음이나 식사 끝에 복용하는 방법은 천식이나 기침 등과 같이 심한 바타 질환인 경우 사용한다.

음식과 같이 소량씩 자주 먹는 경우는 소화력 증진을 위하거나 최음제催淫劑를 쓰는 경우이다. 소량의 음식을 자주 섭취한 후 약을 복용하는 방법은 심장질환이 있거나 다른 중대한 질환이 있을 때 한다.

모든 약은 항상 가능한 한 부작용 방지와 빠르고 효율적인 흡수를 촉진하고, 상승효과를 일으켜서 약의 양을 줄일 수 있는 도구인 아누파나Anupana와 함께 주어야 한다. 아유르베다의 약은 적절한 아누파나 및 식사와 함께 먹지 않으면 예상된 효과를 얻기 어렵다. 가장 좋은 아누파나는 꿀이다. 왜냐하면, 꿀은 이미 성실한 꿀벌에 의해서 소화되었기 때문에 인체에서는 소화과정 없이 바로 조직으로 흡수되기 때문이다.

독약도 꿀과 마찬가지로 빨리 스며드는 성질이 있다. 그렇지만 꿀은 달콤한 맛인데 반해 독약은 인체에서 받아들여지지 않는다. 물은 가장 단순한 아누파나이며, 뜨거운 물은 항상 아마가 존재하는 상태에서 사용된다. 다른 일반적인 아누파나에는 치료용 포도주 · 약초 전탕액 · 과일즙 · 치료용 잼, 뜨겁고 기름기 있는 음식 · 버터 · 젖소 기름으로 만든 버터 · 흑설탕 그리고 고깃국물이 있다.

아누파나의 변화는 같은 약을 다양한 질병에 유용하도록 만들 수 있다. 예를 들어 차전지는 변비에는 우유와 함께, 설사나 이질에는 버터우유와 함께 사용한다. 가끔 아누파나는 계절에 따라 달라진다. 가자Haritaki(하제의 일종)는 여름에는 야자즙 조당粗糖과 함께, 우기에는 암염岩鹽과 함께, 가을에는 설탕과 함께, 초겨울에는 계피가루와 함께, 늦은 겨울에는 후추와 함께, 그리고 봄에는 꿀과 함께 사용한다. 이외에 도샤에 따라 달리 사용되는 경우가 있다. 카파의 질병에는 소금을, 피타의 질환에는 설탕을, 바타의 질환에는 젖소 기름과 함께 주며, 이 세 가지 병이 악화되면 야자즙 조당과 함께 사용한다.

질병이 몸에서 제거된 후에는 회복기가 진행된다. 이 기간 동안에는 식사조절과 다른 제한이 최소한 치료기간 동안 계속된다. 질병이 회복되는 데 한 달이 걸렸다면, 회복기는 한 달 이상 동안 지속되어야 한다. 만약 지나치게 말을 많이 하거나 장거리 여행을 하거나, 과로할 정도로 걷거나, 한 자세로 계속 앉아 있거나, 누워 있다면 병의 재발이 있을 수 있다. 또 과식으로 소화가 안 되거나, 잘못 구성된 음식을 먹었거나, 여름을 제외한 시기의 낮잠 그리고 모든 종류의 성행위 등과 같이 회복기의 규칙을 어느 하나라도 지나치게 어긴다면 병의 재발이 가능하다.

13 식이요법

아유르베다에서는 인간은 누구나 자신을 치료할 수 있는 능력을 가지고 있다고 가르친다. 따라서 자신의 육체가 무엇을 필요로 하는지 이해하여 건강을 유지하거나 회복할 수 있도록 하는 것이 중요하다. 아유르베다에 의하면 건강을 유지하는 가장 기본적인 것은 식이요법Diet과 규칙적인 생활이다. 여기에 요가나 호흡조절 또는 삶에 조화와 행복을 가져올 수 있는 영적 수행도 필요한 것으로 보고 있다.

식이요법과 관련된 장기로 소화기계가 있다. 소화기계는 단지 음식물이 지나가는 3미터 90센티미터 정도의 기다란 관으로만 알고 있는데, 이것은 매우 좁은 견해라고 아유르베다는 강조한다. 아유르베다에서는 소화기계

여러 가지 식이요법

① 사트빅 음식Sattvic Food
알카리성 식품으로 고급 품질의 물질로 되어 있다. 신선한 야채·생과일·말린 과일·샐러드·렌즈콩(편두)·요구르트·우유·신선한 버터·맥아·호밀·보리·헤이즐럿·아몬드·쌀(특히 현미)·꿀이 해당된다. 사트빅 음식은 몸에 힘·정력·생기·육체적 균형(산 염기 평형)을 만들어 주고, 정신기능이나 영적 능력도 향상시킨다.

② 라자식 음식Rajasic Food
라자식 음식은 중간 품질로 고단백 음식이다. 높은 수준의 육체적 에너지를 만든다. 설탕·잔물질·고기·치즈·생선·튀긴 음식·달걀·감자·뿌리를 먹는 채소가 포함된다. 라자식 음식은 45세 이상의 어른에게 적당하다. 50세가 넘는 사람은 사트빅 식이법에 적응하는 것이 좋다. 50세 전까지는 회복능력이 뛰어나지만, 50세 이후부터는 독소와 아마가 쌓여 소화하기 힘든 기름진 음식으로는 기운을 원상으로 돌리기 어렵기 때문이다. 아유르베다의 회춘학에서도 사트빅 음식을 적극 권장하고 있다.

③ 타마식 음식Tamasic Food
타마식 음식은 질이 떨어지는 것으로 말린 것, 깡통에 든 것, 푹 익힌 것, 소금에 절인 것 같은 음식이다. 모든 알코올·의약품·담배·달고 발포성의 음료수·팝콘·바삭거리는 과자·소금기 많은 과자·초코 아이스크림·방부제나 화학약품이 들어있는 음식과 같이 인공물질이 함유된 것도 포함된다. 이러한 음식은 건강을 해치고, 산과 염기의 균형을 깨뜨리며 정신적 기능에도 좋지 않다. 인격 장애도 초래하여 난폭한 성향을 만들기도 한다.

를 외부와 내부환경을 연결하는 가장 중요한 장소로 여긴다. 또 국소적·전신적으로 신경조직과 호르몬의 영향을 많이 받고 있으며, 의식 없이도 놀라울 정도로 기능이 잘 발휘되고 있다고 여긴다.

아유르베다는 우리의 건강과 편안함은 소화기계가 육체에 어떻게 영양을 잘 공급하느냐에 달려 있다고 본다. 이것은 먹는 음식물만의 문제가 아니라 얼마나 잘 소화·흡수하는가도 포함된다.

아유르베다에서는 사트바·라자스·타마스의 마음을 구분하는데 음식도 이와 같은 방법으로 분류하여 질적인 차이를 두고 사트바식 식이요법을 권한다. 또 음식은 개인의 도샤 유형에 따라 선택되어야 한다. 각 도샤와 여러 가지 음식물 간의 상호관계를 이해하게 되면, 자신에게 알맞은 음식을 선택할 수 있다. 음식물을 선택할 때는 맛뿐만이 아니라 그 특성이 가벼운지 무거운지, 뜨거운지 차가운지, 기름진지 건조한지, 액체성인지 고체성인지 등을 고려해야 한다. 또한, 음식물을 섭취하는 때가 어느 계절인지도 염두에 두어야 한다.

각 도샤별 식이방법도 다르다. 카파 체질인 경우, 오전 10시에서 오후 6시 사이에는 적게 먹고, 저녁에는 많이 먹는다. 건강한 사람의 경우 일주일에 하루는 단식하는 것이 좋고, 맵고 쓰거나 떫은맛이 좋다. 피타 체질인 경우 뜨거운 것보다는 따뜻한 정도가 좋고, 달고 쓰고 떫은맛이 좋으며 치즈나 요구르트·토마토·레몬·맵지 않은 음식이 좋다. 식사의 처음과 끝은 단맛으로 좋다. 바타 체질은 많은 음식을 먹고, 달고 시고 짠맛이 좋다. 또 따뜻하고 푹 익고 기름진 음식이 좋다.

음식물이 특정 도샤에 대해 유익한지 여부를 살펴보자. 가령, 사과·멜론·감자·토마토·가지나무·아이스크림·쇠고기·완두콩·녹색 샐러드 등은 바타 도샤를 가중시킨다. 따라서 바타 유형의 사람들은 이러한 것들을 많이 먹어서는 안 된다. 반대로 아보카도·코코넛·바나나·포

● 아유르베다가 권장하는 음식에 관한 여러 가지

■ 소화에 도움이 되는 사항
① 호흡이 나쁘거나, 혀에 설태가 두껍게 끼었거나, 배에 가스가 차거나, 소변이 뿌옇거나, 속이 메스껍거나, 소화력이 엉망인 것처럼 음식을 소화시키는데 적당하지 않거나 아마가 있는 것과 같은 징조가 있으면 소화기관이 깨끗해지도록 하루 정도를 거르거나, 적어도 식욕이 돌아올 때까지 건너뛴다.
② 화나거나, 기분이 우울하거나, 피곤하거나, 안정상태가 아니거나, 탈진했을 때는 먹지 않는다.
③ 먹기 전에 목욕을 한다. 그것이 어려우면 손과 얼굴이라도 씻는다.
④ 가능하면 집에서 식사한다. 사랑과 정성으로 만들어진 음식은 식당의 음식보다 좋다. 인도에서는 전통적으로 요리사로 좋은 에너지를 음식에 넣을 수 있는 신앙심 깊은 사람 중에서 고른다.
⑤ 혼자 먹는 것이 좋고, 같이 먹을 때는 편안한 친구나 가족과 먹는다.
⑥ 깨끗하고 조용한 장소에서 먹는다. 식사는 소화력을 극대화시키는 동쪽을 향해 앉아 먹는다.
⑦ 클래식 음악이나 인도 음악 중 소화에 도움이 될 수 있는 음악을 듣는다.
⑧ 소화에 도움이 될 수 있는 따뜻한 물을 홀짝이듯 마시는 것은 괜찮다. 그러나 찬 물이나 우유는 안 된다.
⑨ 식욕을 돋기 위해서는 생강을 사용한다. 생강을 잘게 썰어 소량의 레몬주스와 암염과 섞는다. 피타 유형은 소화력이 충분하기 때문에 굳이 사용할 필요가 없다.
⑩ 날 음식은 최소한 섭취하고, 소화가 쉬운 익힌 음식을 먹는다.
⑪ 무엇을 먹든지 간에 감사하고, 음식물이 소화되어 온몸의 모든 세포에 도움이 될 것에 감사한다.
⑫ 즐거운 음악이 배경에 깔리는 것을 빼고는 조용히 식사한다. 식사 후의 대화는 괜찮지만 식사 중 대화는 소화에 혼란을 준다.
⑬ 음식은 두 손을 컵처럼 만든 분량만큼만 먹는다.
⑭ 음식에는 단맛·신맛·짠맛·쓴맛·매운맛·떫은맛의 여섯 가지 맛이 모두 들어 간 음식을 먹되, 비율은 각자의 도샤 균형에 맞춘다.
⑮ 신선하고 지역과 계절에 알맞은 음식을 가능하면 먹는다.
⑯ 지나치게 시거나 발효된 것, 특히 효모로 발효된 빵을 피한다.
⑰ 식사가 끝나면 감사를 표한다.
⑱ 입을 헹구고, 눈을 씻고, 짧은 산책을 한다.
⑲ 식사는 3시간에서 6시간의 간격을 둔다.
⑳ 규칙적인 식사시간을 갖는다.
㉑ 식후 2시간 이내에, 특히 저녁식사 후에 섹스, 깊이 몰두하는 공부 또는 수면을 취하지 않는다. 식사 중이나 식후 바로 행해지는 텔레비전 시청은 적절한 소화작용을 방해한다.

■ 음식 선택에 고려될 사항
① 가능하면 유기농 음식을 섭취한다. 화학성분의 독성뿐만 아니라 영양소도 풍부하다.
② 600킬로미터 이내의 비슷한 기후지대에서 생산된 음식물을 섭취한다.
③ 제 계절에 맞는 재료로 만든 음식을 섭취한다. 신선한 야채는 생기가 풍부하여 섭취하면 많은 에너지를 얻는다.
④ 도샤에 맞는 적절한 음식을 선택한다. 바타는 가을과 겨울, 하루 중 오후에 높고, 피타는 여름과 하루 중 한낮에 높으며, 카파는 봄과 하루 중 이른 아침과 저녁에 높다.
⑤ 가능하면 하루를 넘기지 않은 신선한 재료로 만든 음식을 먹는다.
⑥ 잘못된 음식궁합은 피한다. 예를 들면 매우 뜨거운 것과 매우 차가운 것, 날것과 푹 익힌 것, 우유와 생선, 우유와 고기 같은 것이다.
⑦ 전자파로 요리하거나 익힌 것은 피한다. 전자파는 에너지를 흩어놓고 약하게 한다.
⑧ 음식은 보기에도 좋게 진열되고 냄새도 좋아야 한다. 그래야 감각의 조화가 일어난다.
⑨ 정수된 물이 아닌 천연수를 마신다.
⑩ 음식물이 액체상태가 되도록 오래 씹는다.
⑪ 식사가 끝나면 요구르트와 같은 유산균이 살아 있는 음료를 마신다. 한 번에 얼마나 많은 음식을 먹느냐 하는 것도 중요하다. 위의 3분의 1은 음식, 3분의 1은 물, 3분의 1은 공기로 채워지는 것이 좋다. 한 끼에 먹는 음식의 양은 두 움큼 정도이면 적당하다. 과도하게 먹으면 위가 늘어나서 더 많은 음식을 요구하게 된다. 과식하는 사람의 위는 풍선처럼 부풀어 있다. 또한, 과식은 소화기관 내에 독소를 형성시킨다. 많이 먹은 음식이 독소가 되면 육체는 이것을 제거하는 노력을 한다. 식사가 일종의 명상이라는 생각으로 규칙적이고 올바르게 식사를 하면 몸과 마음과 의식이 모두 건강해지고 장수할 수 있게 된다.

도·체리·오렌지 등은 바타 유형의 사람들에게 좋다.

짜릿한 음식·땅콩·버터·신 과일·바나나·파파야·토마토·마늘 등은 피타 도샤를 증가시키며 망고·오렌지·배·플럼(서양자두)·싹양배추·해바라기씨·천문동·버섯 등은 피타를 억제시킨다.

바나나·멜론·코코넛·대추야자·파파야·파인애플·낙농제품 등은 카파를 증가시킨다. 석류·넌출월귤Cranberry·싹양배추·닭고기 등은 카파 유형의 사람들에게 좋다.

소화관의 중요기능은 소화와 배설이다. 섭취된 물질이 모두 소화되는 것은 아니므로 많은 양의 배설물질이 생기는데, 배설이 얼마나 잘 이루어지는가는 생리학 측면에서도 중요하다. 또 마음과 소화관은 꾸준히 상호 교통한다. 감정은 대체로 소화조직의 구조나 기능에 영향을 끼친다. 공포·불안·열증·신경질·스트레스 등을 받으면 소화기관이 반응한다. 아유르베다는 이러한 정신·생리학적 관계는 마음에서 비롯된다고 한다.

식이요법은 계절과 개인의 체질 그리고 현존하는 특정 도샤의 불균형에 의해 결정된다. 많은 아유르베다 서적들은 개인의 체질을 특히 더 강조하지만 나머지도 아주 중요하다. 여름에는 기온이 높기 때문에 사람들은 땀을 많이 흘린다. 이때는 피타 도샤가 우세하기 때문에 피타 도샤를 가중시키는 뜨겁고 짜릿하거나 매운 음식은 먹지 않는 것이 좋다. 가을에는 바람이 많고 건조하기 때문에 바타 도샤가 우세하다. 따라서 가을철에는 건조성 과일이나 단백질이 많은 음식 등 바타 도샤를 증가시키는 음식은 피해야 한다. 겨울은 카파의 계절로 차가운 음료수·아이스크림·치즈·요구르트 등은 카파를 증가시키기 때문에 피해야 한다.

음식물을 선택할 때 가장 중요한 점은 음식물의 특성과 신선도이다. 또, 어떤 음식물들은 함께 섭취해서는 안 된다. 예컨대 생선과 우유, 고기와 우유, 요구르트와 쇠고기, 신 과일과 우유 등이 그렇다. 또 멜론은 다른 음식과 같이 먹으면 체증을 일으키고 장의 흡수를 방해한다. 그래서 결국 세 도샤간에 불균형을 초래한다. 맞지 않는 음식물들을 같이 먹으면 독소가 만들어진다.

음식물 섭취는 아그니Agni의 상태에 따라서 조절되어야 한다. 배고픔을 느끼지 않으면 먹지 말고, 목마름을 느끼지 않으면 마시지 않는 것이 좋다. 또 목마를 때 음식을 먹지 말고, 배고플 때 음료수를 마시지 않는 것이 좋다. 배고픔을 느낀다는 것은 곧 소화를 담당하는 불의 성분인 아그니가 점화되었음을 나타낸다. 이때에 음료수를 마시게 되면 음료수가 소화효소를 용해시키고 아그니를 약하게 만든다.

음식은 우리의 몸뿐만 아니라 마음과 의식에도 영양을 공급한다. 따라서 어떻게 음식을 먹느냐 하는 것은 대단히 중요하다.

물은 체내의 균형을 유지하는데 매우 중요한 역할을 한다. 물은 과일 주스와 같은 형태로 섭취해도 된다. 단, 식사하는 동안에는 과일 주스를 마시면 안 되지만 물은 마셔야 한다. 식사 중간 중간에 물을 마시는 것이 좋다. 이렇게 마시는 물은 소화를 돕는 감로수가 된다. 반대로 식사가 끝난 뒤 한꺼번에 많은 양의 물을 마시면 소화액이 희석되어 소화력이 감소된다. 육체가 필요로 하는 물의 양은 날씨에 따라 달라진다.

소화불량의 증상이 있으면, 더운 물을 마시는 단식을 하는 것이 좋다. 이는 소화기관을 정화시키고 아그니를 증가시키는데 도움이 된다. 차가운 물은 아그니를 냉각시키기 때문에 얼음물과 같은 것은 매우 해롭고, 대신 뜨거운 물은 감로수다. 너무 많은 물을 마시면 소화력이 떨어진다. 이는 소화액의 분비를 차단시키며 군살의 원인이 된다.

아유르베다에서 제시하는 식이요법은 세 도샤의 균형이 깨져 질병이 발생했을 때 가치를 발휘하는 것이 아니라 평소 일상적으로 섭취하는 과정에서 자연스럽게 불균형적 도샤를 조화시키는 것을 목적으로 한다. 따라서 식이요법은 한번에 급작스럽게 시행되는 것이 아니라 시간에 따라 과정을 밟아나가는 지속적인 자세가 요구된다. 식이요법 도중에 배에 가스가 차거나 심번心煩현상이나 설사를 하는 경우에는 그 사람에게 적당하지 않다.

14 약초요법 Herbal Therapy

고대 아유르베다인들은 모든 물질에는 의식이 존재한다고 여겼다. 존재하는 모든 것에는 의식이 부여되어 있고 그것은 창조의 한 역할을 담당한다. 또 모든 생활은 서로 교통하고 영향을 주어 상호간에 지지하고 자양하는 상승작용의 표현에 해당한다. 현재의 복잡성은 단지 그와 같은 것의 환각일 뿐이며 실제로는 유일신만이 존재하는 것이다. 동물·식물·광물 등 모든 것은 단일체의 다른 면일 뿐이다. 각자는 우주에 존재하는 다양한 모습의 에너지를 받고, 변화시키고 전달하는 역할을 한다.

아유르베다에서는 인간을 몸과 마음과 영혼의 삼위일체로 본다. 약초 또한 이러한 전일적 존재로서 활동하는 것이며 어느 특별한 증후에만 작용하는 것은 아니다. 그들이 부분적으로 생화학적·생리학적인 인정을 받

약물을 사용하는 세 가지 원칙

① 약물은 그 지역의 토산품으로 사용하라. 어느 지역이든 그 지역의 병을 잘 치료할 수 있는 중요한 약초가 적어도 20~30종이 있다.
② 부드럽고 온화한 생리적 작용이 일어나도록 약을 사용하라. 약초는 우주의 내면과 외면의 조화를 도와 내면적 에너지와 외면적 에너지를 연결시켜 주는 다리와 같은 역할을 한다.
③ 치료·식이요법 그리고 건강에 대한 또 다른 아유르베다의 연구에 약초는 항상 이용된다. 다른 연구의 전적인 지원없이 약초요법만으로는 유익성을 얻기가 어렵다.

았더라도 그것은 생체에너지인 프라나의 증가에 의해 전체적 생리학이 발현된 것이다.

아유르베다 약물학에서는 수많은 약초를 포함한 수천 가지 약물에 대해서 언급하고 있다. 여기에는 서구인들에게는 생소한 보석·광물·색깔 등을 이용한 치료방법도 포함되어 있다. 아유르베다 교과서인 수스루타에서는 자연에서 발견되는 모든 물질은 제대로 쓰이기만 하면 의약물로서의 가치를 지닌다고 말한다. 아유르베다에서 치료의 목적은 서양 의학처럼 증상만을 완화시키는 것이 아니라, 체내의 불균형 요소를 조절함으로써 병의 근본 원인이 제거된다고 강조한다. 아유르베다는 매우 실질적인 과학이다. 아유르베다에서는 간단한 병에는 집에서 쉽게 만들 수 있는 약용식물의 처방을 권유하고 있는데, 이는 매우 손쉽고 효과적이다. 모든 질병의 최소한 80퍼센트는 자연적으로 치유될 수 있다. 즉, 병이 악화되는 요인을 만들지 않으면 우리의 몸 체계는 스스로 건강한 몸으로 회복시킨다.

특별한 지시사항이 없다면 약물의 복용방법은 다음의 기준에 따른다.
① 하루 세 번 복용한다.
② 침윤의 경우, 1컵의 물에 1찻숟가락의 약을 20분간 적셔 복용한다.
③ 딱딱하거나 나무 재질의 약을 달일 경우, 1컵의 물에 2찻숟가락의 약물을 넣어 약한 불로 20분간 끓여 복용한다.
④ 가루약의 경우, 3개의 캡슐분량을 복용한다.

15 보석·색채·만트라요법

아유르베다와 천문학은 본래 정신과학의 한 부분이었다. 아유르베다는 육체의 진단과 치료라는 방향으로 발전했다. 그에 반하여 천문학은 정신이나 몸을 구성하는 미세물질을 진단하고 치료하는 쪽으로 발전해 왔다.

두 개의 조화로운 사용은 좀 더 나은 치료를 가능하게 해준다. 아유르베다는 정신적이거나 생기를 치료하는 데에, 천문학은 육체적 불균형을 조절하는 데에 서로 보완하는 효과가 있었다.

아유르베다와 천문학에서는 보석의 속성을 이용해 치료를 하는 보석요법과 색채를 통한 색채요법, 그리고 특정한 음을 발음하여 그에 해당하는 기운을 얻는 만트라요법 등을 요가의 수행방법으로 발전시켰다.

① 보석요법

고대 인도의 천문학에서는 행성과 관련된 보석을 사용하여 행성의 영향을 조절함으로써 도샤의 균형을 맞추는 방법을 사용해 왔다. 보석요법 Gem TherapyY은 육체뿐만 아니라 정신과 영혼의 장애도 치료하는데 사용되어 왔다. 보석은 베다시대의 천문학에 의하면, 복잡한 과정을 통해 몸에 안전하게 해독되어 복용되거나 반지와 장신구의 형태로 착용되었다. 그러나 현재에도 인도 일부에서는 예전의 방법이 사용되기도 하지만 주로 외부에 착용하거나 색채를 이용한 치료법으로 사용된다.

보석요법은 수세기 동안 잊혀져왔지만 오늘날 서양에서 다시 인기 있는 방법 중 하나이다. 서양에서는 수정·보석·무기물 등이 사용되고 있지만 예전에 인도에서 사용하던 방법과는 다소 차이가 있다. 아유르베다 시대에는 성현들이 요가의 한 부분으로 색채요법과 함께 혜안에 의해 구

태어난 달과 보석의 관계

- 1월—석류석
- 3월—혈석
- 5월—마노
- 7월—루비
- 9월—월장석
- 11월—황옥
- 2월—자수정
- 4월—다이아몬드
- 6월—진주
- 8월—사파이어
- 10월—단백석
- 12월—루비

별되어진 각 보석들의 특성과 힘을 중심으로 선택적으로 착용하거나 보석을 담갔던 액을 바르거나 먹는 등 다채로운 방법을 썼다. 현대 서양에서는 주로 반지나 장신구 등의 방법으로 착용하는 것이 보통이다.

베다시대의 이론에 의하면 사람의 손가락은 우주를 구성하는 다섯 가지 요소와 비슷하다. 새끼손가락은 지地, 약손가락은 수水, 가운데손가락은 풍風, 집게손가락은 공(空間) 그리고 엄지손가락은 화火에 배속된다(엄지손가락은 크기 상 베다에서는 아그니에 해당됨). 이 손가락들을 관장하는 행성은 새끼손가락의 지는 수성Mercury, 약손가락의 수는 해 또는 달, 가운데손가락의 풍은 토성Saturn, 집게손가락의 공간은 목성Jupiter이고 엄지손가락은 특별한 행성이 없다.

보석도 각각에 해당하는 행성이 있다. 루비Ruby는 태양에, 진주Pearl는 달, 붉은 산호Red Coral는 화성Mars, 에머랄드Emerald는 수성, 황색 사파이어Yellow Sapphire는 목성, 다이아몬드Dia-mond는 금성, 청색 사파이어는 토성에 해당한다. 천왕성Uranus・해왕성Neptune・명왕성(Pluto)은 베다시대에는 알려지지 않았었다. 명왕성은 검은 산호나 마노瑪瑙(Onyx)와 같은 어두운 색의 보석에, 해왕성은 단백석蛋白石(Opal)에, 천왕성은 짙푸른 사파이어나 자수정Amathyst에 해당한다. 그러나 이러한 보석들은 매우 비싸기 때문에 좀 더 싼 물건들

보석의 다양한 용도와 속성

① 치료용: 자수정・혈석・진주
② 에너지의 미묘한 효과 체험: 다이아몬드・유리・루비
③ 창조성 개발: 혈석・진주
④ 정신적 능력 개발: 유리琉璃 (Lapis Linquis)
⑤ 감수성: 마노・녹주석綠柱石
⑥ 전반적인 병의 예방: 녹주석・유리
⑦ 감기예방: 탄소강炭素鋼
⑧ 분노의 예방: 진주・단백석

로 대체하기도 한다. 예를 들어 루비는 석류석石榴石(Garnet)이나 일장석(日長石 Sunstone)으로, 진주는 월장석月長石(Moonstone)으로, 에머랄드는 짙은 녹색의 감람석橄欖石(Peridot)이나 비취Jade로, 황색 사파이어는 황옥Yellow Topaz이나 황수정 Citrine으로 대체되기도 한다. 또 다이아몬드는 지르콘Clear Zircon으로, 청색 사파이어는 자수정으로 대신하기도 한다.

	일반적인 경우	특별한 경우
바타를 위한 보석	(단일보석) 에메랄드 · 비취 · 감람석 · 황색사파이어 · 황옥 · 석류석 · 루비(귀금속과 같이 어울릴 때) 금에 황수정 · 금목걸이의 자수정 · 왼손에 끼는 은반지의 녹주석	금 목걸이의 유리, 오른손 집게손가락의 단백석 반지 · 단백석 목걸이 · 오른손 약손가락의 진주 · 왼손 약손가락의 루비 · 오른손 집게손가락의 황옥 · 황옥 목걸이 · 집게손가락의 황색사파이어 · 가운데손가락의 청색 사파이어 · 오른손 약손가락은 은에 세팅된 월장석
피타를 위한 보석	(단일 보석) 월장석 · 수정 · 에머랄드 · 비취 · 진주 · 감람석 · 청색 사파이어(귀금속과 어울릴 때) 은에 자수정 · 가운데손가락이나 새끼손가락의 백금반지의 다이아몬드	(모두 은에 세팅) 오른손 약손가락의 월장석 반지 · 오른손 약손가락의 진주 반지 · 집게손가락의 붉은 산호 반지 · 가운데손가락의 청색 사파이어 반지
카파를 위한 보석	(단일 보석) 석류석 · 루비 · 청색 사파이어 · 자수정(귀금속과 어울릴 때) 금에 넣은 캣츠 아이, 따뜻한 성질을 가진 보석으로 한 금목걸이의 유리 · 금목걸이의 마노 · 왼손 약손가락의 녹주석 반지	오른손 약손가락의 다이아몬드 반지 · 오른손 집게손가락의 단백석 반지 · 가운데손가락의 청색 사파이어 반지 · 왼손 약손가락의 은에 넣은 루비 반지

보석은 장신구 외에도 치료나 양생의 목적으로 물이나 알코올액에 담갔다가 마시거나 바르는 방법으로 이용하기도 한다. 50~100퍼센트 알코올액에 보석을 일정시간 담가 두었다가 그 액을 이용한다. 다이아몬드나 사파이어와 같이 단단한 보석은 음력으로 보름에서 다음 보름까지 한 달간 담갔다가 사용하고, 진주나 산호와 같이 부드럽거나 단단하지 않은 보석들은 담그는 시간을 짧게 하거나 액의 농도를 묽게 하여 사용한다. 그리고 그때에 해당하는 행성의 만트라를 부르며 기원을 하면 그 효능은 더욱 강해진다.

각 보석은 인체에 의학적으로 여러 가지 작용을 일으킬 수 있는데 그것은 보석이 지니고 있는 속성에 때문이다.

보석이나 귀금속은 2캐럿(400mg) 이상이어야 효과가 좋고 피부에 직접 닿아야 한다. 2캐럿 이상의 귀금속을 반지나 목걸이로 갖기 어려울 때는, 좀 더 큰 준보석도 좋다. 반지나 장식품으로 피부에 접촉시킬 때는 (상감으로 세팅했다면) 뒷면이 열려있어야 한다. 도샤와 관련된 여러 종류의 보석이라도 특별히 고려할 것이 없다면 금으로 하는 것이 좋다.

② **색채요법**

아유르베다는 색채의 치유력(Color Therapy)을 항상 인정해 왔다. 색은 우선적으로 눈을 통해 그리고 그렇게 많은 양은 아니지만 피부를 통해 받아들이는 에너지 파동의 또 다른 형태다. 색은 몸의 다른 조직 간의 친화력이 있고, 세 도샤를 균형 잡거나 혼란하게 하는 잠재성이 있다. 이것은 다른 색으로 마음의 상태가 변함을 관찰함으로써 분명히 알 수 있다.

녹색·적색·청색 그리고 황색을 볼 때 표현되는 감정의 반응 순간을 보면, 색에 대한 반응은 사람의 조건이나 문화 등에 따라 다양하지만 자신이 느끼는 것처럼 다른 사람도 비슷한 경험을 갖고 있다는 것을 알게 될 것이다.

약물은 인체를 치료나 조화시키는 강력한 힘을 가진 수성水星의 녹색선 Green Ray을 통해 효능을 발휘한다고 베다시대의 천문학은 강조한다. 그래서 치료나 수양을 함에 있어서 색채를 통한 조절방법이 쓰이는데 치료보다는 양생 쪽에 더욱 큰 비중으로 사용된다. 색채의 올바른 사용은 감각기관을 통해 인지되어 마음과 감정을 조화롭게 만들고 인체의 생리학적 기능을 향상시킨다.

색채요법은 보석요법과 마찬가지로 어떤 특정한 행성을 색채로 인식하여 치료에 응용하는 방법이다. 인체는 어떤 색깔의 빛에 의해 둘러싸여 영향을 받거나 옷이나 환경 등을 통해 색깔에 노출되어 있다. 그때 비추어진 색은 건강에 영향을 준다. 본래 모든 색은 자연스럽고 조화롭게 사용되어야 한다. 그러나 인공적으로 지나치게 밝거나 강하거나 반짝이는 것을 사용하면 좋지 않은 결과를 가져온다.

육체와 정신에 자극을 주는 것은 무엇이든 간에 항상 행동과 표현으로 나타난다. 그러므로 색채 또한 분위기나 안면의 자태·라인·피부톤·표정과 마찬가지로 내부 장기에 영향을 주어 어떤 색채가 어떤 자극을 주는지를 아는 지표로 쓰인다. 색채는 자극을 주고 있는 동안 친절과 관용이 나타난 표정을 만들어 준다. 그런 표정은 공포와 질투로 어두워진 표정보

행성과 상응하는 색

- 태양 — 적색
- 화성 — 진한 적색
- 목성 — 황색·황금색
- 토성 — 진한 청색·흑색
- 케투ketu — 적외赤外
- 달 — 백색
- 수성 — 녹색
- 금성 — 투명함·알록달록함
- 라후rahu — 자외紫外

다 훨씬 매력적이다. 확신이 있는 몸은 걱정에 싸인 상태보다 더 강하게 호소하게 된다. 고조된 색채와 환경에 있는 상태에서는 대개 적극적인 시각적 표정을 만들어, 우리 주변의 것들과 접촉하는 면에서 강력한 자극을 만든다.

도샤의 각 체질은 본래 특정한 성질을 강하거나 약하게 갖고 있는 형상이므로 주변의 환경도 그에 맞게 적절히 꾸미면, 평소 육체와 정신 건강을 유지하는데 도움이 된다.

색은 그 자체로도 인체에 영향을 미친다. 예를 들어 붉은 색은 열감을 느끼게 한다든지, 공격적이거나 열정을 나타내기도 한다. 이러한 색의 영향을 이용하여 도샤를 조절하거나 감정·정신을 조정하기도 한다. 다음은 색에 따른 특성이다.

■ 황색과 오렌지색

황색과 오렌지색은 따뜻하고 피타를 증가시키는 자극적인 색이다. 그러므로 피타 체질이거나 피타의 성향이 강한 상태나 질병에서는 바람직하지 않다. 하지만 밝은 황색은 우울에 빠지는 경향이 있는 바타 체질을 기분

도샤와 색채

①바타 색채
바타의 기본원칙은 항상 중용이다. 적색·오렌지색·황색 또는 흰색은 따뜻하고 에너지가 있고 마음을 맑게 하므로 유용하다. 동시에 그들은 너무 자극적이기도 하다. 이들 색의 파스텔 톤이나 약간 어두운 색조가 있는 것이 가장 좋다. 녹색과 청색은 강렬하고 따뜻한 색을 안정시켜준다. 검은색이나 갈색·회색은 피한다.
②피타 색채
흰색·청색·녹색이 피타 도샤의 균형을 맞춘다. 검은색이나 어떠한 색조로도 매우 강렬한 색은 피해야 한다.
③카파 색채
카파는 여유로우면서 따뜻한 색이 필요하다. 적색·보라색·황금색·황색이 좋다. 흰색과 청색·녹색 또는 핑크색의 창백한 색조는 너무 가라앉힌다. 검은색·회색 또는 갈색은 중용으로 좋다.

좋게 해준다.

■ 적색

적색은 피타를 지나치게 자극할 수 있고 바타를 따뜻이 하며 카파를 필요에 따라 고무시킨다. 핑크색은 적색보다 부드럽고 우아하며, 안정적이다. 그러나 카파 체질에는 무감각하거나 무기력하게 할 수도 있다.

■ 녹색

황색이 섞인 녹색은 피타를 증가시키고 바타를 감소시킨다. 청색이 강한 녹색은 피타를 식혀주고 안정시킨다. 그러나 카파에 대해서는 그 성질을 더욱 강하게 한다.

■ 청색과 자색

청색과 자색은 모두 안정의 속성이 있으며 열기를 가라앉히므로 피타 체질의 사람이 가까이 하면 좋은 결과가 있을 수 있다.

■ 금색과 은색

황금색은 태양의 색으로 따뜻한 기운이 있어 바타나 카파 체질에 적당하다. 은색은 달과 연관이 되는 색으로 찬 성질이 있다. 그러므로 카파 체질의 사람이라면 금색보다는 은색이 더욱 효과적이다.

③ 소리요법(Sound Therapy)

과거에 작은 지역사회에서는 생활하거나 일할 때 함께 노래를 불렀다. 노래는 서로를 단합시켜 주고 큰 성취감을 얻는데 도움이 되었다. 그러나 오늘날은 과거의 자연스런 조화로움보다는 소음이 더 많다. 교통·공장·전기제품·라디오·텔레비전이 우리가 매일 겪는 소음의 주체다. 우리는 현대의 '소음'이나 원하지 않는 소리에 일상적이며 무의식적으로 그 자극에 노출되어 있다.

몸과 마음으로 느끼는 모든 것과 마찬가지로 소리도 도샤를 균형 있게 하거나 불균형으로 만들 수 있다. 아유르베다 저서의 원저자인 성취자들은 오늘날 우리가 겪는 혼란스런 수준의 소리를 접하지는 못했다. 그러나 그들은 어떤 시끄럽고 불협한 소리가 도샤의 균형을 깨뜨리고, 어떤 소리가 도샤의 균형을 다시 회복시키는지 알았다.

예를 들어 같이 노래하는 것은 불화와 긴장, 공포의 감정을 없애준다. 그러나 어떤 종류의 음악은 생명력을 혼란스럽게 한다. 랩 음악이 식물을 죽인 사례도 있다. 갱(폭력배)들은 랩 음악을 들음으로써 지시에 대한 인지능력이나 조직폭력에 대한 사고의 저하를 유도하고 있다.

노래·성가·악기연주는 물론, 단순한 음악의 감상조차도 우리 주변의 생활공간에서 조화를 유지하도록 해준다. 긍정적인 소리는 어떠한 장소라도 평화와 참된 기쁨의 성소로 만들어준다. 예를 들어 인도에는 듣는 이의 몸과 마음을 유익하게 해주도록 설계된 많은 기구가 있다. 라가스Ragas라 부르는 악보는 기상·일·소화·수면 등의 하루 일과를 조화롭게 하는 목적으로 썼다.

소리는 진동 또는 파장의 형태를 띤 에너지의 한 종류이다. 만트라는 산스크리트어로 된 음절로서 명상할 때 반복하여 보다 높은 차원의 의식 상태로 나아가는 방법이다.

본래 만트라는 깨달음을 얻은 성인에게 계시로 내려와 후세에 전해진 것으로 일정한 운율과 주재신을 갖고, 특수한 힘을 갖는 '씨앗(비자Bija)'을 갖는다. 그리고 만트라 안에는 성스런 힘(샤티Shakti)이 존재하며 순수의식이 열릴 때까지 끊임없이 반복해야만 한다. 자파Japa(만트라의 반복 암송)는 마음을 집중시킬 수 있는 구체적인 대상이 될 뿐만 아니라 그 소리 안에 있는 에너지를 분출시키기도 한다. 이 에너지는 저절로 드러나 마음에 특수한 형태의 사고형식을 준다. 그러므로 만트라의 올바른 발음이 중요한데 진지하게 수행하면 소리와 사고의 진동이 같아져 순수의식에 이를 수 있다.

만트라는 소리를 내거나 마음속으로 반복할 수도 있다. 그 중 마음속으로 반복하여 암송하는 것이 더욱 효과적이다. 왜냐하면 만트라는 목소리나 물질의 소리를 넘어 존재하기 때문이다. 그렇지만 처음부터 만트라에 소리 없이 집중하기는 쉽지 않으므로 큰 소리를 내거나 읊조리는 방법을 택하는 것이 좋다. 그것이 익숙해진 다음에 마음속으로 암송하게 된다. 암송을 할 때는 리듬을 살리면 더욱 효과적인데 호흡에 맞추는 것이 좋다. 만트라를 반복할 때 염주를 돌리거나 손가락 마디를 짚는 등의 방법을 통해 수행하면 좋다.

약물은 그들을 지배하는 행성에 상응하는 만트라에 의해 기운을 얻는다고 베다시대의 천문학에서는 주장한다. 또 우주를 구성하는 기본인자인 다섯 가지도 각각의 만트라에 의해 힘을 얻는다고 주장한다. 예를 들면 프르티비(地)는 'Lam'에 의해, 잘라(水)는 'Vam'에 의해, 테자스(火)는 'Ram'에 의해 힘을 얻는다. 또 바유(風)는 'Yam'으로, 아카샤(空間)는 'Ham'으로 힘을 얻는다. ['a' 음은 'the'의 모음과 같이 짧게 발음한다.]

각 행성에 따라 발음하는 소리는 차이가 있다. 그리고 여러 개의 만트라에도 소리가 있어 정신적·육체적 안정이나 질병의 치료에 사용된다.

행성과 상응하는 소리

① 태양	Sum	(soom이라고 발음한다)
② 달	Som	(Om과 같이 발음한다)
③ 화성	Am	(um으로 발음한다)
④ 수성	Bum	(u를 put의 u로 발음한다)
⑤ 화성	Gum	(u를 수성의 u와 같이 발음한다)
⑥ 금성	Shum	(u를 수성의 u와 같이 발음한다)
⑦ 토성	Sham	(Shum으로 발음한다)
⑧ North node	Ram	(father의 a로 발음한다)
⑨ South node	Kem	(came에서와 같이 e를 길게 발음한다)

3장

섭생 攝生

아유르베다에서는 바타·피타·카파의 체질에 상응하는 완전한 균형과 7개의 다투와 3종류의 배설물이 균형 잡힌 상태를 건강하다고 여긴다. 건강은 규정된 질병이 없는 상태를 의미하는 것이 아니다. 도샤와 다투, 배설물이 적절하게 기능적으로 균형을 이룰 때, 몸·감각기·마음·의식이 완전히 균형 상태에 있게 된다. 거기에는 명료함·행복·기쁨·평화·사랑도 있다. 좋은 상태의 아그니는 건강한 상태를 만들고, 잘 균형 잡힌 아그니는 균형 잡힌 도샤·다투·배설물을 만든다. 이것이 세포 차원에서는 오자스·테자스·프라나의 완벽한 균형과, 마음에서 사트바를 두드러지게 한다. 잘 작용하는 감각은 내면이 건강하다는 것을 의미한다.

우리 몸 어디에나 있는 바타·피타·카파의 세 도샤는 몸의 방어 기전이다. 도샤는 시간의 흐름에 따라 충격을 받고, 섭취하는 음식·감정·주변과의 상관관계에 의해 자극을 받으며, 우리가 사는 환경뿐만 아니라 태양·달·행성·영체의 변화에도 민감하다.

도샤는 각 도샤를 구성하는 구나의 성질이 비슷할 때는 서로 협조적으로, 반대의 성질이 작용할 때는 견제로 작용한다. 예를 들어 피타와 카파의 액체성의 경우 피타의 액체성은 카파의 액체성과 상호 작용하며 도와준다. 또 피타의 윤택함은 카파의 윤택함과 서로 증진작용을 한다. 그러나 반대로 피타의 덥고, 날카로우며, 가벼운 성질은 카파의 차갑고, 느리며, 무거운 성질과 상충하여 카파를 더 작은 상태로 쪼개서 가볍게 만든다. 가볍고 퍼지며, 날카로운 피타의 성질은 바타를 가볍고, 움직이고, 미세하게 만든다.

도샤의 두드러진 성질은 경우에 따라 작은 비중을 차지하는 성질을 누르기도 한다. 예를 들면 피타의 더운 성질이 두드러질 경우 카파의 서늘한 성질을 중화시키고, 바타를 따뜻하게 한다. 바람은 물리적으로 여름엔 덥고 겨울엔 차지만 속성으로는 찬 것이다. 그러므로 체내의 바람은 차고 건조하다. 찬 성질은 뚫고 가는 작용을 해서 날카로운 성질과 함께 할 경우 동상의 원인이 되기도 한다. 점액(카파)은 차게도 하고 따뜻하게도 하는데 물은 열을 저장하는 능력이 있기 때문이다. 바타의 찬 성질은 얼음(바타)과 물(카파)의 관계와 같이 카파의 찬 성질과 비교가 된다.

조화로운 바타 상태에서는 행복·기쁨·창조성·유연성이 나오지만, 균형이 깨진 바타에서는 우유부단·혼란·부산함·근심·공포·신경질·불안·과잉행동·망상을 만들기도 한다.

피타의 좋은 상태는 지식·이해력·인지·올바른 판단·인식 등이 이루어지고, 혼란한 피타에서는 잘못된 판단·편견·조작·분노·혐오·질투·화학적 우울·자살 충동이 일어난다.

잘 균형 잡힌 카파는 사랑·열정·용서·집중·안정감·포용력을 만드는 반면, 혼란된 카파는 무지·권태·현혹·게으름·집착·탐욕·소유욕·지나친 수면·우울 등으로 나타난다.

아유르베다에 따르면, 규칙성은 건강에 매우 중요한 역할을 한다. 자연스러운 생활이란, 각자의 도샤 유형에 따라 규제되는 생활이다. 아침에 일어나는 시간과 육체를 정화하는 시간 그리고 명상하는 시간 등의 일상적인 시간을 일정하게 정해놓고 생활하는 것이 바람직하다.

아침 일찍, 되도록 해뜨기 전에 일어나서 소변, 대변을 보고 이를 닦고 입을 씻는다. 그 다음 혀·눈·코·목 등을 살펴보고 씻는다. 혀를 살펴봄으로써 내장기관에 일어났을지도 모르는 이상 상태를 찾아낼 수 있다. 그 다음 따뜻한 물을 한 잔 마시면, 신장과 대장을 정화시키는데 도움이 된다. 혀를 문질러서 씻는 데에는 은으로 만든 도구를 쓰는 것이 좋다. 혀를 문질러 주면, 혀뿐만이 아니라 혀의 각 부위와 연관된 내장도 마사지해 주는 효과가 있다.

그 다음에 몸을 기름으로 마사지한 뒤 목욕을 한다. 이렇게 하면 의식이 명료해지면서 신선한 느낌을 갖게 된다. 목욕한 뒤 호흡훈련과 명상을 위한 편안한 옷을 입는다. 호흡훈련은 규칙적인 생활 가운데에서도 중요한 요소이다. 호흡훈련이 끝난 뒤 등을 바닥에 대고 팔과 다리는 쭉 편 채 편안하게 누워서 아랫배로 호흡을 한다.

아침은 호흡훈련과 명상이 끝난 뒤에 먹고 점심은 12시 전에 먹는다. 가능하다면 해가 지기 전에 저녁을 먹는 것이 좋으며, 10시가 되기 전에 잠자리에 드는 것이 좋다. 이것은 체내와 체외 환경의 에너지 흐름을 따르는 것인데, 이러한 규칙적인 생활로부터 최대한 효과를 얻기 위해서는 항상 그 에너지의 흐름을 놓치지 않아야 한다.

일상생활에서의 명상은 건강을 유지하는데 매우 좋다. 사전적으로 명상은 생각하고 숙고하고, 관찰하며 체험한다는 뜻이 있는데, 명확하게 인식하고 관찰하여 전체를 알지만 어떠한 결론이나 판단, 비평이 없는 것이다. 명상은 매순간 철저하게 집중하여 관찰하는 것으로, 이것을 통해 몸과 마음·의식이 깨끗해진다. 기쁨과 환희가 충만한 평화의 상태를 얻을 수 있다. 이런 관점으로 보면 인생은 매 순간의 명상이 만들어내는 것이다.

위에서 제시한 규칙적인 활동 외에도 개인의 도샤 유형에 따라 여러 가지 활동들이 추가될 수 있다. 카파는 이른 아침이나 이른 저녁에 왕성하고, 피타는 한낮이나 한밤, 바타는 새벽이나 늦은 오후에 왕성하다. 이것을 인생에 대입하면 카파는 소년기에, 피타는 청년기에서 중년기에, 바타는 노년기에 지배한다. 마찬가지로 소화 과정에 대입하면 소화의 첫 단계는 카파, 두 번째는 피타, 세 번째는 바타가 관장한다.

운동도 각 체질에 맞게 해야 한다. 카파 체질은 가장 강력하게 한다면, 피타는 중간정도, 바타는 가볍게 조금만 해야 한다. 걷기·수영·요가도 각 체질에 따라 달리해야 한다. 적절한 운동은 소화력을 도와주고, 소화를 증진시키며, 변비의 해소와 원만한 이완과 숙면을 갖게 한다.

잠자는 습관도 좋아야 한다. 사람 몸의 왼쪽 부분은 여성 또는 달의 에너지를 지니고 있다. 오른쪽 부분은 남성 또는 태양 에너지를 지니고 있기 때문에 누워서 자는 자세와 호흡하는 자세가 각 도샤와 체내 에너지의 조화에 커다란 영향을 미친다.

항상 왼쪽으로만 누워 자면 여성 에너지가 억압되고 남성 에너지가 가중된다. 이 가중된 남성 에너지는 체내의 피타 도샤를 형성한다. 따라서 피타 유형의 사람은 오른쪽으로 누워서 자야 한다. 반대로 바타와 카파 유형의 사람은 왼쪽으로 누워서 자는 것이 좋다.

● 아유르베다가 권하는 창조적이고 건강한 생활

■일상적 생활
① 해 뜨기 전에 일어난다.
② 눈을 뜬 뒤 방광과 장을 비운다.
③ 육체에 신선한 감각을 주기 위해서 매일 목욕을 한다.
④ 편안하고 깨끗한 옷을 입는다.
⑤ 아침 또는 저녁에 12가지 호흡훈련을 하면 몸과 마음이 신선해진다.
⑥ 8시 이전에 아침을 먹는다.
⑦ 식사 전후에 손을 씻는다.
⑧ 식사 후에 이를 닦는다.
⑨ 식사 뒤 15분간은 가벼운 산보를 한다.
⑩ 음식에 대해 느껴가면서 식사를 하고, 식사 중에는 말을 하지 않는다.
⑪ 식사는 천천히 한다.
⑫ 매일 손가락에 참기름을 묻혀 잇몸을 마사지한다.
⑬ 체내의 독소를 감소시키는 방법으로 일주일에 하루는 단식을 한다.
⑭ 밤 10시 이전에 잔다.

■음식과 소화
① 찻숟가락 하나 정도의 빵은 생강과 약간의 소금을 먹으면 입맛을 돋우는데 좋다.
② 약간의 생강 또는 대회향Cumin 가루를 탄 버터우유(버터를 빼고 난 우유)를 마시면 소화에 도움이 된다.
③ 찻숟가락 하나 분량의 쌀가루를 섞은 버터 기름은 소화에 도움이 된다.
④ 자기 전에 생강을 탄 따뜻한 생우유 한 잔을 마시면 몸의 영양에 좋고 마음을 가라앉힌다.
⑤ 과식은 건강에 해롭다.
⑥ 식사 직전이나 직후에 물을 마시는 것은 도리어 소화력을 저하시킨다.
⑦ 단식을 너무 오래 하면 건강을 해친다.
⑧ 물을 너무 많이 마시면 비대해진다.
⑨ 차가운 음료수를 너무 많이 마시면 몸의 저항력이 떨어지고 과다한 점액이 형성된다.
⑩ 구리로 된 용기에 물을 담아두거나 물 속에 구리 동전을 넣어둔다. 이 물은 간과 비장에 좋다.
⑪ 점심 식사 후에 낮잠을 자면 카파가 증가하고 체중이 는다.

● 바타 · 피타 · 카파의 체질별 섭생법

■육체적 섭생법
① 매일 아침에 5분 정도 태양 광선을 바라보면 시력이 좋아진다.
② 아침저녁으로 10분씩 타오르는 불꽃을 바라보면 시력이 좋아진다.
③ 육체의 자연스러운 욕구, 즉 대변 · 소변 · 기침 · 재채기 · 하품 · 트림 등에 대한 욕구를 억압해서는 안 된다.
④ 열이 있으면 음식을 먹지 말고 생강차를 마시는 단식을 한다.
⑤ 자기 전에 발바닥을 참기름으로 문질러 주면 고요하고 깊은 수면을 취할 수 있다.
⑥ 머리에 기름을 바르면 마음이 가라앉고 깊은 잠을 잘 수 있다.
⑦ 기름 마사지는 순환작용을 활발하게 하고 너무 많은 바타를 감소시킨다.
⑧ 엎드려서 자면 좋지 않다.
⑨ 침대에서 책을 읽으면 시력이 나빠진다.
⑩ 호흡 상태가 좋지 않은 것은 변비증, 소화불량, 불결한 구강, 결장 내의 독소 등을 나타낸다.
⑪ 몸에서 냄새가 나는 것은 체내에 독소가 있음을 나타낸다.
⑫ 등을 밑으로 하고 15분 정도 누워 있으면 마음이 가라앉고 육체가 이완된다.
⑬ 사이너스Sinus의 질환을 예방하기 위해 머리를 감은 뒤 바로 말리는 것이 좋다.
⑭ 억지로 코를 푸는 것은 귀 · 눈 · 코에 해롭다.
⑮ 코를 계속 만지거나 항문을 긁는 것은 몸 속에 기생충이 있다는 표시일 수 있다.
⑯ 손톱이 길면 위생상 좋지 않다.
⑰ 골절부분에 충격을 가하면 바타 도샤에 이상을 가져와 몸에 좋지 않다.
⑱ 자위를 되풀이하면 바타 도샤에 이상을 가져와 몸에 좋지 않다.
⑲ 월경 도중에 성행위를 하면 바타 도샤에 이상을 가져와 해롭다.
⑳ 성행위 뒤 캐쉬Cashews와 원당原糖을 섞은 뜨거운 우유를 마시면 기력이 증진되고 성적 에너지가 유지된다.
㉑ 입이나 항문을 통한 성행위는 바타 도샤에 이상을 초래하기 때문에 좋지 않다.
㉒ 식사 직후의 성행위는 몸에 해롭다.
㉓ 월경 중에는 심한 요가나 달리기 등을 피하는 것이 좋다.

■정신적 섭생법
① 공포나 신경과민은 에너지를 낭비시키고 바타를 가중시킨다.

② 소유욕·탐욕·집착은 카파를 증가시킨다.
③ 걱정 근심은 심장을 약화시킨다.
④ 분노와 증오는 체내에 독소를 만들고 피타를 증가시킨다.
⑤ 지나치게 말을 많이 하는 것은 에너지를 낭비시키고 바타를 증가시킨다.

■ 바타 체질의 섭생법
① 바타를 높이는 음식을 피하고 피타와 카파를 증가시키는 음식을 섭취한다.
② 적당히 따뜻한 음식(특히 따뜻한 우유)를 취하고 차거나 얼린 음식은 피한다.
③ 단맛·신맛·짠맛의 음식을 섭취하고, 맵고 향신료 많은 음식은 피한다. 견과류나 씨의 섭취를 줄인다.
④ 바타 기름으로 마사지 한다.
⑤ 바타 기름을 첨가한 증기 목욕을 한다.
⑥ 아유르베다 시술자의 지도 하에 오일과 짠맛의 수액·아유르베다 약물로 소화기와 몸을 정화하고, 판차 카르마를 규칙적으로 시행한다.
⑦ 너무 심한 육체 활동을 피한다.
⑧ 충분한 휴식과 이완에 도움이 되는 음악을 듣는다.
⑨ 매일 명상을 한다.

■ 피타 체질의 섭생법
① 피타를 높이는 음식 섭취를 피하고, 바타와 카파를 증가시키는 음식을 섭취한다.
② 서늘한 음식(시원한 물·기Ghee·적합한 기름)을 섭취한다.
③ 요리하지 않은 음식의 섭취비율을 높이다. 예를 들어 샐러드·과일·채소·단맛의 피클, 발효성이 있고 신맛 나는 음료를 피하고 과일 주스의 섭취는 줄인다.
④ 단맛·쓴맛·떫은맛의 음식을 섭취한다.
⑤ 식후에 요구르트를 먹는다.
⑥ 물을 많이 마신다.
⑦ 주변 환경을 시원하게 유지한다 — 찬물에 목욕
⑧ 찬 물에 수영하고 산책은 밤에 한다. 집은 물가에 두어 피타 유형의 사람에게 좋은 상황을 만든다.
⑨ 피타 기름으로 마사지 한다.
⑩ 태양에 너무 많이 노출하지 않는다.

■**카파 체질의 섭생법**
① 카파를 높이는 음식을 피한다.
② 맵고 향신료 많은 음식을 섭취한다.
③ 식사 사이에 간식을 먹지 않는다.
④ 기름지고 튀긴 음식·고기·고기를 재료로 한 음식, 기름이 너무 많이 들어간 음식을 피한다.
⑤ 알코올 섭취를 피하고, 단음식에 빠지지 않도록 주의한다.
⑥ 덥고 쓰고 맵고 떫은맛의 음식을 섭취한다.
⑦ 식후에 산책한다.
⑧ 주거환경을 따뜻하게 한다.
⑨ 따뜻한 목욕과 따뜻한 의복을 입는다.
⑩ 과도한 수면을 피한다.
⑪ 판차 카르마 요법을 규칙적으로 하여 몸을 정화한다.
⑫ 카파 기름으로 마사지한다.
⑬ 매일 육체적 활동을 적극적으로 한다.

4장

회춘 回春

우리 몸은 태어나서 죽을 때까지 몸을 구성하는 조직이나 기관에서 계속해서 신진대사가 이루어진다. 신진대사는 각 기능을 관장하는 여러 세포의 활동상인데 세포들은 일정한 시간이 지나면 수명을 마치게 된다. 세포의 신진대사가 줄어들고 재생능력이나 회복능력이 떨어질 때 노화현상이 몸에서 일어난다고 볼 수 있다.

아유르베다에서는 세포의 건강을 유지하고 장수하는 데에 있어 세 가지 도샤가 매우 중요한 역할을 담당한다고 한다. 카파는 각 세포의 수명을 길게 연장시키며, 피타는 소화시키는 에너지와 영양 공급을 담당한다. 그리고 바타는 생체에너지인 프라나와 긴밀히 연계되어 모든 생명기능을 관장한다.

건강을 유지하기 위해서 세 가지 도샤 · 일곱 가지 다투 · 세 가지 말라의 조화가 필요하듯이 장수를 위해서도 그들과 세 가지 도샤의 근원인 프라나 · 오자스 · 테자스의 조화가 중요하다. 이 셋의 조화만 잘 이루어지면 아유르베다에서 가르치는 회춘의 과정이 효과적으로 이루어진다.

회춘은 산스크리트어로 라사야나_Rasayana_라고 하는데 글자의 뜻은 몸의 각 부분에 필요로 하는 수액을 질적 혹은 양적으로 재공급해준다는 의미이다. 사람은 나이를 먹음에 따라 몸의 수액이 고갈되어 여러 가지 병리적 현상이 일어나게 되는데 몸은 작아지고 야위며, 관절은 마르고 약해진다. 혈장의 용량이 감소함에 따라 체중이 줄고, 골다공증에 의해 뼈로 인한 체격이 변하게 된다.

『샤른가다라』에서는 소년기와 성인기에 있어서의 변화를 피부의 광택·용모·지적 능력·피부의 건강상태·시력·정력·용기·분별력·각 감각기관의 기능과 사용·다른 감각의 상황 등을 조목조목 언급하고 있다.

회춘은 육체적·정신적 그리고 영적 차원 모두에서 이루어져야 한다. 육체적 회춘과정을 진행시키기 전에 우선 몸을 정화할 필요가 있다.『차라카』에서 말한 옛날의 회춘법에서는 몸과 마음의 순화를 강조하였다. 그 과정을 살펴보면 상서로운 날을 잡아서 여러 가지 다채로운 예식과 제사에 쓰이는 시詩를 낭송한 뒤에 환자는 빛과 바람이 통하지 않는 방에 들어가 고요히 명상을 하되 그 기간은 4~6주간 하면 모발과 치아, 손톱들이 모두 빠지고 새로운 것이 자라며, 피부도 새로워진다고 하였다.

부위나 약제에 따른 여러 가열방법

① 바스파 스베다 Baspa Sveda	베이bay·유칼립투스·생강과 같은 약제를 사용하여 증기로 목욕
② 나디 스베다 Nadi Sveda	특정 부위나 관절에 호스를 사용하여 증기열을 가함
③ 우파나하 스베다 Upanaha Sveda	특정 부위에 찜질
④ 타파 스베다 Tapa Vweda	불이나 사우나에서 건식乾式으로 열에 노출
⑤ 드라바 스베다 Drava Sveda	약초물에 뜨겁게 목욕
⑥ 아바가나 스베다 Avagana Sveda	약초물에 좌욕
⑦ 파다바가하 스베다 Padavagaha Sveda	약초물에 족욕
⑧ 하스타바가하 스베다 Hastavagaha Sveda	약초물에 수手욕
⑨ 다라 스베다 Dhara Sveda	뜨거운 등목
⑩ 우나그니 스베다 Unagni Sveda	뜨겁게 하지는 않지만 열을 내는 재료를 사용함(겨자·생강·박하), 단 머리는 노출되지 않도록 잘 감싸거나 찬물을 뿌리며, 어지러울 경우 중단한다.

아유르베다의 회춘요법은 예비가열요법Purva Karma · 판차 카르마 · 강장제나 회춘제의 복용 등 세 단계로 구성된다.

기름과 발한제에 의한 마사지로 따뜻해진 피부와 피하조직은 독소가 막힌 스로타를 느슨하게 하고, 근육을 강화시키며, 피부의 광택이 나게 도와준다. 보통 참기름을 많이 사용하는데, 피타가 높을 경우에는 종종 가려움증이나 발적이 발생할 수 있다. 이 경우 차가운 성질을 가진 약재를 넣거나 호호바 기름이나 해바라기 기름으로 바꾸어 사용한다.

예비가열요법으로 기름을 사용한 뒤엔 칙피아 가루로 기름을 제거한다. 만약 기름이 완전히 제거되지 않고 남아 있다가 다시 흡수되면 소화불량 · 몸의 무거움 · 변비 · 권태의 증상이 올 수 있다.

회춘을 위해 사용되는 판차 카르마요법은 오래 전부터 활용되어온 독소를 제거하고 새로 영양 상태를 개선시키는 전통적인 방법이다. 그렇지만 이 방법이 유효하다고 해도 좋은 효과를 얻기 위해서는 사전에 기름 마사지나 발한제의 복용이 필요하다. 이것으로 조직에 쌓여 있는 노폐물이나 과도한 도샤를 좀 더 큰 스로타로 이동시키면 판차 카르마의 요법으로 손쉽게 제거하게 된다.

다섯 가지 치료법은, 즉 구토법 · 하제법 · 관장법 · 비강에 약품 투여 · 사혈 등을 말한다. 구토법은 카파가 위치하고 있는 위를 정화시킨다. 하제법은 피타가 위치하고 있는 소장을 정화시킨다. 관장법은 바타가 위치하고 있는 대장을 그리고 코 안에 약품을 투여하는 방법은 마음과 의식을 정화시킨다. 피를 정화시키기 위해서는 사혈이 필요하다. 사혈을 하면 피가 정화되어 회춘작용을 하는 약초의 성분이 깊은 조직에까지 잘 전달된다.

판차 카르마요법이 상황에 따라 적절하게 시행된 뒤에는 소화관에 부담이 되지 않도록 음식 섭취에 주의해야 한다. 우선 따뜻한 물을 마시고,

죽이나 묽게 만든 콩요리를 섭취한 뒤, 키차디Kichadi(흰쌀, 녹두, 향신료를 섞어 익힌 것)와 익힌 야채요리를 먹는다. 몇 차례 이와 같은 간단한 식사 후에 체질이나 상황에 맞는 식사를 한다.

판차 카르마요법으로 막힌 스로타가 뚫리고 독소가 제거되어 큰 소화관으로부터 말단의 세포까지 정화가 되면 강장효과가 있는 약이나 영양관장Nutritive Enema, 비강에 영양제 주입이나 바디 로션을 바른다. 이 상태에서는 빠른 흡수가 이루어져 좋은 효과를 볼 수 있는데, 1년 중 기후가 제일 완만한 봄이나 가을이 특히 좋은 시기이다.

『차라카』에서는 두 가지 회춘법을 언급하고 있다. 하나는 약물을 사용하는 방법이고, 다른 하나는 약물을 사용하지 않는 방법이다. 약물을 사용하지 않는 회춘법은 육체적·정신적 활동을 통해 그 기능을 강화시키고, 어떠한 부정적 감정도 있지 않게 한다. 매일 우유와 꿀을 탄 버터 기름과 같은 달콤한 음식을 많이 섭취하여 소화력과 영양분을 충분히 유지하고, 다섯 가지 치료법을 통해 몸을 정화시킨다.

약물을 사용하는 회춘법은 매일 아침 소화관을 충분히 쉬게 한 뒤에 몸의 상태에 따라 그에 적합한 약물을 섭취한다. 예를 들어 몸에 아마ama가 있는 상태이면 아몬드나 감초·연蓮씨·우유·천문동과 같은 무거운 약

강장의 과정

① 키차디와 익힌 채소·허브차를 간단히 섭취한다. 매일 아침 아그니의 증진을 위해 1숟가락의 기Ghee를 섭취한다.
② 매일 따뜻한 참기름으로 마사지 순서에 맞추어 전신 마사지를 한다.
③ 체온을 올리기 위한 운동을 한다.
④ 따뜻한 칙피아 가루로 남아 있는 기름을 제거한다.
⑤ 따뜻한 물로 샤워를 하고 마지막 1분 동안 찬물을 끼얹고 말린다.
⑥ 20분간 휴식을 취한다.
⑦ 식이요법사나 약물 요법사의 지도를 받아 효과적인 장 정화 처방으로 프로그램을 시행한다.
⑧ 카이완프라쉬Chywanprash와 같은 아유르베다 강장제를 섭취한다.

제는 피한다.

치트라카Chitraka와 발라타카는 자체적으로 자양의 기능이 없다. 하지만 다른 약물과 같이 사용되어 소화력을 강화시키고 몸을 덥게 해준다. 챠반프라쉬Chyvanaprash와 같은 농축약액이나 아쉬와간다Asvagandha · 아몬드 · 적설초 · 쿠쉬만다Kushmanda(겨울 멜론) · 무사리Musali 같은 약물들은 회춘에 좋은 약들이다. 마늘 · 긴후추 · 발라타카 · 쉴라지트Shilajit 등은 소모된 생체기능을 점진적으로 향상시켜 준다.

어떠한 약물들은 특정한 기관에 기능을 발휘하는데 쉴라지트나 질려Gokshura는 비뇨기계에 사용되고, 황세심黃細心(Punarnava)은 간과 임파계에 쓰이며, 아쉬와간다는 신경계에 활용된다. 또 창포Calamus · 감송甘松(Jatamamsi) · 샨카푸쉬피Shankhapushpi · 한련초Bhrngaraja 등은 지적으로 위약해 있을 때 사용된다.

개개의 약물들은 세 도샤에 대해서도 작용하여 양생에 도움이 된다. 예를 들면 아쉬와간다Ashwagandha · 창포 · 마늘 · 구굴 · 가자 등은 바타에 특히 좋다. 알로에 · 아마라키Amalaki · 적설초 · 샤프론 · 천문동 등은 피타에 유익하다. 또 가자 · 목향 · 구굴 · 긴 후추 등은 카파에 잘 작용한다.

약물들을 일곱 개의 다투에 의해 분류하여 회춘에 쓰기도 한다. 라사 다투에는 운모Mica가 좋다. 락타 다투에는 철鐵이 맘사 다투에는 아쉬와간다가 좋다. 메다 다투에는 쉴라지트가 좋으며, 아스티 다투에는 비취나 권패卷貝(Conch)가 좋다. 마짜 다투에는 창포가 효과적이고 수크라 다투에는 아쉬와간다와 천문동이 좋다.

정신적인 회춘에는 마음을 가라앉히는 것도 포함된다. 조용하고 명상적인 마음은 장수하는데 도움이 된다. 이러한 마음을 유지하기 위해서는 집착에서 벗어나 자신의 생각과 감정들을 주시注視하는 법을 배워야 한다. 정신적인 평화를 얻는 한 방법으로 아유르베다에서는 세속적인 일과 사회로부터 떨어져 있을 것을 권유한다. 그러나 이 방법은 모든 사람에게 맞는 것은 아니기 때문에, 아유르베다에서는 세상 속에 있기는 하되 세상에 빠져 있지는 않는 두 번째 방법을 다시 제시한다. 이 방법을 통해 우리는 우리의 어떠한 집착이 우리에게 스트레스를 일으키는지를 관찰할 수 있다. 그러므로 집착과 스트레스가 없는 삶은 가장 행복하고 평화로운 삶이다. 이러한 삶을 사는 사람은 자연히 장수하게 된다.

부록

부록 1 | 세 도샤의 질병

바타 도샤의 질병

원어이름	영문발음	해석	비고
나카베다	nakhabheda	손톱탈락	
비파디카	vipadika	발톱탈락	
파다술라	padasula	족통	
파다브라마사	padabhramasa	다리무력감	
파다숩타타	padasuptata	다리마비	
바타쿠드다타	vatakhuddata	휜다리	
굴파그라하	gulphagraha	발목 강직	
핀디코드베스타나	pindikodvestana	장딴지 경련	
그르드라시	grdhrasi	좌골신경통	
자누베다	janubheda	무릎 안쪽 뒤틀림	
자누비슬레샤	januvislesa	무릎 바깥쪽 뒤틀림	
우루스탐바	urustambha	장딴지 강직	
우루사다	urusada	넓적다리 통증	
팡굴리아	pangulya	마비	
구다브람사	gudabhramsa	직장탈장	
구다르티	gudarti	이급후중	
브르사나크세파	vrsanaksepa	엉치뼈 통증	
세파스탐바	sephastambha	발기 지속증	
밴크사나나하	vanksananaha	서혜부 긴장	
스로니베다	sronivebheda	골반통	
비드베다	vidbheda	설사	
우다바르타	udavarta	장의 연동운동 증가	
칸자트바	khanjatva	비틀거리며 걷기	
쿠브자트바	kubjatva	척추 후만곡	
바마나트바	vamanatva	발육 부전증	
트리카그라하	trikagraha	골반뼈 관절염	
프르스타그라하	prsthagraha	등뼈 담결통	
파르스바바마르다	parsvavamarda	흉통	
우다라베스타	udaravesta	뒤틀리는 복통	
흐르느모하	hrnmoha	느린 맥박	
흐르드드라바	hrddrava	빠른 맥박	

원어이름	영문발음	해석	비고
바크사 우드다르사	vaksa uddharsa	흉부 마찰통	
바크사 우파로다	vaksa uparodha	호흡운동 감소	
바크사스토다	vaksastoda	흉부 찌르는 듯한 통증	
바크산가	vaksanga	어눌한 말씨	
카사야샤타	kasayasyata	깔깔한 입	
무카소사	mukhasosa	마른 입	
아라사이나타	arsajnata	미각 상실	
그라나나사	ghrananasa	후각상실	
카르나술라	karnasula	귀 아픔	
아사브다스라바나	adsadbasravana	이명	
바후소사	bahusosa	손 마름	
그리바스탐바	grivastambha	항강	
마니아스탐바	manyastambha	사경	
칸토드드밤사	kanthoddhvamsa	목쉼	
하누베다	hanubheda	측두하막 관절통	
오스타베다	osthabheda	입술 통증	
아크시베다	aksibheda	눈동자 동통	
단타베다	dantabheda	치통	
단타사이틸랴	dantasaithilya	치아 듬성듬성 나기	
무카트바	mukatva	실어증	
우까이스루티	uccaihsruti	소리 안 들림	
바디랴	badhirya	청각 상실	
바르트마스탐바	vartmastambha	하수	
바르트마산코카	bartmasankoca	눈꺼풀 안쪽으로 말림	
티미라	timira	백내장	
아크시술라	aksisula	눈동자 통증	
아크시뷰다사	aksivyudasa	안구함몰	
산카베다	sankhabheda	측두통	
라라타베다	lalatabheda	전두통	
브루뷰다사	bhruvyudasa	안검하수	
시로루크	siroruk	두통	
케사무미스푸타나	kesabhumisphutana	비듬	
아르디타	ardita	안면마비	
에칸가로가	ekangaroga	편마비	
사르반가로가	sarvangardga	다발성 근마비	
팍사바다	paksavadha	반신마비	
아크세파카	aksepaka	간헐성 경련	
단다카	dandaka	긴장성 경련	
타마	tama	현기증	
브라마	brhama	현훈	
베파투	vepathu	전율	
이르므바	jrmbha	하품	

원어이름	영문발음	해석	비고
힉카	hikka	딸국질	
비싸다	vissada	무력증	
아티프랄라파	atipralapa	일시적 정신착란	
라욱사 파루샤	rauksa parusya	건조와 견고	
아스바프나	asvapna	불면	
샤바루나바다스타	syavarunavabhasta	얼굴 붉어짐	
아나바스티타시따트바	anavasthitacittatva	정신불안	

피타 도샤의 질병

원어이름	영문발음	해석	비고
오사	osa	발열	
플로사	plosa	극심한 통증	
다하	daha	작열	
다바투	davathu	비듬	
두마카	dhumaka	훈증	
암라카	amlaka	신트림	
비다하	vidaha	흉부 작열감	
안타르다하	antardaha	몸통 작열감	
암사다하	amsadaha	어깨 작열감	
우스마디캬	usmadhikya	고열	
아티스베다	atisveda	발한 과다	
앙가간다	angagandha	체표 악취	
앙가바다라나	angavadarana	전신통	
니타클레다소	sonitakleda	혈류지연	
맘사클레다	mamsakleda	근육피로	
트바그다하	tvagdaha	피부 작열감	
트바가바다라나	tvagavadarana	피부 박탈	
카르마달라나	carmadalana	피부 소양	
락타코스타	raktakostha	두드러기	
락타비스포타	raktavisphota	홍반	
락타만달라	raktamandala	붉은 구반	
하리타트바	haritatva	녹색증	
하리드라트바	haridratva	황달	
닐리카	nilika	청색모반	
카크사	kaksa	생식기 헤르페스	
카말라	kamala(	황달	
틱타샤타	tiktasyata	입맛 씀	
로히타간다샤타	lohitagandhasyata	구강 내 혈액 맛	
푸티무카타	putimukhata	구강악취	
트르스나디캬	trsnadhikya	심한 갈증	
아트르프티	atrpti	불만	
아샤비파카	asyavipaka	위염	
갈라파카	galapaka	후두염	
악시파카	aksipaka	결막염	
구다파카	gudapaka	직장 항문염	
메드라파카	medhrapaka	항문염	
지바다나	jivadana	출혈	
타마프라베사	tamahpravesa	현기증	
하리타하리드라	haritaharidra netra	눈, 소변, 안면의 녹황색	

카파 도샤의 질병

원어이름	영문발음	해석	비고
트르프티	trpti	식욕부진	
탄드라	tandra	가수면	
니드라디캬	nidradhikya	수면과도	
스타이미탸	staimitya	소심	
구루가트라타	gurugatrata	몸의 무거움	
알라샤	alasya	권태	
무카마두랴	mukhamadhurya	입맛이 달다	
무카스라바	mukhasrava	침 흘리기	
슬레스모드기라나	slesmodgirana	과도한 점액 생산	
말라디캬	maladhikya	과도한 체액 분비	
발라사다	balasada	기력 감퇴	
락타피타	rakta pitta	출혈	
아파크티	apakti	소화불량	
흐르다요팔레파	hrdayopalepa	심장주위 점액	
칸토팔레파	kanthopalepa	후두 점액	
다마니프라티카야	dhamanipraticaya	동맥 경화증	
아티스타울랴	atisthaulya	비만	
갈라간다	galaganda	갑상선종	
시타그니트바	sitagnitva	소화 불량	
우다르다	udarda	두드러기	
스베타라바사타	svetarabhasata	안면 창백	

부록 2 | 아유르베다에 많이 사용되는 식이요법 물질

과일

	나쁜 경우	좋은 경우
바타	• 일반적으로 대부분의 마른 과일. 사과(생것)·덩굴월귤·대추야자(마른것)·무화과(마른것)·배·감·석류·건포도·말린 자두·수박	• 일반적으로 대부분의 단과일. 사과·사과소스·살구·악어배·바나나·딸기·체리·대추야자(생것)·무화과(생것)·포도·키위·레몬·라임·망고·메론·파파야·복숭아·파인애플·서양자두·말린 자두(찐것)·건포도(찐것)·양딸기·타마린드
피타	• 일반적으로 대부분의 신과일. 사과(신것)·살구(신것)·바나나·딸기(신것)·체리(신것)·덩굴월귤·(녹색)포도·키위·레몬·(녹색)망고·오렌지(신것)·파파야·복숭아·감·파인애플(신것)·서양자두(신것)·양딸기·타마린드	• 일반적으로 대부분의 단과일. 사과(단것)·사과소스·살구(단것)·악어배·딸기(단것), 체리(단것)·코코넛·대추야자·무화과·포도(붉거나 자주색)·라임·망고·메론·오렌지(단것)·배·파인애플(단것)·서양자두(단것)·석류·자두·건포도·수박
카파	• 일반적으로 대개 시고 단 과일. 악어배·바나나·코코넛·대추야자·무화과(싱싱한것)·포도·키위·레몬·라임·망고·메론·오렌지·파파야·파인애플·서양자두·타마린드·수박	• 일반적으로 대개 수렴성의 과일. 사과·사과소스·살구·딸기·체리·덩굴월귤·무화과(마른것)·복숭아·배·감·석류·자두·건포도·서양딸기

감미료

	나쁜 경우	좋은 경우
바타	• 흰설탕	• 엿기름·과당·농축된 과일주스·벌꿀·야자즙 조당·단풍당·쌀시럽·수카낫·터비나도
피타	• 벌꿀·야자즙 조당·당밀	• 엿기름·과당·농축된 과일주스·단풍당·쌀시럽·수카낫·터비나도·흰설탕
카파	• 엿기름·과당·야자즙 조당·단풍당·당밀·쌀시럽·수카낫·터비나도	• 농축된 과일주스·(생것이나 가공하지 않은) 벌꿀

낙농제품

	나쁜 경우	좋은 경우
바타	• 치즈(단단한 것)·우유(분말)·염소우유(분말) 요구르트 (보통의 것이나 얼린 것 또는 과일을 곁들인 것)	• 대개의 낙농제품은 좋다. 버터·버터우유·치즈 (부드러운 것)·희고 연한 치즈·우유·버터기름·염소치즈·염소우유·아이스크림·신 크림·(희석하여 양념이 첨가된) 요구르트
피타	• (소금이 들어간) 버터·버터우유·치즈(단단한 것)·신 크림·요구르트(보통의 것·얼리거나 과일을 곁들인 것)	• (소금이 안 들어간) 버터·(부드럽고 오래되지 않은, 소금기가 없는) 치즈·희고 연한 치즈·우유·버터기름·염소우유·(연하고 소금기가 없는) 염소치즈·아이스크림·(신선하고 희석된) 요구르트
카파	• (소금이 들어간) 버터·버터우유·(연하거나 단단한) 치즈·우유·아이스크림·신 크림·(보통의 것, 얼리거나 과일을 곁들인) 요구르트	• (소금기 없는) 버터·(희고 연한) 치즈·버터기름·(소금기 없고 오래되지 않은) 염소치즈·염소우유·(희석된) 요구르트

채소

	나쁜 경우	좋은 경우
바타	• 일반적으로 얼리거나 날 것 또는 말린 채소. 솜엉겅퀴·어린 사탕무·쓴 메론·양배추(생것)·우엉·콜리플라워(생것)·샐러리·(싱싱한)옥수수·어린 민들레·가지·예루살렘 솜엉겅퀴·케일·양배추의 어린잎·상추·버섯·어린 올리브·양파(생것)·파슬리·완두콩(생것)·(달고 매운)후추·토마토(흰것)·선인장(열매와 잎)·생무·스파게티호박·시금치(생것)·싹양배추·토마토(생것). 어린 순무·순무·개밀싹	• 일반적으로 요리된 채소. 아스파라거스·사탕무·양배추·당근·콜리플라워·고수잎·오이·무·회향·마늘·푸른 콩·어린 칠레고추·양고추냉이·부추(생것)·어린 갓·오크라·올리브(검은것)·요리된 양파·파스닙·요리된 완두콩·감자(단것)·호박·요리된 무·순무rutabaga·요리된 시금치·(여름·겨울의)호박·요리한 토마토·타로taro뿌리·물냉이·서양호박
피타	• 일반적으로 매운 채소. 사탕무(생것)·우엉·당근(생것)·옥수수(신선한 것)·무·가지·마늘·어린 칠레고추·양배추·부추(생것)·어린 갓·어린 올리브·양파(생것)·매운 후추·선인장(열매)·시금치(생것)·토마토·어린 순무·순무turnip	• 일반적으로 달고 쓴 채소. 솜엉겅퀴·아스파라거스·요리된 사탕무·쓴 메론·브로콜리·양배추·요리된 당근·콜리플라워·샐러리·고수잎·오이·어린 민들레·회향·어린 콩·예루살렘 솜엉겅퀴·케일·요리된 부추·상추·버섯·오크라·검은 올리브·요리된 양파·파슬리·파스닙·완두콩·후추(단것)·감자(달고 흰것)·선인장(잎)·호박·요리된 무·순무·스파게티호박·요리한 시금치·양념 안 된 싹양배추·(겨울·여름의)호박·타로뿌리·물냉이·개밀싹·서양호박
카파	• 일반적으로 달고 즙이 많은 채소. 오이·올리브(검은 것 또는 푸른것)·파스닙·감자·호박·스파게티호박·겨울호박·타로뿌리·토마토(생것)·서양호박	• 일반적으로 맵고 쓴 채소. 솜엉겅퀴·천문동·어린 사탕무·사탕무·쓴 메론·브로콜리·양배추·당근·콜리플라워·샐러리·고수잎·옥수수·무·어린 민들레·가지·회향·마늘·어린 콩·어린 칠레고추·양고추냉이·예루살렘 솜엉겅퀴·케일·부추·상추·버섯·어린갓·오크라·양파·파슬리

| | | | 완두콩 · (달고 매운)후추 · 감자(흰것) · 선인장(열매와 잎) · 무 · 순무 · 시금치 · 싹양배추 · (여름)호박 · 요리한 토마토 · 어린 순무 · 순무 · 물냉이 · 개밀싹 |

콩류

	나쁜 경우	좋은 경우
바타	• 아두키콩 · 검은 콩 · 검은 눈 완두콩 · 이집트콩 · 강낭콩 · 렌즈콩(갈색) · 리마콩 · 흰강낭콩 · 완두콩(말린 것) · 얼룩콩 · 대두 · 대두가루 · 스플릿피 · 템퍼 · 토푸, 흰콩	• 렌즈콩(붉은것) · 미소miso · 멍 콩 · 멍 달 · 콩치즈 · 두유 · 간장 · 콩소시지 · 투달 · 우랏 달
피타	• 미소 · 간장 · 콩소시지 · 투달 · 우랏 달	• 아두키콩 · 검은 콩 · 검은 눈 완두콩 · 이집트콩 · 강낭콩 · 렌즈콩(갈색, 적색) · 리마콩 · 멍콩 · 멍 달 · 흰강낭콩, 완두콩(말린 것) · 얼룩콩 · 대두 · 대두치즈 · 대두가루 · 대두유 · 스플릿피 · 템퍼 · 토푸 · 흰콩
카파	• 강낭콩 · 멍콩 · 멍 달 · 대두 · 대두 치즈 · 대두가루 · 간장 · 토푸(찬것) · 우랏 딜	• 아두키콩 · 검은 콩 · 검은 눈 완두콩 · 이집트콩 · 렌즈콩(적색, 갈색) · 리마콩 · 미소 · 흰강낭콩 · 완두콩(말린것) · 얼룩콩 · 대두가루, 대두 소시지 · 스플릿피 · 템퍼 · 토푸(뜨거운 것) · 투달, 흰콩

고기음식

	나쁜 경우	좋은 경우
바타	• 닭고기(흰색) · 양고기 · 돼지고기 · 토끼고기 · 사슴고기 · 거위고기(흰색)	• 소고기 · 물소고기 · 닭고기(어두운 색) · 오리고기 · 달걀 · 생선(민물 또는 바다) · 연어 · 정어리 · 조개류 · 새우 · 참치 · 거위(어두운 색)
피타	• 소고기 · 닭고기(어두운 색) · 오리고기 · 달걀(노른자) · 생선(바다) · 양고기 · 돼지고기 · 연어 · 정어리 · 조개류 · 참치 · 거위(어두운 색)	• 물소고기 · 닭고기(흰색) · 달걀(흰자) · 생선(민물) · 토끼고기 · 새우 · 거위(흰색) · 사슴고기
카파	• 소고기 · 물소고기 · 닭고기(어두운 색) · 오리고기 · 생선(바다) · 양고기 · 돼지고기 · 정어리 · 연어 · 조개류 · 참치 · 거위(어두운 색)	• 닭고기(흰색) · 달걀 · 생선(민물) · 토끼고기 · 새우 · 거위고기(흰색) · 사슴고기

조미료

	나쁜 경우	좋은 경우
바타	• 칠레후추 · 초콜릿 · 양고추 냉이 · 싹양배추	• 검은 후추 · 처트니망고(달고 향긋한) · 고수풀 잎 · 덜스(홍조류) · 고마시오 · 히지키 · 켈프 · 케첩 · 콤부 · 레몬 · 라임 · 라임피클 · 망고피클 · 겨자 · 피클 · 소금 · 골파 · 해초 · 간장 · 타마리, 식초 · 칠레후추
피타	• 초콜릿 · 처트니망고(향긋한) · 덜스 · 고마시오 · 양고추 냉이 · 켈프 · 케첩 · 겨자 · 레몬 · 라임피클 · 망고피클 · 마요네즈 · 피클 · 소금 · 골파 · 해초 · 간장 · 타마리 · 식초	• 검은 후추 · 처트니망고(단것) · 고수풀 잎 · 히지키 · 콤부 · 라임 · 싹양배추
카파	• 초콜릿 · 처트니망고(단것) · 덜스 · 고마시오 · 히지키 · 켈프 · 레몬 · 라임 · 라임피클 · 망고피클 · 마요네즈 · 피클 · 소금 · 해초 · 간장 · 타마리 · 식초	• 검은 후추 · 칠레후추 · 처트니망고(향긋한) · 고수풀 잎 · 양고추 냉이 · 겨자(식초 없는) · 골파 · 싹양배추

견과류

	나쁜 경우	좋은 경우
바타	없음	• 아몬드 · 검은 호두 · 브라질 호두 · 캐슈 · 샤롤 · 코코넛 · 개암나무 열매 · 마카다미아 호두 · 땅콩 · 피칸스 · 송과 · 피스타치오 · 호두
피타	• 아몬드(껍질 있는) · 검은 호두 · 브라질 호두 · 캐슈 · 개암나무 열매 · 마카다미아 호두 · 땅콩 · 피칸스 · 송과 · 피스타치오 · 호두	• (쪄서 껍질 벗긴) 아몬드 · 샤롤 · 코코넛
카파	• (쪄서 껍질 벗긴) 아몬드 · 검은 호두 · 브라질 호두 · 캐슈 · 코코넛 · 개암나무 열매 · 마카다미아 열매 · 땅콩 · 피칸스 · 송과 · 피스타치오 · 호두	

음료수

	나쁜 경우	좋은 경우
바타	• 사과 주스 · 홍차 · 카페인 함유 음료수 · 탄산음료 · 카로브 · 초코우유 · 커피 · 찬 낙농 음료수 · 덩굴월귤 주스 · 냉 홍차 · 냉 음료수 · 혼합 야채 주스 · 배 주스 · 석류 주스 · 자두 주스 · 대두유(찬것) · 토마토 주스 · v-8 주스 · 야채스프	• 알코올(맥주 또는 포도주) · 아몬드 우유 · 알로에 베라 주스 · 사과 사이다 · 살구 주스 · 딸기 주스(백당나무 제외) · 당근 주스 · 짜이(따뜻하고 우유가 곁들인) · 체리 주스 · 원두커피 · 포도 주스 · 레모네이드 · 망고 주스 · 미소 스프 · 오렌지 주스 · 파파야 주스 · 복숭아 넥타 · 파인애플 주스 · 쌀우유 · 신 주스 · 대두유(따뜻하고 향이 좋은)
피타	• 알코올(독주 또는 포도주) · 사과 사이다 · 딸기 주스(신) · 카페인 함유 음료 · 탄산음료 · 당근 주스 · 체리 주스(신) · 초코우유 · 커피 · 백당나무 주스 · 포도 주스 · 냉 홍차 · 냉 음료수 · 레모네이드 · 망고 주스 · 미소 스프 · 파파야 주스 · 파인애플 주스 · 토마토 주스 · v-8 주스 · 신 주스	• 알코올(맥주) · 아몬드 우유 · 알로에베라 주스 · 사과 주스 · 살구 주스 · 딸기 주스(단것) · 검은 홍차 · 카로브 · 짜이(따뜻하고 우유 곁들인) · 체리 주스(단것) · 찬 낙농 음료 · 원두커피 · 포도 주스 · 망고 주스 · 혼합 야채 주스 · 복숭아 넥타 · 배 주스 · 석류 주스 · 자두 주스 · 쌀우유 · 대두유 · 야채스프
카파	• 알코올(맥주 · 독주 · 단포도주) · 아몬드 우유 · 카페인 함유 음료 · 탄산음료 · 짜이(따뜻하고 우유 곁들인) · 체리 주스(신) · 초코우유 · 커피 · 찬 낙농 음료 · 포도 주스 · 냉 홍차 · 냉 음료수 · 레모네이드 · 미소 스프 · 오렌지 주스 · 파파야 주스 · 파인애플 주스 · 쌀우유 · 신주스 · 대두유(찬것) · 토마토 주스 · v-8 주스	• 알코올(건포도주 · 적색 또는 흰색) · 알로에베라 주스 · 사과 사이다 · 사과 주스 · 살구 주스 · 딸기 주스 · 검은 홍차(향긋한) · 카로브 · 당근 주스 · 체리 주스(단) · 백당나무 주스 · 원두커피 · 포도 주스 · 망고 주스 · 혼합 야채 주스 · 복숭아 넥타 · 배 주스 · 석류 주스 · 자두 주스 · 대두유(따뜻하고 향이 좋은) · 야채 스프

약초차

	나쁜 경우	좋은 경우
바타	• 자주개자리 · 보리 · 검은 딸기 · 유리지치 · 우엉 · 카트닙 · 치커리 · 국화 · 옥수수염 · 민들레 · 인삼 · 하이비스커스 · 호프 · 히숍풀 · 자스민 · 레몬박하 · 쐐기풀 · 시계풀 · 붉은 크로버 · 레드진저 · 셀비아 · 양딸기 · 제비 · 노루발풀 · 서양가새풀 · 마테차	• 아조완 · 반차 · 미륵풀 · 카밀레 · 육계피 · 정향 · 나래치 · 엘더플라워 · 유칼리나무 · 회향 · 호로파 · 생강(싱싱한 것) · 산사나무 · 곱향나무열매 · 쿠키차 · 라벤더 · 레몬풀 · 감초 · 양아욱 · 귀리짚 · 오렌지 껍질 · 박하유 · 박하 · 나무딸기 · 들장미 열매 · 샤프란 · 사르사뿌리 · 사사프라스 · 녹양박하
피타	• 아조완 · 미륵풀 · 육계피 · 정향 · 유칼리나무 · 호로파 · 생강(마른 것) · 인삼 · 산사나무 · 히숍풀 · 곱향나무열매 · 모르몬차 · 박하유 · 레드 진저 · 들장미열매 · 샐비어 · 사사프라스 · 마테차	• 자주개나리 · 반차 · 보리 · 검은 딸기 · 유리지치 · 우엉 · 카트닙 · 카밀레 · 치커리 · 국화 · 나래치 · 옥수수염 · 민들레 · 엘더플라워 · 회향 · 생강(싱싱한 것) · 하이비스커스 · 호프 · 자스민 · 쿠키차 · 라벤더 · 레몬박하 · 레몬풀 · 감초 · 양아욱 · 쐐기풀 · 귀리짚 · 오렌지껍질 · 시계풀 · 박하 · 붉은 크로버 · 샤프란 · 사사프라스 · 녹양박하 · 양딸기 · 제비꽃 · 노루발풀 · 서양가새풀 ·
카파	• 나래치 · 양아욱 · 레드 진저 · 들장미열매	• 아조완 · 자주개자리 · 보리 · 미륵풀 · 검은 딸기 · 유리지치 · 우엉 · 카트닙 · 카밀레 · 치커리 · 국화 · 육계피 · 정향 · 옥수수염 · 민들레 · 엘더플라워 · 유칼리나무 · 회향 · 호로파 · 생강 · 인삼 · 하이비스커스 · 호프 · 히숍풀 · 자스민 · 곱향나무열매 · 쿠키차 · 라벤더 · 레몬박하 · 레몬풀 · 감초 · 모르몬차 · 쐐기풀 · 귀리짚 · 오렌지껍질 · 시계풀 · 박하유 · 박하 · 나무딸기 · 붉은 크로버 · 샤프란 · 샐비어 · 사르사뿌리 · 사사프라스 · 녹양박하 · 양딸기 · 제비꽃 · 노루발풀 · 서양가새풀 · 마테차

종자

	나쁜 경우	좋은 경우
바타	팝콘	치아chia · 아마 · 할바 · 실리움 · 호박 · 참깨 · 해바라기 · 타이니
피타	치아 · 참깨 · 타이니	아마 · 할바 · 팝콘(소금 없는 버터 들어간) · 실리움 · 호박 · 해바라기
카파	할바 · 참깨 · 타이니	치아 · 아마 · 팝콘(소금 · 버터 없는) · 실리움 · 호박 · 해바라기

향신료

	나쁜 경우	좋은 경우
바타	캐러웨이	모든 향신료가 좋다. 아조완·알스파이스·아몬드 추출물·아니스·아위·미륵풀·월계수·검은 후추·소두구·고추·육계피·정향·고수풀·대회향·나도고수·회향·호로파·마늘·생강·메이스·마요라나·박하·겨자씨·님잎·육두구·오렌지껍질·향유·파프리카·파슬리·박하·피팔리·양귀비씨·로즈마리잎·샤프란·샐비아·소금·세이보리·녹양박하·스타 아니스·개사철쑥·백리향·심황·바닐라·노루발풀
피타	아조완·알스파이스·아몬드 추출물·아니스·아위·미륵풀(마른 것)·월계수잎·캐러웨이·고추·정향·호로파·마늘·생강(말린 것)·메이스·마요라나·겨자씨·육두구·향유·퍼프리카·피팔리·양귀비씨·로즈마리일·샐비아·소금·세이보리·스타 아니스·개사철쑥·백리향	미륵풀(싱싱한 것)·검은 후추·소두구·육계피·고수풀·대회향·나도고수·회향·생강(싱싱한 것)·박하·님잎·오렌지껍질·파슬리·박하·샤프란·녹양박하·심황·바닐라·노루발풀
카파	소금	모든 향신료가 좋다. 아조완·알스파이스·아몬드 추출물·아니스·아위·미륵풀·월계수잎·검은 후추·캐러웨이·소두구·고추·육계피·정향·고수풀·대회향·나도고수·회향·호로파·마늘·생강·메이스·마요라나·박하·겨자씨·님잎·육두구·오렌지껍질·오레가노·파프리카·파슬리·피팔리·양귀비씨·로즈마리잎·샤프란·세이보리·녹양박하·스타 아니스·개사철쑥·백리향·심황·바닐라·노루발풀

곡류

	나쁜 경우	좋은 경우
바타	보리·(이스트 첨가한)빵·메밀·(차거나 마르거나 부푼)곡물·옥수수·코스코스·크래커·그라놀라·기장·무어슬리·귀리겨·귀리(마른 것)·파스타·폴렌타·살케익·호밀·세이고·스펠트밀·타피오카·밀기울	아마란스·듀람가루·요리한 귀리·팬케익·키노아·(모든 종류의)쌀·세이탄·싹튼 밀빵·밀
피타	(이스트 첨가한)빵·메밀·옥수수·기장·무어슬리·폴렌타·키노아·(갈색)쌀·호밀	아마란스·보리·(마른)곡물·코스코스·크래커·듀람가루·그라놀라·귀리겨·요리한 귀리·팬케익·파스타·(희고 거친)쌀·쌀떡·세이고·세이탄·스펠트밀·싹튼 밀빵·타피오카·밀·밀기울
카파	(이스트 첨가한)빵·요리한 귀리·팬케익·파스타·키노아·쌀(갈색·흰색)·스펠트밀·밀	아마란스·보리·메밀·(차거나 마른·또는 부푼)곡물·코스코스·크래커·듀람가루·그라놀라·기장·무어슬리·귀리겨·(마른)귀리·폴렌타·(거친)쌀·호밀·세이고·세이탄·싹튼 밀빵·타피오카·밀기울

기름

	나쁜 경우	좋은 경우
바타	• 아마씨	• 식용이나 외용의 기름 모두 사용. 참깨 · 버터 · 올리브 · 그 밖의 다른 기름들 • 외용으로만 사용: 코코넛 · 악어배
피타	• 아몬드 · 살구 · 옥수수 · 잇꽃 · 참깨	• 식용이나 외용의 기름 모두 사용. 해바라기 · 버터기름 · 카놀라 · 올리브 · 대두 · 아마씨 · 앵초 · 호두 • 외용으로만 사용: 악어배 · 코코넛
카파	• 악어배 · 살구 · 코코넛 · 올리브 · 앵초 · 잇꽃 · 참깨 · 대두 · 호두	• 소량으로 식용이나 외용의 기름 사용. 옥수수 · 카놀라 · 해바라기 · 버터기름 · 아몬드 · 아마씨

음식첨가물

	나쁜 경우	좋은 경우
바타	• 엿기름 · 맥주효모	• 알로에 베라 주스 · 꽃가루 · 아미노산 • 무기질: 칼슘 · 구리 · 철 · 마그네슘 · 아연
피타	• 로얄젤리 · 스피롤리나와 청녹조류 · 비타민 A · B · B12 · C · D · E	• 아미노산 · 꽃가루 · 로얄젤리 · 비타민A · B · B12 · C • 무기질: 구리 · 철
카파	• 알로에 베라 주스 · 엿기름 · 맥주효모 · 스피롤리나와 청녹조류 · 비타민D · E • 무기질: 칼슘 · 마그네슘 · 아연	• 알로에 베라 주스 · 아미노산 · 엿기름 · 꽃가루 · 맥주효모 · 로얄젤리 · 스피롤리나와 청녹조류 · 비타민A · B · B12 · C · D · E • 무기질: 칼슘 · 구리 · 철 · 마그네슘 · 칼륨 · 아연

산스크리트명	한국명	학명(라틴어)
Agaru	침향	Aquilaria agallocha
Ajamoda	한근	Apium graveolens
Amaravalli	토사자	Cuscuta sojagena
Amlavetasa	대황뿌리	Rheum spp.
Amlavetasa	우이대황	Rumex crispus
Amra	망과	Mangifera indica
Amrit		Tinospora cordifolia
Anantamul		Hemedesmis indica
Aragvadha	바라문주협	Cassia fistula
Ardra(fresh)	생강	Zingiberis officinalis
Arista	도꼬마리	Yanthium strumarium
Arka	우각과	Calotropis gigantea
Ashvattha	인도보리수피	Ficus religiosa
Babuna	카밀레	Anthemum nobilis
Banafshah	제비꽃	Viola spp.
Ban-sangli	산사	Crataegus oxycantha
Bhringaraja	묵한련	Eclipta alba
Bichu	쐐기풀	Urtica urens
Bola	몰약	Commiphora myrrha
Brahmi	적설초	Centella asiatica
Champaka	황면계	Michelia champaca
Chandana	단향	Santalum alba
Chandanbatva	명아주	Chenopodium anthelminiticum
Chincha	산각	Tamarindus indica
Chopchini	시르시(피릴리)	Smilax spp.
Choraka	당귀 독활 백지 고본	Angelica spp.
Dadima	석류	Punica granatum
Daruharidra	매자나무	Berberis spp.
Devadaru	히말라야노가주	Cedrus spp.
Dhanyaka	호채	Coriandrum sativum(leaf)
Dhanyaka	호채	Coriandrum sativum(seed)
Dharu	라벤더	Lavendula spp.

Dhatura	양금화	Datura alba
Dhavala	잔대	Lobelia inflata
Dhup	유향	Boswellia carteri
Dughdapheni	포공영	Taraxacum vulgare
Ela	백두구	Eletarria cardamomum
Eraka	부들	Typha spp.
Eranda	피마자	Ricinis communis
Fanjuim	관동화	Tussilago farfara
Farasiyun	쓴박하	Marrubium vulgare
Gadadhar	쑥	Artemesia santonica
Gamathi phudina	서양박하	Mentha piperata
Gandapura	바위앵도	Gaultheria procumbens
Gauriphal	붉은나무딸기	Rubus spp.
Gulkairo	양아욱	Althea officinalis
Guma	익모초	Leonurus cardiaca
Hapusha	(서양)향나무	Juniperus spp.
Haridra	강황	Curcuma longa
Haritaki	가자	Terminalis chebula
Hingu	아위	Ferula asafoetida
Indhana	쑥	Artemesia absinthium
Ipar	사향초	Thymus vulgarus
Jambu	야동청과	Syzygium cumini
Japa	부상화	Hibiscus rosa-sinensis
Jardalu	행인	Prunus armenica
Jati	자스	Jasminum grandiflorum
Jatiphala	육두구	Myristica fragrans
Jhandu	만수국	Tagetes erecta
Jiraka	쿠민(회향)	Cumin cyminum
Kachura	아출	Curcuma zedoaria
Kadali-phala	향초	Musa paradisiaca
Kalamegha	전심련	Andrographis paniculata
Kala musali	선모	Curculigo orchiodes
Kanaka-dattura	양금화	Datura alba
Kanchnara	노백화	Bauhinia variegata

Kankola	필징가	Piper cubeba
Kapikacchu		Mucuna pruriens
Karavela	고과	Momordica charantia
Karkata shringi	오배자	Rhus glabra
Karpura	장목	Cinnamomum camphora
Kasani	국거	Cichorium intybus
Katiphala	소귀나무	Myrica spp.
Katuvira	랄초	Capsicum frutescens
Ketaki	노고자	Pandanus odoratissimus
Khadir	해아차	Acacia catechu
Kharjur	무루자	Phoenix dactylifera
Kirata tikta	고초, 당약	Swertia chiratata
Kramuka	빈랑	Areca catechu
Kumari	회	Aloe spp.
Kumkum	장홍화	Crocus sativa
Kurlaru	호박씨	Curcubito pepo
Kushta	목향	Saussurea lappa
Kusumba	잇꽃	Carthamus tinctorius
Lahuriya	질경이	Plantago spp.
Lakshmana	인삼	Panax ginseng
Lashuna	대산	Allium sativum
Lasunghas	목숙	Medicago sativa
Lavanga	정향	Syzgium aromaticum
Limpaka	레몬	Citrus limonum
Loni	쇠비름	Portulaca oleracea
Mahameda	황정	Polygonatum officinalis
Majuphul	참나무껍질	Quercus spp.
Manjishtha	천초근	Rubia cordifolia
Marich	호초	Piper nigrum
Meshashringi	무화등	Gymena sylvestre
Mindhi	지갑화엽	Lawsonia inermis
Mishamitita	황련	Coptis spp.
Mishreya	딜(대회향)	Anthemum vulgaris
Mukkopira	시계꽃	Passiflora incarnata

Musta	사초	Cyperus rotundus
Nadihingu	치자	Gardenia floribunda
Nagadamani	애엽	Artemesia vulgaris
Narikela	코코넛	Cocos nucifera
Nila	판람근	Nila
Nili	목감	Indigofera tinctoria
Nimbu		Azadiracha indica
Nimbuka	광귤	Citrus acida
Nripadruma	향사엽	Cassia acutifolia
Nyagrodha	벵골보리수	Ficus bengalensis
Padma-pushkara	붓꽃	Iris spp.
Padma	연자	Nelumbo nucifera
Pahadi phudina	향화채	Mentha spictata
Phudina	박하	Mentha arvensis
Pichu	도인	Prunus persica
Pippali	필급	Piper longum
Puga	빈랑	Areca catechu
Punarnava	황세심	Boerhaavia diffusa
Pushkaramula	목향	Inula spp.
Rasna	고량강	Alpinia officinarum
Rohisha	향모	Cymbopogon citratus
Rojmari	양기초	Achillea millefolium
Rusmari	로즈메리	Rosemarinus officinalis
Sadapaha	취초	Ruta graveolens
Sathra	토향유	Origanum vulgare
Sevanti	야국	Chrysanthemum indicum
Shatapatra	장미	Rosa spp.
Shatapushpa	소회향	Foeniculum vulgare
Shati	살비아	Salvia spp.
Shriveshtaka	소나무	Pinus spp.
Shunthi(dry)	건강	Zingiberis officinalis
Shveta musali	천문동	Asparagus adscendens
Sigru	랄목	Moringa oleifera
Snigdha-jira	차전자	Plantago psyllium

Somalata	마황	Ephedra spp.
Spangjha	위름채	Potentilla spp.
Svaadu-narin-ga	지각	Citrus aurantium
Svetasarisha	백개자	Brassica alba
Tagara	지구결초	Valeriana spp.
Tailaparni	안엽	Eucalyptus globulis
Tala	팔미라야자	Borassus flabellifer
Tamala Patra	삼조근	Cinnamomum tamala
Tambula	위엽	Piper betle
Til	참깨	Sesamum indicum
Trayamana	용담초	Gentiana spp.
Trepatra	홍차축초	Trifolium pratense
Tulasi	영릉향	Ocimum sanctum
Tulsi	나륵풀	Ocimum spp.
Tumburu	천초	Zanthoxylum spp.
Tvak	계피	Cinnamomum zeylonica
Uma	아마	Linum usitatissimum
Upana	세신	Asarum spp.
Ushira	암란초	Vetiveria zizanioides
Vacha	백창포	Acorus calamus
Vasaka	대박골	Adhatoda vasica
Vatatma	파단행인	Amygdalus communis
Vijaya	대마, 인도삼	Cannabis sativa
Visa	부자	Aconitum napellus
Vrintaka	가자	Solanum melongena
Yashtimadhu	감초	Glycyzrrhiza spp.
Yavanala	옥촉서	Zea mays
Zergul	금잔화	Calendula officinalis
Zufa	개박하	Nepeta cataria
Zupha	히솝풀	Hyssopus officinalis

부록 3 | 아유르베다에서 많이 사용하는 약물

산스크리트명	한국명	학명(라틴어)
Agaru	심향	Aquilaria agallocha
Ajamoda	한근旱芹	Apium graveolens
Amaravalli	토사자菟絲子	Cuscuta sojagena
Amlavetasa	대황뿌리	Rheum spp.
Amlavetasa	우이대황	Rumex crispus
Amra	망과芒果	Mangifera indica
Amrit		Tinospora cordifolia
Anantamul		Hemedesmis indica
Aragvadha	자라문급협婆羅門皂荚	Cassia fistula
Ardra(fresh)	생강	Zingiberis officinalis
Arista	도꼬마리	Xanthium strumarium
Arka	우각과	Calotropis gigantea
Ashvattha	인도보제수피印度菩提樹皮	Ficus religiosa
Babuna	카밀레	Anthemum nobilis
Banafshah	제비꽃	Viola spp.
Ban-sangli	산사山楂	Crataegus oxycantha
Bhringaraja	묵한련墨旱蓮	Eclipta alba
Bichu	쐐기풀	Urtica urens
Bola	몰약沒藥	Commiphora myrrha
Brahmi	적설초	Centella asiatica
Champaka	황면계黃緬桂	Michelia champaca
Chandana	단향檀香	Santalum alba
Chandanbatva	명아주	Chenopodium anthelminiticum
Chincha	산각酸角	Tamarindus indica
Chopchini	사르사(피밀라)	Smilax spp.
Choraka	당귀 독활獨活 백지白芷 고본藁本	Angelica spp.
Dadima	석류	Punica granatum
Daruharidra	매자나무	Berberis spp.
Devadaru	히말라야노가주	Cedrus spp.
Dhanyaka	호유胡荽	Coriandrum sativum(leaf)
Dhanyaka	호유胡荽	Coriandrum sativum(seed)
Dharu	라벤더	Lavendula spp.
Dhatura	양금화洋金花	Datura alba
Dhavala	잔대	Lobelia inflata

Dhup	유향乳香	Boswellia carteri
Dughdapheni	포공영蒲公英	Taraxacum vulgare
Ela	백두구白豆蔲	Eletarria cardamomum
Eraka	부들	Typha spp.
Eranda	피마자	Ricinis communis
Fanjuim	관동화款冬花	Tussilago farfara
Farasiyun	쓴박하	Marrubium vulgare
Gadadhar	쑥	Artemesia santonica
Gamathi phudina	서양박하	Mentha piperata
Gandapura	바위앵도	Gaultheria procumbens
Gauriphal	붉은나무딸기	Rubus spp.
Gulkairo	양아욱	Althea officinalis
Guma	익모초	Leonurus cardiaca
Hapusha	(서양)향나무	Juniperus spp.
Haridra	강황	Curcuma longa
Haritaki	가자訶子	Terminalis chebula
Hingu	아위阿魏	Ferula asafoetida
Indhana	쑥	Artemesia absinthium
Ipar	사향초	Thymus vulgarus
Jambu	야동청과野冬青果	Syzygium cumini
Japa	부상화扶桑花	Hibiscus rosa-sinensis
Jardalu	행인杏仁	Prunus armenica
Jati	자스	Jasminum grandiflorum
Jatiphala	육두구肉豆蔲	Myristica fragrans
Jhandu	만수국萬壽菊	Tagetes erecta
Jiraka	쿠민(회향)	Cumin cyminum
Kachura	아출莪朮	Curcuma zedoaria
Kadali-phala	향초	Musa paradisiaca
Kalamegha	천심련穿心蓮	Andrographis paniculata
Kala musali	선모仙茅	Curculigo orchiodes
Kanaka-dattura	양금화洋金花	Datura alba
Kanchnara	노백화老白花	Bauhinia variegata
Kankola	필징가蓽澄茄	Piper cubeba
Kapikacchu		Mucuna pruriens
Karavela	고과苦瓜	Momordica charantia
Karkata shringi	오배자五倍子	Rhus glabra
Karpura	장목樟木	Cinnamomum camphora
Kasani	국거菊苣	Cichorium intybus
Katiphala	소귀나무	Myrica spp.
Katuvira	랄초辣椒	Capsicum frutescens
Ketaki	노고자橹罟子	Pandanus odoratissimus
Khadir	해아다孩兒茶	Acacia catechu
Kharjur	무루자無漏子	Phoenix dactylifera

Kirata tikta	고초苦草, 당약當藥	Swertia chiratata
Kramuka	빈랑檳榔	Areca catechu
Kumari	노회蘆薈	Aloe spp.
Kumkum	장홍화藏紅花	Crocus sativa
Kurlaru	호박씨	Curcubito pepo
Kushta	목향木香	Saussurea lappa
Kusumba	잇꽃	Carthamus tinctorius
Lahuriya	질경이	Plantago spp.
Lakshmana	인삼	Panax ginseng
Lashuna	대산大蒜	Allium sativum
Lasunghas	목숙苜蓿	Medicago sativa
Lavanga	정향	Syzgium aromaticum
Limpaka	레몬	Citrus limonum
Loni	쇠비름	Portulaca oleracea
Mahameda	황정黃精	Polygonatum officinalis
Majuphul	참나무껍질	Quercus spp.
Manjishtha	천초근茜草根	Rubia cordifolia
Marich	호초胡椒	Piper nigrum
Meshashringi	무화등武靴藤	Gymena sylvestre
Mindhi	지갑화엽指甲花葉	Lawsonia inermis
Mishamitita	황연黃連	Coptis spp.
Mishreya	딜(대회향)	Anthemum vulgaris
Mukkopira	시계꽃	Passiflora incarnata
Musta	사초沙草	Cyperus rotundus
Nadihingu	치자梔子	Gardenia floribunda
Nagadamani	애엽艾葉	Artemesia vulgaris
Narikela	코코넛	Cocos nucifera
Nila	판람근板藍根	Nila
Nili	목람木藍	Indigofera tinctoria
Nimbu		Azadiracha indica
Nimbuka	광귤	Citrus acida
Nripadruma	향사엽香瀉葉	Cassia acutifolia
Nyagrodha	벵골보리수	Ficus bengalensis
Padma-pushkara	붓꽃	Iris spp.
Padma	연자蓮子	Nelumbo nucifera
Pahadi phudina	향화채香花菜	Mentha spictata
Phudina	박하	Mentha arvensis
Pichu	도인桃仁	Prunus persica
Pippali	필발蓽茇	Piper longum
Puga	빈랑檳榔	Areca catechu
Punarnava	황세심黃細心	Boerhaavia diffusa
Pushkaramula	목향木香	Inula spp.
Rasna	고량강高良薑	Alpinia officinarum

Rohisha	향모 香茅	Cymbopogon citratus
Rojmari	양기초 洋民草	Achillea millefolium
Rusmari	로즈마리	Rosemarinus officinalis
Sadapaha	취초 臭草	Ruta graveolens
Sathra	토향유 土香薷	Origanum vulgare
Sevanti	야국 野菊	Chrysanthemum indicum
Shatapatra	장미	Rosa spp.
Shatapushpa	소회향 小茴香	Foeniculum vulgare
Shati	살비아	Salvia spp.
Shriveshtaka	소나무	Pinus spp.
Shunthi(dry)	건강 乾薑	Zingiberis officinalis
Shveta musali	천문동	Asparagus adscendens
Sigru	랄목	Moringa oleifera
Snigdha-jira	차전자	Plantago psyllium
Somalata	마황	Ephedra spp.
Spangjha	위릉채 委陵菜	Potentilla spp.
Svaadu-narin-ga	지각 枳殼	Citrus aurantium
Svetasarisha	백개자 白芥子	Brassica alba
Tagara	(지주향결) 蜘蛛香草	Valeriana spp.
Tailaparni	校葉	Eucalyptus globulis
Tala	팔미라야자	Borassus flabellifer
Tamala Patra	삼조근 三條筋	Cinnamomum tamala
Tambula	위엽 萎葉	Piper betle
Til	참깨 (黑脂麻)	Sesamum indicum
Trayamana	용담초 龍膽草	Gentiana spp.
Trepatra	홍차축초 紅車軸草	Trifolium pratense
Tulasi	령능향 零陵香	Ocimum sanctum
Tulsi	나륵풀	Ocimum spp.
Tumburu	천초 川椒	Zanthoxylum spp.
Tvak	계피	Cinnamomum zeylonica
Uma	아마 亞麻	Linum usitatissimum
Upana	세신 細辛	Asarum spp.
Ushira	암란초	Vetiveria zizanioides
Vacha	백창포	Acorus calamus
Vasaka	대박골 大䕺骨	Adhatoda vasica
Vatatma	파단행인 巴旦杏仁	Amygdalus communis
Vijaya	대마, 인도삼	Cannabis sativa
Visa	부자	Aconitum napellus
Vrintaka	가자 茄子	Solanum melongena
Yashtimadhu	감초	Glycyrrhiza spp.
Yavanala	옥촉서 玉蜀黍	Zea mays
Zergul	금잔국 金盞菊	Calendula officinalis

Zufa	개박하	Nepeta cataria
Zupha	히솝풀	Hyssopus officinalis

부록 4
보석의 용도와 속성

■ **마노**
뽀얀색으로 어린이들을 공포로부터 보호해 주며 일찍 걸을 수 있도록 하고, 균형을 유지시켜 준다. 이 보석은 인간을 영적으로 각성시키며 카파성 질환을 완화시킨다. 마노에는 공간·바람·불의 요소가 포함되어 있는데 금목걸이에 달아서 목에 걸어야 한다.

■ **자수정**
자주색·푸른색·보라. 자수정에는 공간과 수의 요소가 있다. 자수정은 이것을 가지고 다니는 사람에게 위엄·사랑·연민·희망을 주며, 감정적인 기질을 조절하는 데에 도움을 준다. 자수정은 바타와 피타의 불균형에 좋으며 금목걸이에 달아서 목에 걸어야 한다.

■ **녹주석**
노란색·녹색 또는 푸른색. 녹주석에는 화와 공간의 요소가 있다. 녹주석은 피타를 가중시키지만 바타와 카파는 감소시킨다. 녹주석은 지성·힘·권위·사회적 지위를 높여주며, 미술과 음악의 가치를 증진시킨다. 이것은 은목걸이에 달아 목에 걸거나 은반지에 끼워 왼쪽 약지에 끼어야 한다.

■ **혈석**
혈석에는 빨간 색의 작은 방울들이 있다. 혈석은 출혈을 체크하는데 도움이 되며, 가장 좋은 혈액 정화제이다. 또한 혈석은 어린이를 영적으로 키우는 데도 도움이 되며 간과 비장의 질환·빈혈증에 좋다. 혈석에는 화와 수의 요소가 들어 있으며, 금목걸이에 달아서 목에 걸어 심장 가까이에 오도록 해야 한다.

■ **다이아몬드**
하얀색·푸른색·붉은색. 이 진귀한 보석의 에너지는 심장·뇌 그리고 심층 조직에 미묘한 진동을 가져온다. 붉은 다이아몬드에는 피타 도샤를 자극시키는 화의 에너지가 있고, 푸른 다이아몬드에는 피타를 가라앉히고 카파를 자극하는 시원한 에너지가 있다. 또 무색의 다이아몬드는 바타와 카파를 자극하고 피타를 가라앉힌다. 아유르베다에서 다이아몬드는 심장을 강하게 하는데 쓰인다. 이 경우에 다이아몬드를 밤새 한 잔의 물 속에 담갔다가 다음 날 그 물을 마시면 된다. 다이아몬드는 기장 회춘 효과가 뛰어난 보석이다. 다이아몬드는 번영을 가져오며 영적으로 고양시킨다. 또한, 다이아몬드는 인간관계에서 밀접한 연대감을 생성시키기 때문에 예로부터 결혼과 연관되어 사용되었다. 다이아몬드에는 공간·풍·화·수·지의 다섯 가지 요소가 다 있으며, 금반지에 끼워 오른쪽 약손가락에 끼어야 한다. 질이 낮은 다이아몬드는 인체에 오히려 부정적인 영향을 끼칠 수 있음도 잊지 말아야 한다.

■ **석류석**
붉은색·갈색·검은색·녹색·노란색·흰색 등의 다양한 색깔을 가진 규산염의 일종이다. 붉은색·노란색·갈색의 석류석에는 뜨거운 효과가 있으며, 바타와 카파성 질환에 도움이 된다. 흰색과 녹색의 석류석에는 시원한 효과가 있어 피타성 질환에 좋다.
붉은 석류석에는 화와 지의 요소가 있고, 녹색에는 화와 풍의 요소가 있으며, 흰색에는 수의 요소가 있다. 바타와 카파 타입의 사람들에게는 석류석을 금장신구에 달아서 목에 거는 것이 좋으며, 피타 타입에게는 금보다 은장신구가 좋다.

■ 유리

푸른색·보라색 또는 녹색 유리는 귀를 강하게 하며, 여러 가지 귀 질환을 치료하는 데에 이용된다. 유리는 천국의 신성한 보석이다. 유리는 육체와 마음과 의식에 힘을 더해 주며, 고차원적인 영적 진동을 느끼게 해준다. 유리에는 화와 공간과 수의 요소가 포함되어 있으며 바타와 카파성 질환에 좋다. 유리는 금목걸이에 달아 목에 걸어야 한다.

■ 월장석

회색 또는 흰색. 월장석은 겉모양이 달과 비슷하며 달의 에너지를 흡수한다. 월장석은 마음을 가라앉히며 시원한 에너지를 통해 피타를 완화시킨다. 월장석에는 수·풍·공간의 요소가 포함되어 있고, 인간의 감정과 밀접하게 연관되어 있으며, 체내의 수분에 영향을 미친다. 감정적인 스트레스를 받고 있는 사람, 초승달이나 보름달이 뜰 때에 감정적 혼란을 경험하는 사람은 월장석을 은반지에 끼워 오른쪽 약손가락에 끼면 된다. 월장석은 바타와 피타 도샤를 완화시키지만 카파 도샤는 가중시킨다.

■ 단백석蛋白石

붉은색·주황색 또는 오렌지색. 단백석은 어린이의 성장에 도움을 준다. 이것은 친근감과 우정을 증진시킨다. 단백석은 신·사랑·믿음·연민·창조성 그리고 인간관계에 있어서는 이해를 나타내는 보석이다.

단백석은 수·화·공간의 요소를 포함하고 있으며 바타와 카파 도샤에 좋다. 단백석은 금반지에 끼워 오른쪽 집게손가락에 끼거나 금목걸이에 달아 목에 걸어야 한다.

■ 진주

흰색. 진주는 진주조개에서 생기는 유기물이다. 진주에는 수·풍·지의 요소가 포함되어 있으며 탄산칼슘도 함유되어 있다. 진주에는 시원한 효과와 마음을 가라앉히고 치료하는 진동이 있다. 또 반反피타적 속성이 있다. 진주는 혈액을 정화시킨다. 진주를 태워 얻어지는 재는 위의 질환이나 장염 등에 쓰인다. 또 간장염이나 담석 등에 쓰이기도 한다.

진주는 지혈제이기도 하다. 그래서 잇몸에서 피가 나거나, 피가 섞인 구토를 하거나, 가래에 피가 섞여 나오거나, 피를 흘리는 치질 등에는 진주를 이용한다.

진주에는 활력을 주는 특성이 있으며, 원기를 증진시킨다. 물을 이용해서 진주의 전기적 에너지를 활용할 수 있다. 4~5개의 작은 진주를 한 잔의 물 속에 넣고 밤새 놓아둔다. 다음 날 이 물을 영양제로 마시면 되는데, 이는 눈의 후끈거리는 감각과 소변볼 때 후끈거리는 감각을 완화시켜 줄 뿐만 아니라, 제산제 역할을 하고 염증을 일으키는 증상에 도움을 준다. 진주는 은반지에 끼워 오른손 약손가락에 끼어야 한다.

■ 붉은 산호

붉은 산호는 혈액과 생식능력을 강화시키고 힘을 증대시키며 감정을 안정되게 한다. 이것은 피타를 조화롭게 하며 바타를 감소시키지만 과잉되면 카파를 증가시킬 수 있다. 이것은 약간 따듯한 속성을 지니며 지·수·화로 구성되어 있다.

붉은 산호는 특히 남자에게 있어서 최음催淫의 효과가 있고, 기육肌肉과 근육을 키워주고 용기를 조장시켜주며 일의 능력을 향상시킨다.

바다에서 얻어지는 이 보석은 화성으로부터 에너지를 흡수한다. 이것은 탄산칼슘을 함유하고 있으며 피타 도샤를 가라앉힌다. 붉은 산호는 혈액의 정화제이며 은에 박아 오른손의 집게손가락이나 약손가락에 끼면 분노·증오·시기 등의 감정을 조절할 수 있도록 해준다. 붉은 산호의 재는 제산과 긴장의 효과가 있다. 또한 기침·천식·과잉위산분비·음위陰痿·폐출혈·빈혈·성기능저하 등에 사용한다.

■ 루비

붉은색. 루비는 집중에 도움이 되며 정신적 힘을 제공한다. 루비는 심장을 강화시키며 소화력을 증가시키고 순환을 증진시킨다. 불을 활성화하며 에너지를 증가시킨다. 이것은 피타를 증가시키고 카파와 바타를 감소시킨다. 이것은 더운 속성을 지니며 화·풍·공간의 요소를 포함하고 있다.

루비는 의지를 강화시키며 독립심을 증가시키고, 통찰력을 주고 힘을 강화시킨다. 피타는 이 루비에 대해 민감하지만, 지나친 바타와 카파에는 루비가 좋다. 루비는 금 또는 은반지에 끼워 왼손 약손가락에 끼어야 한다. 루비의 재는 자극제·신경안정제·심장과 신경이 약하고 쇠약할 때 강심제등으로 사용한다.

■ **사파이어**

황색 사파이어는 힘과 활력을 주고 건강을 증진시키는 가장 일반적인 보석이다. 또 호르몬을 조절하고 오자스를 증가시킨다. 약간 더운 속성을 지녀 모든 액체의 균형을 조절하지만 특히 높은 바타를 낮추는데 좋다.

과잉되거나 적당하게 균형이 맞지 않으면 이것은 피타를 악화시킬 수 있다. 노란 사파이어는 당뇨와 모든 소모성 질환에 좋고 회복기에도 좋다. 이것은 공간·화·수로 구성되어 있는데 금장신구에 박아 집게손가락에 끼어야 한다. 황색 사파이어의 재는 강장제·신경안정제로 쓰인다. 이것은 소화력을 개선시키고, 심장을 강화시키며 지능을 높인다.

푸른색 사파이어는 힘이 가장 좋으며 공간과 풍의 요소로 구성되어 있다. 주로 염증을 깨끗하게 하며 모든 사기邪氣를 몰아낸다. 이것은 항종양성·항지방성이 있으며 치료를 단축시키는데 좋다. 또 뼈에 힘을 주며, 수명을 연장하고 신경과 감정을 안정되게 한다. 이것은 조용하고 평화로우며 초연하게 한다. 바타와 카파를 위해서는 금장신구에, 피타를 위해서는 은장신구에 박아 가운데손가락에 끼어야 한다.

이것의 재는 신경안정제와 항생제로 쓰인다. 푸른색 사파이어는 바타 도샤를 중화시키는 효과를 지니고 있다. 사파이어는 토성으로부터의 좋지 않은 영향에 대처하는 기능을 하며 류마티즘·좌골 신경통·신경통·간질·히스테리와 모든 바타성 질환에 도움을 준다.

■ **황옥**黃玉

황옥은 정열을 불러일으키고 두려움을 감소시킨다. 황옥은 강인함과 지성을 제공한다. 황옥에는 화·공간·풍의 요소가 포함되어 있으며, 이것은 금반지에 끼워 오른쪽 집게손가락에 끼거나 금목걸이에 달아 목에 걸어야 한다.

■ **에메랄드**

에메랄드는 정신적 흥분을 가라앉히고, 신경계를 조절하며 신경통을 멈추게 하고, 언어 능력과 지능을 개선시킨다. 이것은 바타를 조화롭게 하고 피타를 감소시키지만, 카파는 약간 증가시킬 수 있다.

에메랄드는 차가운 성질이 있으며 공간·수·풍의 요소로 구성되어 있다. 또한 이것은 치유력을 증진시키며, 호흡에 힘을 주고, 폐를 튼튼히 하며 마음의 탄력성과 적응력을 증가시킨다. 에메랄드는 조화로운 보석으로 암과 그 밖의 다른 퇴행성 질환에 좋다.

바타와 카파를 위해서는 금장신구에 박아 쓰는 것이 좋고, 피타를 위해서는 은에 사용하여 가운데손가락이나 약손가락에 낀다. 에메랄드의 재는 신경안정제·체질 개선제 또는 강장제로 쓰인다. 이것은 신경 장애·신경 쇠약·일반 쇠약증 등에 이용되며, 강심제로도 쓰인다. 또 천식·위궤양·피부 질환·발열과 감염에 좋고 아이들을 튼튼하게 하는 것으로도 이용된다.

■ **묘안석**猫眼石

묘안석은 뜨거운 성질을 지니며 화·풍·공간의 요소로 구성되어 있다. 이것은 피타를 증가시키고 카파와 바타를 감소시킨다. 또 다섯 가지 요소 중 화와 정신적 불을 자극시켜 정신적이고 영혼의 인지력을 높여 주는데 좋다.

묘안석은 신경자극제로 좋으며 정신장애에 도움이 된다. 이것은 예언자와 점성가들의 보석으로 재는 대체로 사용하지 않는다.

■ **수정결정판** Quartz Crystal

아유르베다에서 쓰이는 수정결정판은 보통 시중에서 많이 쓰는 것이다. 밝은 결정판은 금성의 돌이라고 하고, 색이 있거나 뿌연 것은 달의 돌이라고 한다.

맑은 결정판은 다이아몬드와 작용이 비슷하나 다이아몬드보다는 효능이 훨씬 떨어진다. 주변의 선악에 대해 강한 영향을 주는 돌로 알려져 있는 수정결정판은 만트라나 명상을 통해 정화되고 적절한 힘을 얻어야 한다. 재는 혈어血瘀나 긴장을 개선시키고 출혈 질환·빈혈·만성 발열·황달·천식·변비와 전신쇠약 등에 효험이 있다.

부록 5 | 만트라의 소리

- **OM**
  가장 많이 사용되는 만트라로서 모든 일이나 현상에 힘을 넣어 준다. 그러므로 모든 만트라는 Om으로 시작해서 Om으로 끝난다. 마음을 맑게 하고, 몸의 통로들을 열어 주며 오자스를 증진시킨다. 옛날 문헌에는 '태양의 소리'라고 기록했다.

- **SHRIM**
  이것은 건강이나 아름다움・창조력・번영을 증진시키는데 가장 좋은 만트라이다. 이것은 달과 금성의 특성을 갖고 있으며, 여성적 본질을 강화시킨다.('shreem'으로 발음함)

- **RAM**
  신의 자비와 보호를 이끌어 내는 만트라로 힘과 안정, 휴식, 평화 등을 주고 바타 도샤의 항진과 정신적 질환에 특히 좋다.

- **HUM**
  질병이나 질병을 일으킬 만한 부정적 요소 또는 부정적 감정이나 마귀를 제거하는데 가장 좋은 만트라. 이것은 또한 아그니를 일깨워 소화력을 증진시킨다('put'의 u와 같이 u를 발음함).

- **AIM**
  이것은 정신이나 집중력・사고력・이성・언어력 등을 증가시켜 주는 만트라로 정신적 장애나 신경질환에 적당하다. 수성의 에너지를 갖고 있으며, 사라스와티라 불리는 지혜의 여신에 상응된다.('aym'으로 발음함)

- **KRIM**
  이 만트라는 작업능력이나 활동력을 증가시켜 주고 그 일의 효능을 높여준다. 이것은 일을 준비하는 단계에서 사용하면 더욱 좋다.('cream'으로 발음함)

- **KLIM**
  힘과 성(性)적 능력을 길러 주며, 감정의 조절능력을 증가시킨다.('kleem'으로 발음함)

- **SHAM**
  이 만트라는 토성의 만트라로 평화, 안정, 초연함, 만족감 등을 증진시켜준다. 또 정신질환이나 신경질환에도 좋다.

- **HRIM**
  이 만트라는 깨끗하게 정화시키는 만트라이다. 속죄 후에 얻는 힘과 기쁨, 환희 등을 갖게 한다. 또 어떠한 제독(除毒)과정에도 도움을 준다.('hreem'으로 발음함)

- **SITA**
  'RAM' 만트라의 여성적 측면이다. 이 만트라는 어머니로서 내려온 우주의 힘, 딸을 상징하며, 'RAM'과 결합시켜 'SITARAM'으로 반복할 수도 있다. 이 결합된 만트라는 이상적인 결혼 또는 결합을 의미한다.

- **RHADA**

이 만트라는 'SHAM'의 여성적 측면으로 성모聖母의 우주적 사랑을 상징한다.

■ OM NAMAH SIWAYA
이 만트라는 부정적 성질을 제거해 주는 정화에너지로 금욕적인 사람이 선호하는 만트라이다. 시바의 춤은 물질의 운동을 상징한다. 시바가 춤을 멈출 때 물질의 현란한 환상도 멈춘다.

■ OM NAMO NARAYANAYA
이 만트라는 조화와 균형의 남성적 측면으로서 불행을 당할 때 삶의 조화를 되찾기 위하여 이용하는 만트라이다.

■ OM AIM SARASWATZAI NAMAH
이 만트라는 창조적 에너지와 지혜의 여성적 국면으로 흔히 예술가와 음악가들이 선호하는 만트라이다.

■ SOHAM
이 만트라는 'SO'에서 들이쉬고, 'HAM'에서 내쉰다. 'SOHAM'은 '나는 브라마이다'라는 뜻으로 이 만트라를 사용하면 몸과 마음의 한계를 넘어서 절대와 합일한다.